U0802601

结核病理论与实践

陈 玲 张建勇 张 泓 主编

科学出版社
北 京

内 容 简 介

本书汇结核病的基础、诊断、治疗及防护知识为一体，集国内外近10年结核病研究文献之精华并加以梳理、分析，以一线结核病临床工作者的视角，阐述了结核病临床研究的新观点和新技术。该书详尽介绍了耐药结核病的规范化诊疗、超声电导透药靶位技术在治疗肺外结核病，包括浅表淋巴结结核、皮肤结核及骨关节结核中的应用，还总结了心理干预治疗在结核病尤其是耐药结核病管理中应用的经验和体会，以及结核病实验室生物安全管理相关知识，以保障实验室工作人员健康与环境安全。

本书是一本集知识性、实用性与新颖性为一体的专业书，尤其适合于从事结核病基础、临床及防控的一线工作人员阅读与参考。

图书在版编目（CIP）数据

结核病理论与实践 / 陈玲等主编. —北京：科学出版社, 2017.11

ISBN 978-7-03-054712-5

Ⅰ. ①结…　Ⅱ. ①陈…　Ⅲ. ①结核病–研究　Ⅳ. ①R52

中国版本图书馆CIP数据核字（2017）第244323号

责任编辑：李　悦　刘　晶 / 责任校对：张凤琴
责任印制：赵　博 / 封面设计：刘新新

科学出版社出版
北京东黄城根北街16号
邮政编码：100717
http://www.sciencep.com
三河市骏杰印刷有限公司印刷
科学出版社发行　各地新华书店经销
*
2017年11月第　一　版　开本：720×1000　1/16
2025年 1 月第三次印刷　印张：18
字数：355 000

定价：98.00元

（如有印装质量问题，我社负责调换）

结核病理论与实践编著者名单

主　编　陈　玲　张建勇　张　泓

编　委　兰远波　黄　波　赵建军　贺仁忠　肖慈进
王　涛　冉　燕　唐书福　李正付　徐光艳
宗兆婧　郑飞彦　杨红霞　刘权贤　彭章丽
周　亮　王　莉　欧　薇　丁　洁　王建华
李娜娜　刘　梅　雷　丹　杨　娅　黄　璐
何月娟　王　鸿

编委单位　遵义医学院附属医院

前　言

结核病是严重危害人类健康的重大传染病之一，经各方努力，我国近年来结核病防治工作已经取得了较大的进步，但结核病的疫情目前仍然尚未完全控制，成为广为关注的严重公共卫生问题。至今全球每年仍新增结核病患者达 1040 万，每年约有 170 万人死于结核病，包括近 40 万人合并艾滋病毒感染，结核病在 2016 年仍然是头号传染病杀手，是全球疾病十大死因之一。我国目前结核病年发病人数约为 92 万，占全球发病人数的 8.8%，每年结核病死亡人数为 3.7 万，位居全球第三位。由于结核病化疗不规范、用药不合理等因素，我国每年新发耐多药肺结核病人数量达 7 万，居全球第二位。我国结核分枝杆菌的感染率、结核病发病率及死亡率存在明显的地域差异，农村疫情高于城市，西部疫情高于中东部。贵州省地处中西部欠发达地区，结核病疫情居高不下，结核病报告发病率（130/10 万）显著高于全国平均水平（61/10 万）。结核病已成为贵州省农村因病致贫、因病返贫的主要传染病之一，是建设健康中国不容忽视的问题。加强结核病诊治研究与管理，总结经验，积极应对结核病威胁，是结核病防治工作者义不容辞的责任。

《结核病理论与实践》一书在基础理论方面，介绍了结核病分子流行病学常用基因分型方法与贵州省结核分枝杆菌临床分离株的分子流行病学特点，以及结核分枝杆菌全基因组测序在临床的应用前景。除结核病常规诊断方法外，增加了当前应用越来越广的干扰素释放试验在结核潜伏感染和结核病诊断中的应用价值，介绍了分子生物学中 Xpert MTB/RIF 技术在普通结核病和耐药结核病诊断中的优势。结核病以抗结核药物治疗为主，在耐药结核分枝杆菌不断出现和传播、新的安全而有效的抗耐药结核分枝杆菌药物尚未用于临床的今天，如何使用好现有抗结核药物以减少耐药的产生或避免耐药的进一步加重，是临床医生面临的突出问题。本书在结核病治疗章节，介绍了敏感结核病及各种耐药结核病的规范化治疗方案及不同药物耐药的替代药物及方案，实用性较强；超声电导靶位透药技术是近年来治疗结核病包括耐药结核病的新方法。作者根据应用该技术治疗肺外结核病尤其是浅表淋巴结结核、皮肤结核及骨关节结核等的经验，介绍了超声电导透药靶位治疗体会及典型病例图片；儿童肺结核形势较为严峻，儿童结核病已成为全球健康危机，目前国内外对儿童结核病的研究均不完善，书中介绍了儿童肺结核的诊治及其进展。治疗疾病理想的医疗模式应该是“全人治疗”，结核病尤其是耐多药结核病的疗程长、疗效差、费用昂贵、药物不良反应大。因此，除重视患者躯体疾病外，在治疗期间还应注重其心理干预，以提高患者的治疗依从性、改善预后。本书作者在完成中国全球基金耐多药肺结核规范化治疗项目及大量耐药结核病患者临床诊治基础上，总结了心理干预在结核病尤其是耐多药结核病治疗中的经验和体会，还介绍了结核病实验室生物安全管理相关知识，以保障结核病实验室工作人员的健康及环境的安全。

本书由遵义医学院附属医院呼吸二科从事结核病临床、教学、科研与实验室工作多年的专家和学者撰写，编写中收集、梳理、分析及整理了国内外10年来结核病研究文献之精华，结合自身长期实践体会，以一线临床工作者的视角阐述了结核病临床相关的基础、诊断和治疗领域的新观点、新技术、新进展。我们相信，《结核病理论与实践》一书的出版对进一步促进结核病学科人才培养和从事结核病基础、临床及防控的医务工作者与管理人员及时了解、掌握国内外结核病临床诊治与防控将有所裨益。

遵义医学院内科学2012级-2015级肺结核与肺部感染研究方向的硕士研究生马苗苗、王霄、林冲、尚艳、文强、唐明美、曹志敏、岳健博、向敏、周为静等为本书的文献查阅、数据收集及梳理做了大量卓有成效的工作。同时，我们向本书所引用的专业书籍及国内外资料文献的作者致谢。

限于编者自身学识和经验，本书定有不足和疏漏之处，恳请各位同道和读者批评指正。

编写组

2017年10月

目　　录

第一章　结核病的流行病学

第一节　概　　述

结核病（tuberculosis，TB）是由结核分枝杆菌（*Mycobacterium tuberculosis*，MTB）感染引起的慢性传染病，可累及全身多个脏器，其中以肺部受累形成肺结核（pulmonary tuberculosis）最为常见，具有高感染率和高致死率。

结核病在历史上曾被称为“痨病”和“白色瘟疫”。考古学家曾在距今约7000年前新石器时代的人类胸椎骨上及4500年前古代埃及墓葬中的木乃伊脊椎上发现结核病灶，在公元前2500年前古埃及和第五王朝的木乃伊身上也发现结核病灶；我国作为一个结核病高发国家，在3000多年前的商周时代就有“傅说之状，身如植鳍”、“周公之状，身如断菑”等对脊柱结核所致驼背的记载；1973年在我国长沙马王堆发掘的2100年前埋葬的女尸肺部也发现典型的结核病钙化灶。可见人类患结核病的历史悠久。数千年来，我国古代医学家对结核病逐步有了一定的认知，多将结核病归于“虚劳”“马刀侠瘿”等范畴。随后又认识到，痨病与“肺虫”侵袭有关。唐代《千金要方》中记载：“痨热生虫在肺”。晋朝葛洪在《肘后备急方》中记载：“积年累月，渐就顿滞，以至于死，死后传至旁人，乃至灭门”。我国最早的医书《黄帝内经》就有过对肺结核症状的描述，西方医学鼻祖希波克拉底也曾对肺结核的临床症状进行描述，随后人们逐渐认识到这是一种传染性疾病，但其病因一直是未知的。

欧洲工业革命时期，结核病出现第一次发病高峰，与当时令人恐怖至极的“黑死病”相应，被称为“白色瘟疫”。1650年，法国学者Sylvius解剖结核病患者肺部时发现病灶是一些坚硬团块，故将这种疾病称为“tuberculosis”，从此结核病有了正式命名并沿用至今。1843年，法国科学家Klenke用肺结核病患者的痰标本进行大批量动物实验，首次科学地证明肺结核病患者痰液中确实存在引起肺结核感染的病原体及结核病的传染性，但当时人们并不能明确这种病原体是什么，直到德国科学家Robert Koch在1882年通过抗酸染色法首次发现并报道了结核病的病原体，这成为结核病控制史上的第一个里程碑。4年后，这一令人类困惑了数千年的细菌才被正式命名为结核分枝杆菌。1921年，法国医学家Calmette首次将培育多年的减毒活疫苗“卡介苗”接种于人体，开启了结核病预防的新篇章，成为结核病控制史上的第二个里程碑。1925 年，日本科学家吉弥太郎首次从痰标本中成功分离培养出结核分枝杆菌。至此，神秘的结核病在人类面前揭开了面纱的一角，但结核病仍无有效治疗药物。青霉素的发现开启了人类细菌学治疗新篇章，人们曾寄希望于青霉素，但事实证明青霉素对结核病病原体并无作用。1945 年，第一个结核病治疗有效药物——链霉素问世，结核病终于不再是不治之症。1952 年，异烟肼的问世，在实现结核病有效治疗的同时，成功对结核病进行化学预防，是结核病控制史上的第三个里程碑。随后结核病有效治疗药物陆续出现，结核病控制进入化学治疗（简称化疗）时代。

第二节　结核病病原学

结核病的病原菌为结核分枝杆菌复合群，结核分枝杆菌复合群包括人型、牛型、非洲型和鼠型四类。人肺结核的致病菌 90%以上为人型结核分枝杆菌。结核分枝杆菌的生物学特性如下所述。

一、形态与染色

典型的结核分枝杆菌细长稍弯曲，两端呈圆形。不同生长环境中，结核分枝杆菌为适应生长环境，可以改变代谢途径，呈现多种形态，临床标本中的结核分枝杆菌可呈现 V、T、Y 型，以及丝状、棒状、球状等多种形态。结核分枝杆菌细胞壁脂质含量较高，约占干重的 60%，特别是细胞壁含有大量分枝菌酸（mycolic acid），决定了其抗酸染色性，用齐尼（Ziehl-Neelsen）抗酸染色法染色呈红色，可以抵抗盐酸、乙醇的脱色作用，因此，被称为抗酸杆菌。但是，非结核分枝杆菌、短棒杆菌属等也有不同程度的抗酸染色特性，故“抗酸杆菌”的概念不完全等同于结核分枝杆菌。某些情况下，如结核分枝杆菌在体内外经青霉素、环丝氨酸或溶菌酶诱导影响细胞壁中肽聚糖的合成，或异烟肼影响分枝菌酸的合成，或巨噬细胞吞噬结核分枝杆菌后溶菌酶的作用破坏肽聚糖等，均可导致结核分枝杆菌变为 L 型，呈颗粒状或丝状。临床结核性冷脓疡和痰标本中甚至还可见有非抗酸性革兰阳性颗粒，称为 Much 颗粒，该颗粒在体内或细胞培养中能转变为抗酸性杆菌，故亦为 L 型。

二、培养特性

结核分枝杆菌为兼性需氧菌，生长缓慢，增代时间为 12～24h。对营养有特殊要求，初次分离需要营养丰富的培养基。常用的有罗氏（Lowenstein-Jensen）

固体培养基，内含蛋黄、甘油、马铃薯、天冬酰胺和孔雀绿等。孔雀绿可抑制杂菌生长，便于分离和长期培养。蛋黄含脂质生长因子，能刺激生长。最适生长温度为37℃，低于30℃不生长，最适pH为6.5～6.8，5%～10% CO_2能刺激生长。由于结核分枝杆菌细胞壁的脂质含量较高，影响营养物质的吸收，故生长缓慢，培养耗时长，一般培养2～8周才能形成菌落。典型菌落呈颗粒、结节或菜花状，乳白色或米黄色，不透明。在液体培养基中可能由于接触营养面大，细菌生长较为迅速，一般1～2周即可生长。若在液体培养基中加入水溶性脂肪酸，如Tween80，可降低结核分枝杆菌表面的疏水性，使菌落均匀分散生长，有利于做药物敏感性试验。在结核分枝杆菌培养阳性率检出方面，液体培养比固体培养高数倍。

三、生物化学反应

结核分枝杆菌与非结核分枝杆菌的区别在于：结核分枝杆菌大多数触酶试验阳性，热触酶试验阴性，而非结核分枝杆菌则大多数两种试验均为阳性；在结核分枝杆菌中，人型结核分枝杆菌的生物化学反应不活泼，不发酵糖类，其可合成烟酸和还原硝酸盐，而牛型分枝杆菌则不能。

四、抵抗力

结核分枝杆菌对干燥、冷、酸、碱等抵抗力强：其细胞壁中含有的脂质可防止菌体水分丢失，故对干燥的抵抗力特别强，在干燥环境中可存活数月或数年；对酸（3% HCl或6% H_2SO_4）或碱（4% NaOH）有抵抗力，在酸或碱中15min活力不受影响。结核分枝杆菌对湿热、乙醇、紫外线等抵抗力弱：在70%乙醇中2min可被杀死；在62～63℃液体中加热15min或煮沸也可被杀死；直接日光照射2～7h可杀死结核分枝杆菌，可用于结核病患者衣物等的消毒；10W紫外线灯距照射物0.5～1.0m，照射30min具有明显杀死结核分枝杆菌的作用，可用于实验室或病房消毒；5%石炭酸或1.5%煤酚皂消毒液经24h可杀死痰标本中的结核分枝杆菌。

五、变异性

结核分枝杆菌的形态、菌落、毒力、免疫原性及耐药性等均可发生变异。结核分枝杆菌在人工培养基上反复连续传代，可发生变异使毒力降低。卡介苗就是1908年Calmette和Guerin将牛型结核分枝杆菌在含甘油、胆汁、马铃薯的培养基中经13年、230次传代获得的减毒活菌株，可用于人类的预防接种。

六、顽固性

结核分枝杆菌体内含有大量类脂质（占结核分枝杆菌干重的20%～40%），因而具有疏水性，一般的消毒剂难以渗入，对外界有强大的抵抗力，使得通常的灭菌方法易失败。15%硫酸或15%氢氧化钠溶液处理30min，可杀死一般的病原菌，但不能杀死结核分枝杆菌。在–7℃以下环境中，结核分枝杆菌可生存4～5年，在阴暗潮湿环境中可生存数月，在阳光暴晒下能生存数小时，但在100℃沸水中数分钟可杀死。

七、条件性

结核分枝杆菌最适生长温度为37℃，低于30℃不生长，最适pH为6.5～6.8，40%～50% O_2、5%～10% CO_2能刺激其生长，在一般的培养基上不生长，必须在含有血清、卵黄、马铃薯、甘油及某些无机盐类的特殊培养基上才能生长。所以结核分枝杆菌最易侵犯氧气充足、血流和营养丰富的肺脏及骨骼的两端。

八、懒惰性

结核分枝杆菌细胞壁的脂质含量较高，影响营养物质的吸收，故结核分枝杆菌生长缓慢，性情懒惰，其分裂增殖速率最快为18h一代，而大多数细菌都是几分钟或几十分钟分裂增殖一代。例如，大肠杆菌只需约20min便可繁殖一代，10h后，一个大肠杆菌可繁殖10亿个以上。

九、耐药性

在微生物学意义上，耐药性分为天然耐药性及获得耐药性。某种细菌对不同药物选择性的不敏感，称为天然耐药性。细菌对原敏感药物出现敏感性下降的现象，称为获得性耐药。临床上，将在含常用的异烟肼、利福平、链霉素等固体培养基中能生长的结核分枝杆菌称为耐药菌。结核分枝杆菌对异烟肼、利福平、链霉素、对氨基水杨酸、环丝氨酸等抗结核病药物敏感，但长期用药后，由于耐药菌株的选择性生长、药敏性基因逐步积累的突变等原因，极易出现耐药。研究表明，结核分枝杆菌产生耐药的机制主要有：药物降解或产生灭活酶、屏障机制、细胞内药物靶位改变或靶位扩增，以及参与药物失活或代谢途径改变。

十、致病性

结核分枝杆菌的致病性包含病原菌引起宿主病理性反应和反应能力大小两个方面的含义。其致病性可能与细菌在组织细胞内大量繁殖引起的炎症有关，还与菌体成分和代谢物质的毒性，以及机体对菌体成分产生的免疫损伤有关。研究表明，结核分枝杆菌不产生内毒素、外毒素或侵袭性酶类，常见的致病因子与脂质、荚膜和蛋白质等有关。

（一）脂质

脂质占结核分枝杆菌干重的 20%～40%，占细胞壁干重的 60%。结核分枝杆菌细菌毒力可能与其所含复杂的脂质成分有关。

（1）磷脂　是在 20 世纪 30 年代发现的病原学因子，能促使单核细胞增生，并使炎症灶中的巨噬细胞转变为类上皮细胞，从而形成结核结节。

（2）索状因子　是最常提及的致病性物质，它是分枝菌酸和海藻糖结合的一种糖脂复合物，能使细菌在液体培养基中紧密排列呈索状。它能破坏细胞线粒体膜，毒害微粒体酶类，影响细胞呼吸，并具有抑制中性粒细胞游走和吞噬作用，引起慢性肉芽肿。因此其与结核分枝杆菌毒力密切相关。

（3）蜡质 D　是一种肽糖脂和分枝菌酸的复合物，可用甲醇从有毒株或卡介苗中提出，能激发机体产生迟发型超敏反应，具有佐剂作用。

（4）硫酸脑苷脂　是一种复合物，存在于细菌的细胞壁中，能抑制吞噬细胞中吞噬体与溶酶体的结合，使结核分枝杆菌能在细胞内存活。

（二）荚膜

荚膜的主要成分为多糖、少量脂质和蛋白质，其对结核分枝杆菌的作用如下。

（1）与吞噬细胞表面补体受体 3（CR3）结合，有助于结核分枝杆菌在宿主细胞上的黏附与入侵。

（2）荚膜中含有多种酶，可降解宿主组织中的大分子物质，为入侵的结核分枝杆菌繁殖提供营养。

（3）防止宿主的有害物质进入菌体内，甚至连小分子 NaOH 也不易进入。故结核标本用 4% NaOH 消化时，一般细菌很快被杀死，但结核分枝杆菌可耐受数十分钟。此外，荚膜还可抑制吞噬细胞中吞噬体与溶酶体的融合。

（三）蛋白质

结核分枝杆菌菌体内含有多种蛋白质，其中最重要的是结核菌素。其具有抗原性，与蜡质D结合后能使机体发生迟发型超敏反应，引起组织坏死和全身中毒症状，并在形成结核结节中发挥一定作用。

（四）多糖

多糖常与脂质结合存在于细胞壁中，主要有甘露醇、半乳糖等。其可使中性粒细胞增多，引起局部病灶细胞浸润。多糖抗原Ⅱ（阿拉伯甘露聚糖）是结核分枝杆菌发生凝聚反应的特异性表面抗原。

十一、免疫性

人类对结核分枝杆菌的感染率高，但发病率却很低，表明人体对结核分枝杆菌有较强的免疫力。这与结核分枝杆菌感染后诱发机体产生的T淋巴细胞介导的细胞免疫和迟发型超敏反应有关。

结核分枝杆菌的免疫属于传染性免疫（infection immunity），又称为有菌免疫，即只有当结核分枝杆菌或其组分存在体内时才有免疫力。抗结核免疫主要是细胞免疫，包括致敏的T细胞和被激活的巨噬细胞。致敏的T淋巴细胞可直接杀死带有结核分枝杆菌的靶细胞，同时作用于巨噬细胞释放出多种淋巴因子［如肿瘤坏死因子(TNF)-α、γ-干扰素(IFN)-γ、白细胞介素(IL)-2 等］，一方面吸引自然杀伤（NK）细胞、T 细胞、巨噬细胞等聚集炎症部位，另一方面能增强细胞的直接或间接杀菌活性。被激活的巨噬细胞极大地增强了对结核分枝杆菌的吞噬消化、抑制繁殖、阻止扩散能力，甚至能彻底消灭细菌，充分发挥细胞的免疫作用。

十二、超敏反应

结核分枝杆菌的蛋白质和蜡质D共同刺激不同的T细胞亚群释放出不同的淋巴因子，导致超敏反应。其中，释放的淋巴因子能引起强烈的迟发型超敏反应，形成以单核细胞浸润为主的炎症反应，容易发生干酪样坏死，甚至液化形成空洞。在结核分枝杆菌感染后机体获得对其免疫力的同时，机体还产生迟发型超敏反应，二者均为T细胞介导。从科赫现象（Koch's phenomenon）可以看到，将结核分枝杆菌初次注入健康豚鼠皮下，10～14d 后局部溃烂不愈，附近淋巴结肿大，细菌扩散至全身，表现为原发感染的特点。如果以结核分枝杆菌对以前曾感染过结核分枝杆菌的豚鼠进行再感染，则于 1～2d 局部迅速产生溃烂，易愈合，附近淋巴结不肿大，细菌也很少扩散，表现为原发后感染的特点。可见再感染时溃疡浅、易愈合、不扩散，表明机体已有一定免疫力。但再感染时溃疡发生快，说明在产生免疫的同时有超敏反应参与。

第三节　结核病流行病学特点

一、结核病流行现状

（一）全球疫情

据世界卫生组织（WHO）最新估算，2015 年，全球范围内估计有 1040 万新发结核病例，其中男性 590 万（56%）、女性 350 万（34%）、儿童 100 万（34%）。新发结核病中有 120 万（11%）合并人类免疫缺陷病毒（human immunodeficiency virus，HIV）感染。印度、印度尼西亚、中国、尼日利亚、巴基斯坦和南非这 6 个国家的新发结核病例数占了新发病例总数的 60%，结核病发病率在 2014～2015 年以 1.5%的速度缓慢下降。2015 年全世界估计有 48 万新发的耐多药结核病（multidrug resistant tuberculosis，MDR-TB）病例。另外，有 10 万耐利福平结核病（rifampicin-resistant tuberculosis，RR-TB）病例。印度、中国和俄罗斯这三个国家占了这 58 万病例的 45%，其中只有 1/5 的患者得到了治疗。2015 年有 140 万人死于结核病，结核病在全部死亡原因中排名前十位。

（二）我国疫情

我国结核病疫情比较严重，且存在明显的地区差异。西部地区肺结核患病率明显高于全国平均水平，具有高死亡率、高复发率及高耐药率的特点。据 2016 年 WHO 全球结核病报告显示，2015 年我国结核病总报告 80.4163 万例，新发及复发结核病 79.8439 万例，死亡率（不包括合并 HIV 感染者）为 2.6/10 万，患病率为 67/10 万，全国 MDR-TB 或 RR-TB 约 5.7 万例，新发耐药占 6.6%，既往治疗过的患者耐药率达 30%。

二、结核病传播生物学环节

结核病在人群中流行的三个生物学环节是：传染源、传播途径和易感人群。这三个环节往复循环导致结核病在人群中的流行蔓延，控制结核病的流行主要针对这三个环节。控制传染源是指不再发生结核分枝杆菌的播散、切断结核分枝杆菌在人群中传播的途径和保护结核病易感人群，使之不被感染或感染后不发生结核病。只要切断其中任何一个环节，就可有效地阻止人群中结核病的传播流行。

（一）传染源

传染源即结核分枝杆菌传播的来源，通常为痰涂片阳性的肺结核患者。患者痰中的结核分枝杆菌越多，其传染的危险性就越大。当患者咳嗽或喷嚏时，肺部病灶中的结核分枝杆菌就会随呼吸道分泌物排到空气中，健康人吸入后可产生结核分枝杆菌感染，当人体免疫力低下或其他原因时，结核分枝杆菌会在体内繁殖而导致结核病。此时，结核分枝杆菌会在肺部造成损害，使得原本像海绵一样有弹性而且有气体交换功能的肺部组织变得像奶酪一样脆弱。这种干酪性的组织很容易溶解而形成肺部空洞，结核分枝杆菌会在空洞中继续繁殖。

（二）传播途径

结核分枝杆菌通常通过呼吸道传染，飞沫传染为最常见的方式，咳嗽、打喷嚏是肺结核病患者产生飞沫的主要方式。当涂阳肺结核患者咳嗽、打喷嚏时，健康人就有可能吸入患者喷出的带有结核分枝杆菌的飞沫而受到感染。结核分枝杆菌感染的次要途径是经消化道进入人体，如菌阳肺结核患者将痰液或分泌物吞咽进入消化道，或饮用未经消毒带有牛型结核分枝杆菌的牛乳可能引起肠道感染。少量、毒力弱的结核分枝杆菌多能被人体免疫防御机制所杀灭，仅当受大量、毒力强的结核分枝杆菌侵袭并且机体免疫力不足时才致病。

（三）易感人群

人群对于结核分枝杆菌普遍具有易感性，也就是说，所有的人都有可能感染结核分枝杆菌而发病。

三、影响结核病传播的因素

结核病的流行一方面是生物现象，另一方面也是社会现象，在一定的社会因素和自然因素的影响下，流行过程才可能发生和发展，这就是我们常说的“三环节、两因素”。“三环节”即传染源、传播途径、易感人群。“三环节”为传染病流行提供了可能性（王晓兰等，2015）。“两因素”即社会因素和自然因素，是决定传染病能否流行的原因，社会与自然因素通过作用于传染源、传播途径及易感人群而影响结核病的流行过程。

（一）影响结核病传播的传统因素

1. 年龄与性别

年龄与性别影响结核病的传播。我国第 5 次全国结核病流行病学抽样调查报告显示，随着年龄的增长，结核病患病率明显增加，以 65 岁以上老年人群患病率最高，活动性结核病患病率和涂阳患病率与年龄呈正相关。其原因主要是由于老年病导致自身免疫力降低，容易诱发体内潜伏的结核分枝杆菌。另外，老年人的不良精神状态也可能导致疾病的易发。男性患病率明显高于女性，原因可能是男性承受的社会、经济压力更大，社交范围广，感染结核分枝杆菌的机会增加。也有研究提示，男性较女性发病率高有可能与男性的职业（如从事粉尘作业）、行为与生活方式（如吸烟、饮酒等）有关。

2. 个人行为方式

吸烟是肺结核病的危险因素之一。吸烟的肺结核患者咳嗽症状发生率明显高于不吸烟者。如果吸烟者同时又是饮酒者，两者的交互作用可构成肺结核的更大危险因素。此外，吸毒是一个全球性的问题，我国的吸毒人员数目庞大且在不断上升。据媒体报道，截至 2011 年年底，全国累计登记吸毒人员 179.4 万。同时我国又是结核病高负担国家，吸毒者患肺结核的机会增加，1000 例海洛因依赖者中有 21 例确诊为肺结核，患病率达 2.1%（王晓兰等，2015）。长期吸毒者由于肺部防御功能受损，故发生肺部感染的机会明显增加。吸毒人员肺结核发病率高的可能原因：毒品使人体免疫功能降低，导致吸毒者肺部感染，特别是结核分枝杆菌感染；毒品具有明显的麻醉作用，能够使患者的症状减轻，从而延误患者就医；吸毒导致患者医治资金缺乏，无钱治疗；吸毒人员自我控制能力差，不能按治疗方案用药；吸毒者经常聚集吸毒，场所拥挤、空气污浊，吸毒者患肺结核后与其他吸毒者密切接触，从而导致结核分枝杆菌传播，使结核病疫情加重。吸毒肺结核患者作为结核病的传染源，在日常生活中将结核分枝杆菌传播给周围健康人群，造成结核病的流行。因此，预防吸毒人员结核病的发生具有重要意义。素食也是肺结核发病的危险因素之一，素食者结核病发病率为 133/1000，混食者的发病率为 48/1000。因素食者易出现维生素 D 缺乏，维生 D 和 1,25-双羟基维生素 D（1,25-dihydroxyvitamind,1,25-OH-VD）的良好代谢能促进机体单核细胞与巨噬细胞的成熟及活性，抑制体内结核分枝杆菌的繁殖。

3. 居住环境及职业环境

结核病作为一种传染性疾病，居住和工作环境的通风、潮湿及卫生等条件可影响其感染和发病。国内学者董碧蓉等（2001）研究表明，室内潮湿、阴暗、睡房拥挤与成都地区成人肺结核病发病有密切关系。环境因素对肺结核传播的影响，与居住条件拥挤与否有关。早在 20 世纪中叶，Stein 等（1954）就曾发现新发结核病例数量与拥挤程度明显相关。在美国纽约的研究也发现，与居住在非拥挤地区的 5 岁以下儿童相比较，拥挤地区的儿童发生结核病的可能性高 4 倍。Coker（2006）等和 Hill（2006）等分别报道居住拥挤是俄罗斯人群和冈比亚人群结核病发病的危险因素。对污染空气与肺结核关系的研究发现，长期暴露于大量粉尘、化学气雾或烟雾者，肺结核发病危险度显著增加，大量粉尘和化学气雾的长期反复吸入，可造成呼吸道上皮及肺组织损伤，形成尘肺和矽肺，局部抵抗力降低，使结核分枝杆菌易于定植而产生肺结核。含二氧化硅的矽尘与结核分枝杆菌互为佐剂，相互促进病变的发展。

4. 密切接触传染

据肺结核空气传播的特点，人们很容易理解长期近距离接触引起的结核病传播。1995 年，Kolata 首次报道了飞机旅程中结核病在密闭飞机仓内的感染案例。Kenyon 等（1996）随后证明长时间飞行增加了结核分枝杆菌传播机会。1998 年，WHO 宣布，在航程超过 8h 的飞行时间里，结核分枝杆菌可以感染同机的乘客和机组人员。基于结核病的传播途径，早期发现并治疗结核病患者对自身及周围人都有益处。

5. 延迟诊治

患者就诊延迟是影响有效控制结核病流行的重要因素。一个传染性肺结核患者每年可感染周围健康者 5～10 人。结核病延迟诊治目前在我国是一个棘手的问题，患者未及时就诊、未早期被确诊就相当于增加了传染时间。延迟诊断是由多个因素相互影响导致的，最普遍的因素包括家庭经济水平、交通不便、知识匮乏、医疗水平等。根据相关文献显示，全国普遍存在患者就诊延迟现象，特别是贫困地区，老年人、女性就诊延迟情况严重，这与农村地区在家庭医疗资源分配上重男轻女、重幼轻老的观念直接相关。针对农村结核病诊治延迟现状，应进一步加强健康教育干预，争对农村群众经济困难情况，可考虑上门服务或补助路费等方式解决患者就医困难的问题。

6. 文化因素

通常，人的文化程度决定其工作性质及自我保健意识，文化程度综合影响人们的生活行为方式和精神状况等多个方面。文化程度高低所导致的文化差异主要反映在接受的医疗信息不同，文化程度低的人群对有关结核病的核心知识及政策法规不知晓。王国杰等通过单因素分析发现，结核病的患病率与受教育程度有显著关联性，但多因素分析未获得相同结果。张芳等（2011）报道部队人群文化程度与结核病危险性相关，Tekkel 等（2002）与 Kaseliene 等（2011）也发现文化程度与结核病发病有明显相关性。

7. 社会经济因素

社会经济因素与结核病传播相关。第 5 次全国结核病流行病学抽样调查报告提示一个重要的引发结核病的因素：贫困与结核病关系密切。全球 95%的结核病病例和 98%的结核病死亡病例发生在经济不发达的发展中国家。关于社会经济因素和结核病之间关系的研究是结核病研究的焦点问题，但目前大多数研究只给出了定性关系，缺乏系统性的研究，其内在联系有待进一步研究。

（二）影响结核病传播的新兴因素

1. 结核分枝杆菌的耐药性

细菌耐药突变菌种的存在是一种自然现象，但目前一些医疗机构滥用各种抗生素刺激了耐药结核分枝杆菌的出现和传播。不规则的化疗方案、单用或不合理联合用药、药物浓度不足、反复间断治疗、没有真正实行督导管理、药物质量差、药品供应不充分等都可能导致结核分枝杆菌耐药。因耐药结核病患者需要更长时间的治疗，从而增加了结核分枝杆菌传播的机会。对耐药结核病的早期有效治疗，是结核病能否被成功控制的关键。

2. HIV

HIV 与结核分枝杆菌交叉感染经常发生在 HIV 高发区（东南亚和南部非洲撒哈拉沙漠区域），同时结核分枝杆菌也是艾滋病（AIDS）患者常见的机会性感染。HIV/AIDS 患者是结核病的高危人群，随着 HIV/AIDS 的流行，结核病重新出现。HIV/AIDS 感染者容易患结核病的主要原因是 HIV/AIDS 感染引起患者免疫系统功能降低，容易感染或诱发结核病的发生。全球约 15% 的结核病新发病例与 HIV 感染有关，而 HIV/结核分枝杆菌合并感染的情况也越来越普遍。HIV/AIDS 与结核分枝杆菌合并感染者发生结核病的可能性极大，一生中发展成结核病的比例高达 50%。HIV 与结核分枝杆菌的交叉感染者最终有近 1/3 死于结核病，结核病也成为 HIV/AIDS 患者发病和死亡的首要诱因。随着 HIV 流行，HIV 与结核分枝杆菌交叉感染也增加了结核病防治工作的难度，所以预防 HIV 传播、降低 HIV 和结核分枝杆菌合并感染，有助于结核病防控。

3. 其他慢性消耗性疾病

糖尿病与结核病之间相互影响的研究追溯到 20 世纪 90 年代。近几年，随着人口老龄化趋势的加剧，糖尿病、高血压等一些慢性消耗性疾病发病增多，人们开始关注慢性病与结核病的相互协同关系。糖尿病是结核病发病的危险因素，目前糖尿病、结核病和糖尿病并发结核病逐年增多。糖尿病患者结核病的发病风险是非糖尿病患者结核病发病的 3.5 倍。糖尿病增加患结核病风险的原因可能与胰岛素分泌不足、血糖增高导致结核分枝杆菌的繁殖生长有关。

4. 流动人口

大部分流动人口是从经济欠发达地区向经济发达地区流动，即从结核病高发地区流向结核病低发地区。人口的流动，带来或引发各种传染病的可能。研究证明，流动人口是肺结核的高发人群，肺结核是流动人口中发病率最高的传染病。

（三）结核病传播的自然因素

对结核病传播的自然因素研究较少，有研究提示，高寒、气候干燥、缺氧易导致呼吸道黏膜损伤，使呼吸黏膜防御功能下降，诱发肺结核。也有研究表明，空气温度、湿度、风速、风向、大气压力可能改变结核分枝杆菌的生存环境，造成结核分枝杆菌变异、随风漂移，从而引起结核病的传播。

第四节　耐药结核病的定义与分类

耐药结核病是指结核病患者感染的结核分枝杆菌经体外药物敏感试验（drug susceptibility testing，DST）证实对一种或多种抗结核药物产生耐药。耐药结核病可分为：①单耐药（mono drug-resistant），是指结核分枝杆菌对任何一种抗结核药物耐药；②多耐药（poly drug-resistant），是指结核分枝杆菌不同时对包括异烟肼、利福平在内的 2 种或 2 种以上抗结核药物耐药；③耐多药（multidrug-resistant，MDR）是指结核分枝杆菌对异烟肼和利福平同时耐药，有或没有对其他的抗结核一线药物耐药；④Pre-XDR 是指结核分枝杆菌在对异烟肼和利福平耐药的同时，对任何氟喹诺酮类药物耐药或对三种抗结核二线注射药物（阿米卡星、硫酸卷曲霉素和卡那霉素）中的任何一种耐药；⑤广泛耐药（extensively drug-resistant，XDR）是指结核分枝杆菌在对异烟肼和利福平耐药的同时，对任何氟喹诺酮类药物，以及对三种抗结核二线注射药物（阿米卡星、硫酸卷曲霉素和卡那霉素）中的至少一种耐药；⑥全耐药（totally drug-resistant，TDR）是指耐所有一线和二线药物，以及对利福布汀、氯法齐明、氨苯砜、克拉霉素和氨硫脲耐药。但目前大多数国家还没有设备对所有抗结核药进行药敏试验，因此，WHO 专家小组协商会议并没有批准 TDR 结核病这一术语。XDR 最早见于 2 名印度妇女，她们分别经过 94 个月和 60 个月的治疗，并分别住院 422 天和 625 天后去世。近期发表的数据支持 WHO 不应用 TDR 结核病这一术语的建议，而是定义新的超过 XDR 的耐药类型。

第五节　耐药结核病产生的原因

出现耐药结核病的原因复杂。目前，国内外研究认为耐药结核病的产生主要是由于不规律治疗、不合理用药等因素所致结核分枝杆菌发生基因突变。治疗不当是产生耐药结核病的最主要原因。

一、耐药突变菌株的出现

在结核分枝杆菌的自然复制过程中，有一定发生随机突变的概率，耐药结核分枝杆菌就是由于自发的基因随机突变（核苷酸插入、缺失或替代等），导致对特定的抗结核药物敏感性下降。各种抗结核药耐药菌株的突变频度不一致，如耐异烟肼（INH）的结核分枝杆菌为 $1/10^6$，耐利福平的结核分枝杆菌为 $1/10^9$～$1/10^8$，同时耐异烟肼和利福平的结核分枝杆菌为 $1/10^8$～$1/10^6$ 或 $1/10^{14}$。所以，耐药结核分枝杆菌的存在是一种自然现象，无证据显示获得性基因或质粒引起的结核分枝杆菌产生耐药。自然状态下，同时抗 2 种及 2 种以上结核药的突变菌株几乎不存在，而且各个耐药基因突变位点不相连，不会因某位点突变而同时对 2 种以上药物耐药。就 1 例患者而言，病灶内菌量越多，存在的耐药菌株的绝对数量越多，如活动性空洞性肺结核患者的空洞内含菌量达到 10^9，包括约 1000 株耐异烟肼菌株及 10 株耐利福平菌株。从细菌学角度，耐药菌株除对特定药物敏感性降低外，其自然淘汰过程与敏感菌相似。

二、耐药结核病产生的原因

未接触过抗结核药的结核分枝杆菌引起的临床结核病例，体内结核分枝杆菌主体菌群对抗结核药物是敏感的。当接触单一有效药物时，对该药敏感的菌生长被抑制和杀灭，而已存在的耐药突变菌继续生长繁殖，最后成为该病例体内占优势的主体菌群，即导致耐药结核病。结核病耐药产生的原因大致有以下几个方面。

（一）治疗方面的因素

（1）处方单用药　不同药物的联合使用可以发挥更大的抗结核作用。单一药物治疗将导致敏感菌被杀灭，耐药菌逐步成为优势菌，从而导致患者对所使用的单一药物耐药。处方单用药物常见于：在试验性抗结核治疗过程中，患者对多种药物出现不良反应；在用异烟肼预防性治疗时未排除活动性结核病；少数医生不了解抗结核治疗原则；患者自行购药等。

（2）不合理的联合造成实际上的单用药　例如，仅用异烟肼、吡嗪酰胺联合，而吡嗪酰胺对积极生长菌无效，在早期杀菌阶段相当于单用异烟肼治疗；又如，在起始耐异烟肼率高的地区采用异烟肼、利福平、吡嗪酰胺方案，对耐异烟肼的患者来说相当于利福平单用药。这种现象主要发生于医源性错误、药物不良反应、药品供应不充分和对患者缺乏管理等情况。

（3）药物浓度不足造成的单用药　联合用药时，某种或几种药物未能产生有效杀菌浓度，而造成另外一种抗结核药的单用药，或所用各药浓度均较低，由于各药间的最大血浓度与最低抑菌浓度的差距不同以及药代动力学的差异，造成仅能起作用药物的单用药。这种现象常发生于医源性错误、药物不良反应、药物质量差、对患者管理差等情况。

（4）间断治疗造成的单用药　规律用药是治疗有效的重要保证。各种药物停止治疗后的抗结核分枝杆菌后效应时间不同，在停药几天后有些药物已无后效应，后效应时间长的药尚有作用，此时就成为后效应时间长的药物单用药，耐药菌生长繁殖，造成选择性优势，如反复间断用药，耐药突变菌比例不断增高，即成为优势菌。这种现象常发生在患者管理差、患者不遵医嘱、药物不良反应、药物供应不充分、患者经济困难和有其他疾病等情况。

（5）滥用抗结核药物　某些重要的一线抗结核药物，尤其是利福平被作为广谱抗生素单独使用的现象在我国仍普遍存在。在初治患者中滥用氟喹啉酮类抗结核药物也应引起高度警惕，二线药物耐药将导致更多的 MDR-TB 产生。

（6）用药不规则　未能合理使用抗结核药物是产生获得性 MDR-TB 的最主要原因。未经专门培训的医疗服务提供者可能不理解化疗原则和有效化疗方案的组成，任意组合抗结核药物，甚至单用抗结核药物，频繁更换方案；对药物引起的毒副反应不能给予正确处理，盲目停药、减少剂量、换药；把患者已产生耐药、药物浓度低或生物利用度差的抗结核药与另一种抗结核药联用等。这些做法不但导致获得性耐药的产生，反过来又加剧了初始耐药的发生，造成恶性循环，成为导致获得性 MDR-TB 产生的首要人为因素。联合用药少于 3 种，或几种药物剂量偏小、搭配不当或服用时间和方法不对等将造成药物的吸收不好或生物利用度差，如利福平没有在早餐前 2h 服用、将抗结核药与牛奶同时服用、抗结核药没有清晨一次顿服来形成“顶峰浓度”而有效地杀灭结核分枝杆菌，使结核分枝杆菌逐渐适应，产生耐药。

（7）顺次选择用药造成实际上单用药使“耐药性扩大”　对治疗失败的病例不是更换方案，而是增加或更换 1 种药物，如此反复顺次选择结果，使患者对更多的药物产生耐药，包括 MDR-TB 和广泛耐药结核病的发生。相关因素主要是医源性错误，其次是药物不良反应。

（二）患者的依从性差

缺乏足够的结核病相关知识，就业压力、婚姻传统和社会歧视，免费政策范围外的诊疗费用高及毒副反应处理不及时等，均会影响患者的依从性，有时还会造成患者隐瞒病情自行乱用药，不仅延误了疾病的治疗，而且易引起 MDR-TB 的产生。

（三）结核病控制策略督导不到位

我国的国家结核病控制规划是以全程督导短程化学治疗策略（directly observed treatment short-course，DOTS）为基础，结合我国的具体情况制定的，但其尚未覆盖到每一个服务对象，未能为每一个服务对象提供可及的良好结核诊疗服务，这是从全国范围导致耐药结核病上升的重要原因。

（四）药物质量和供应不到位

生物利用度反映了药物进入患者体循环的药量占口服剂量的构成比。空腹口服异烟肼和利福平或服药后禁食 3h，多能保持这两个药物的生物利用度处于最佳状态。药物的装量、含量和生物利用度不合格及服药方法不正确均可直接导致患者得不到足量有效的抗结核药，形成实质上的不合理用药。如果对本地区患者数量和初复治比例估算失误，将导致制订药品需求计划时发生超量或不足，或者由于招标、采购、签约供货不及时，造成短时间的药品供应短缺，也可导致不能配发出合理治疗方案所需药物。

另外，微生物方面的因素，如结核分枝杆菌的固有耐药性、自然突变等也是耐药结核病出现的原因之一。

（五）耐多药结核病（MDR-TB）的产生

1. 耐药的社会因素

患病人数多、没有治疗、缺乏药物供应、缺乏标准用药方案和用错剂量、缺乏实验室支持等都会导致药物耐药，耐药菌株的产生会进一步感染更多的人。

2. 耐药的分子机制

为了控制药物耐药性的流行，有必要深入了解结核分枝杆菌如何发展为耐药菌。这将帮助我们了解如何预防药物耐药性的产生和对新药药物耐药性相关基因的识别。临床药物耐药的发生和能导致抗结核药物耐药的基因突变自然产生的频率：异烟肼是 3.5×10^{-6}、利福平是 3.1×10^{-8}。因此，至少耐异烟肼和利福平的 MDR-TB 主要发生在治疗失败的病例中。

3. 全程督导短程化学治疗策略

全程督导短程化学治疗策略（DOTS）在结核病全球控制中正在取得实质性进步。然而 MDR-TB 已经出现了新的挑战，特别是在发展中国家。这主要是因为缺乏治疗 MDR-TB 的二线抗结核药的资金。MDR 结核分枝杆菌的出现对全球结核病控制构成了显著威胁。全球监控证明耐药菌株已经在全世界流行，并且在特定国家达到了相当高的水平。MDR-TB 是潜在难以治疗的、可传染性的和高死亡率的疾病。迅速鉴定 MDR-TB 的药敏组合对控制 MDR-TB 是必需的。自从 20 世纪 90 年代初 WHO 引入全程督导短程化学治疗策略，全球结核病控制得到了大幅度的提高。1997 年，全球结核病治疗成功率达到 80%。然而，不到 25%的结核病患者接受全程督导短程化学治疗。到 2002 年全球共有 180 个国家（包括发达国家和不发达国家）接受并实施全程督导短程化学治疗策略，此策略覆盖全球 69%的人口。此外，全程督导短程化学治疗的效果正面临新的挑战，如 MDR-TB 的蔓延、增加，结核合并 HIV 的流行。WHO 和其合作伙伴面对这些新挑战，已经制订了针对治疗 MDR-TB 和结核合并 HIV 的治疗方案，命名为 DOTS-Plus。DOTS-Plus 的目标是阻止 MDR-TB 的进一步发展和播散，并且是基于全程督导短程化学治疗之上的全面管理策略。

三、耐药危险因素

不正确治疗结核病是结核病例耐药性发生的主要危险因素，它通常是与间断不规律用药、缺乏标准的用药方案及用药剂量错误、患者依从性差，以及抗结核药品质量低有关。其他导致结核病耐药的因素还包括缺乏标准和理想的实验室支持、滥用抗生素、停用药物或间歇用药、私募市场、药物不良的储存条件、结核分枝杆菌肺内微环境、炎症反应的性质、细胞凋亡或坏死，以及氧气供应等。其他的危险因素包括青年、男性、有入狱历史、酗酒、贫穷、HIV 感染和吸烟等。所有这些因素都有助于增加结核分枝杆菌的突变率。耐二线药物最大的危险因素是不正确用药。许多 XDR-TB 患者有 2 次或更多既往治疗过程，与耐多药肺结核病例相比，广泛耐药肺结核既往结核病治疗次数更多。在 Dheda 等的研究中，72%的广泛耐药结核病患者曾经被诊断为 MDR-TB。在所有国家的调查中，失业、酗酒、吸烟是耐二线药物的额外危险因素。人口和社会因素越来越多的被认定为是广泛耐药肺结核病发展的主要危险因素。最近的一项来自 8 个国家 1278 例 MDR-TB 患者的研究表明，妇女更容易得 XDR-TB。2010～2011 年，在白俄罗斯一项全国范围的调查中，既往治疗结核病的次数、HIV 感染、年龄小于 35 岁、有入狱历史、残疾不能工作、酗酒和抽烟是 MDR-TB 独立危险因素。总之，可以说耐药结核病主要是由微生物因素、临床因素及结核病控制规划与管理三个因素造成的，其中多耐药、MDR-TB、DR-TB 主要是人为造成的。

持留菌和耐药性是目前结核病控制的难题。结核分枝杆菌持留性是结核病慢性感染的重要原因，结核持留菌是导致结核潜伏感染、复发、长期治疗、结核分枝杆菌耐药等问题的根本原因。人们对持留菌的认知由来已久。持留菌的概念最早由 Bigger 于 1944 年提出，他研究发现经高于致死浓度的青霉素处理金黄色葡萄球菌后，绝大多数细菌死亡，但会存留一小部分细菌，约占群体的 $1/10^6$ 或更少仍可存活。这部分存活细菌在去除青霉素之后仍可重新生长繁殖，并表现出与亲代菌株相同的青霉素敏感性。同时在这一重新生长的群体中仍会存留一小部分细菌可耐受高浓度青霉素。但至今对持留菌的本质仍无确切的认识和明晰的界定。一般认为，结核分枝杆菌持留菌以非增殖方式存在，通过多种途径保持其稳定性和对环境的无反应性，逃避药物及宿主免疫机制的杀伤作用，导致耐药和持留。耐药机制目前主要认为是在药物存在下仍可存活，但并不增殖，处于相对静止状态，数量保持恒定。这种生理性耐受是可逆的，属表型耐药，即非基因型耐药。持留菌一旦再次开始增殖则恢复对抗菌药物的敏感性。结核分枝杆菌持留菌对治疗药物产生耐药的机制可分为代谢的高适应性、细胞程序性死亡缺陷、药物转运屏障等。目前临床上使用的大多数结核药物都是以增殖期结核分枝杆菌为靶点，然而体内持久性结核分枝杆菌的存在是结核病病程迁延和复发的主要原因。这种药物耐受性持留菌的存在，应用现有药物将病灶中的结核分枝杆菌完全杀灭是不可能的，而目前 2 个月强化期后的巩固延长治疗的主要目的是阻止病灶持留菌引起复发的可能，这也是结核病难以痊愈和根治的最主要原因。

第六节 结核病的国际流行状况

在第一次世界大战和第二次世界大战期间，全球先后出现两次结核病回升高峰，随着对结核病认知的深入和有效治疗药物的陆续出现，20 世纪七八十年代初期，结核病的发病率和患病率曾降低到较低水平。这让人们乐观地认为这种疾病会像其他传染病一样被消灭，对结核病及结核分枝杆菌放松了警惕。其实在化疗药物出现后不久，人类就发现有些结核病对药物耐受的现象。于是，人们针对不同生理状态和不同药物耐受性的结核分枝杆菌菌群，将多种药物联合使用，以增加药物疗效和减少细菌耐药。但是，由于化疗不合理与管理不善等原因，越来越多的结核分枝杆菌对多种主流抗结核药物产生了耐药性，并出现各种形式的 MDR-TB 及广泛耐药结核病。特别是近 20 年来，耐药结核分枝杆菌与耐药结核病的出现和传播，成为全球第三次结核病疫情回升的主要原因之一。目前全球大约有 20 亿人感染结核分枝杆菌，其中活动性结核病患者约 1500 万。据 WHO 估计，全球感染结核分枝杆菌的 20 亿人中约有 5000 万人感染结核分枝杆菌耐药菌株，约 2/3 患者正处于 MDR-TB 的危险之中。结核病已成为严重威胁人类健康的疾病。耐药结核病的出现使结核病的形势更加严峻，全球结核病防治工作面临更大的挑战。

用于耐多药和广泛耐药结核病治疗的药物毒性更大、效果更差、价格更贵、治疗时间更长（从原来的 6 个月延长到 18～24 个月）、复发概率更大。广泛耐药结核病死亡率类似于抗结核药物出现之前的结核病死亡率，全耐药结核病几乎是不能治疗的。2013 年在报道的国家中耐多药结核病花费资金近 10 亿美元，二线药物花费 4 亿美元。2013 年，耐多药结核病花费最多的国家是印度、中国、哈萨克斯坦、俄罗斯、南非和乌克兰，治疗耐多药结核病患者药物的费用是治疗药物敏感结核病患者的 50～200 倍，这导致结核病全球负担和健康威胁加重。

第七节　结核病的国内流行状况

在我国，结核病仍然是一个主要的公共健康问题。我国是仅次于印度和印度尼西亚的全球第三个结核病高负担国家，也是 30 个耐多药结核病高负担国家之一。据世界卫生组织评估，目前我国结核病年发病人数约为 91.8 万。耐多药结核病负担全球排名第二，仅次于印度。全国耐药基线调查显示，全国活动性肺结核患者总耐多药率为 8.32%，其中初治肺结核总耐多药率为 5.71%，复治肺结核总耐多药率为 25.64%；总广泛耐药率为 0.68%，其中初治肺结核为 0.47%，复治肺结核为 2.06%。以此估计，每年新发耐多药肺结核病患者人数约 12 万，每年新发广泛耐药结核病患者人数约 1 万，其中初治患者数 0.6 万，复治广泛耐药患者数 0.4 万。据 2010 年全国结核病流行病学抽样调查结果显示，我国结核病疫情呈现以下特点。

（1）高患病率　2010 年全国活动性肺结核患病率为 459/10 万，涂阳肺结核患病率为 66/10 万，菌阳肺结核患病率为 119/10 万。15 岁及以上人群活动性肺结核的患病率为 159/10 万，涂阳肺结核患病率为 66/10 万。据此推算，2010 年全国 15 岁及以上人口中有活动性肺结核患者 499 万，涂阳肺结核患者 72 万，菌阳肺结核患者 129 万。

（2）高感染率　目前全年龄组结核分枝杆菌感染率为 44.5%，全国约 5.5 亿人受到了结核分枝杆菌感染，结核潜伏感染率高于全球平均水平，世界上 1/3 的人口存在结核潜伏感染，结核分枝杆菌感染者在一生中发病的危险为 10%。

（3）新发患者多。

（4）高死亡率　全国结核病死亡率为 2.6/10 万，每年因结核病死亡 3.5 万人，高于各种其他传染病和寄生虫病所致死亡人数总和。

（5）农村疫情高于城市，西部疫情高于中东部　乡村活动性肺结核、涂阳肺结核和菌阳肺结核患病率分别为 569/10 万、78/10 万和 153/10 万，城镇活动性肺结核、涂阳肺结核和菌阳肺结核患病率分别为 307/10 万、49/10 万和 73/10 万。东部地区活动性肺结核、涂阳肺结核和菌阳肺结核患病率分别为 291/10 万、

44/10 万和 65/10 万；中部地区活动性肺结核、涂阳肺结核和菌阳肺结核患病率分别为 463/10 万、60/10 万和 118/10 万；西部地区活动性肺结核、涂阳肺结核和菌阳肺结核患病率分别为 695/10 万、105/10 万和 198/10 万。大部分结核病患者集中在农村，主要在经济不发达的中西部地区。农村地区患病率约为城镇地区的 1.85 倍；西部地区传染性肺结核患病率约为中部地区的 1.5 倍和东部地区的 2.4 倍。

（6）高耐药率　对 4 种一线抗结核药品的耐药率为 36.8%，其中初治为 36.9%，复治为 35.9%；对 7 种二线抗结核药品的耐药率为 24.6%，其中初治为 25.7%，复治为 17.9%；耐多药率为 6.8%（19/280），其中初治为 5.4%，复治为 15.4%；广泛耐药率为 2.1%，其中初治为 1.2%，复治为 7.7%；对 11 种一线和二线抗结核药耐药率为 42.1%，其中初治为 42.7%，复治为 38.5%。

（7）患病率下降缓慢（表 1-1）。

表 1-1　2000～2010 年患病率下降幅度及年递降率

患者分类	患病率（1/10 万）		2000～2010 年下降幅度/%	2000～2010 年递降率/%
	2000 年	2010 年		
活动性肺结核	466	459	1.5	0.2
涂阳肺结核	169	66	60.9	9.0
菌阳肺结核	216	119	44.9	5.8

（8）结核病相关知识知晓率低　公众结核病防治知识知晓率为 57.0%，而肺结核病患者的结核病知识知晓率仅为 50.6%。

（9）患者收入低　肺结核患者的家庭年人均纯收入为 3292 元，其中 66.8%的患者家庭年人均纯收入低于全国人均纯收入水平的 60%。

（10）以男性为主　除 15～19 岁组女性涂阳肺结核和菌阳肺结核患病率高于男性外，其余各年龄组活动性肺结核、涂阳肺结核和菌阳肺结核患病率均为男性高于女性，且随着年龄增加逐步增高，75～79 岁组达到高峰。

根据 2010 年全国第五次结核病流行病学抽样调查结果计算全国各省（自治区、直辖市）活动性肺结核患病率及涂阳肺结核患病率见表 1-2。

表 1-2　全国各省（自治区、直辖市）活动性肺结核患病率及涂阳肺结核患病率

省（自治区、直辖市）	人口数	活动性肺结核患病率（1/10 万）	涂阳肺结核患病率（1/10 万）
贵州	34 746 468	1 154.40	216.45
宁夏	6 301 350	664.89	199.47
重庆	28 846 170	650.63	157.73
新疆	21 813 334	1 379.76	153.31

续表

省（自治区、直辖市）	人口数	活动性肺结核患病率（1/10 万）	涂阳肺结核患病率（1/10 万）
云南	45 966 239	1 085.44	150.46
西藏	3 002 166	1 734.10	128.45
四川	80 418 200	869.11	125.10
甘肃	25 575 254	335.82	93.28
山西	35 712 111	496.05	80.44
广东	104 303 132	538.69	78.56
内蒙古	24 706 321	756.78	78.29
湖南	65 683 722	484.53	78.15
河南	94 023 567	504.46	77.61
湖北	57 237 740	704.40	76.38
福建	36 894 216	370.37	71.23
吉林	27 462 297	455.90	70.14
青海	5 626 722	397.35	66.23
辽宁	43 746 323	260.91	59.30
江西	44 567 475	431.83	49.35
浙江	54 426 891	217.76	47.34
安徽	59 500 510	357.14	46.99
黑龙江	38 312 224	359.32	46.87
江苏	78 659 903	195.57	44.16
河北	71 854 202	477.12	39.11
北京	19 612 368	89.34	29.78
广西	46 026 629	452.43	23.81
山东	95 793 065	346.26	20.99
陕西	37 327 378	449.57	14.99
天津	12 938 224	103.16	0.00
上海	23 019 148	65.30	0.00

活动性肺结核患病率前三位分别为西藏、新疆、贵州，涂阳肺结核患病率前三位分别为贵州、宁夏、重庆。结果提示，贵州省结核病患病疫情在全国范围内处于较高水平。而据 2005～2012 年贵州省肺结核病疫情分析（陈慧娟等，2015）显示，2005～2012 年贵州省肺结核平均报告发病率最高的是遵义市（183.24/10 万），平均报告发病数排在第一位的是遵义市（12 455 例），提示贵州

省的疫情对全国结核病疫情控制具有重要的意义。全国各省（自治区、直辖市）初治耐药情况见表 1-3～表 1-5。

表 1-3　全国各省（自治区、直辖市）初治耐药率

省（自治区、直辖市）	下级县区	研究时间	初治耐药率/%						
			菌株例数	异烟肼	利福平	乙胺丁醇	链霉素	总耐药	耐多药
全国		2010	241	28.20	7.50	6.20	20.70	36.90	5.40
北京		2004	1043		1.05	1.34	5.08	17.90	2.30
北京	昌平区	2004.1～2005.12	222	14.40	5.90	4.10	10.40	19.80	4.10
北京	朝阳区	2006.1～2007.12	381	6.30	3.70	0.80	10.00	12.30	1.80
北京		2009.1～2010.12							
西藏		2000～2005	97					53.60	
西藏		2006	108	7.40	2.78		2.78	39.81	16.67
西藏		2006～2011	56					53.57	
西藏		2012.9～2013.9	116	31.90	27.60		43.10	55.10	20.70
新疆		2004～2005	969	11.20	7.00	2.20	16.60	25.90	4.60
新疆		2009	72	12.50	4.20	6.90	15.30	33.30	0.00
新疆	喀什地区	2010	56	17.86	3.57	5.36	16.07	28.57	3.57
新疆	南疆地区	2010.5～2011.5	145	17.20	9.00	5.50	13.80	30.30	5.50
新疆		2001～2012							
贵州		2009							
贵州		2010							
贵州		2011							
贵州	遵义	2008～2010	172	14.50	12.20	7.60			8.10
四川		2008.6～12							
四川		2010	475	5.05	4.63	2.32	3.58	15.58	
内蒙古		1986～1990							
内蒙古		1991～1995							
内蒙古		1996～2000							
内蒙古		2001～2005							
内蒙古	乌兰察布盟	2001	64	4.60	0.00	1.60	9.40	35.90	7.80
内蒙古		2005～2006							
内蒙古		2006～2010							
宁夏		1986～1994	101	8.90	5.90	0.99	4.95	54.50	
宁夏		1995～2004	238	4.20	5.00	3.78	4.62	47.10	
宁夏		2006～2010	450					18.20	4.90
宁夏		2007							
宁夏		2008							

续表

省（自治区、直辖市）	下级县区	研究时间	初治耐药率/%						
			菌株例数	异烟肼	利福平	乙胺丁醇	链霉素	总耐药	耐多药
宁夏	乌兰察布盟	2009							
宁夏		2008.8～10.12	116	9.50	5.20	1.70	4.30	13.00	5.20
宁夏		2012.11～2013.6							
宁夏		2013.4～2014.4						20.20	
重庆		2009.1～2013.12	1455					52.85	16.70
重庆		2010.3～2012.2							3.04
重庆		2011							
广东		1998.10～1999.3	1482					18.00	5.30
广东	顺德区	2013							
河南		2007	30	20.00	20.00	3.30	3.30		
河南		2008	50	20.00	6.00	12.00	12.00	15.00	9.90
河南		2009	81	6.20	9.90	3.70	14.90		
河南		2010	39	17.95	10.26	5.13	23.08		
河南	开封	2011.3～2012.8	748	7.22	3.74	1.60	13.50	18.98	2.27
吉林		2009.7～2011.12							
吉林		2011.7～2013.12							
广西	马山县	2010.7～2011.7	49	15.22	6.52	4.35	10.87	23.91	4.35
广西		2010.8～2011.7	1186	7.93	3.20	1.85	6.24	11.97	2.45
陕西		2005	191	2.10	11.50	0.00	6.80	24.60	1.00
福建	龙岩市	2008～2009	137	12.41	13.87	11.68	13.14	24.09	9.49
黑龙江		2004	1574	17.00	10.60	2.20	28.10	36.15	7.20
黑龙江		2012～2013							
安徽		2003～2005							
安徽	东部	2007～2009							
安徽		2007							
安徽		2008							
安徽		2009							
安徽		2010.10～2011.4	280	11.07	9.64	0.00	11.07	17.14	6.79
江苏		2009.9～2013.1	428	9.81	6.78	5.37	9.81	17.29	4.44
上海		2004～2005	801	11.10	4.80			15.40	3.90
上海		2007							
浙江		1997	598						

表 1-4　全国各省（自治区、直辖市）复治耐药率

省（自治区、直辖市）	下级县区	研究时间	复治耐药率/%						
			菌株例数	异烟肼	利福平	乙胺丁醇	链霉素	总耐药	耐多药
全国			39	30.80	17.90	10.30	12.80	35.90	15.40
北京		2010	154		1.30	0.00	5.19	35.10	11.70
北京	昌平区	2004							
北京	朝阳区	2004.1～2005.12	49	24.50	22.40	2.00	32.70	40.80	12.20
北京		2006.1～2007.12							28.20
西藏		2009.1～2010.12	19					63.16	
西藏		2000～2005	109	3.67	5.50		0.00	91.74	74.31
西藏		2006	44					63.63	
西藏		2006～2011	53	71.70	60.40		50.90	75.40	56.70
新疆		2012.9～2013.9	114	16.70	16.70	1.80	21.10	30.70	7.90
新疆		2004～2005	14	28.60	21.40	7.10	21.40	50.00	7.10
新疆	喀什地区	2009	80	26.25	12.50	7.50	8.75	35.00	8.75
新疆	南疆地区	2010	226	17.70	14.60	5.80	8.40	33.20	5.80
新疆		2010.5～2011.5							
贵州		2001～2012							
贵州		2009							
贵州		2010							
贵州	遵义	2011	91	59.30	56.00	41.80			45.10
四川		2008～2010							
四川		2008.6～12	142	14.79	14.08	4.93	7.04	40.85	
内蒙古		2010							
内蒙古		1986～1990							
内蒙古		1991～1995							
内蒙古		1996～2000							
内蒙古	乌兰察布盟	2001～2005	43	7.00	2.30	0.00	2.30	76.70	53.50
内蒙古		2001	74	48.65	40.54	16.22	45.95		
内蒙古		2005～2006							
宁夏		2006～2010							
宁夏		1986～1994							
宁夏		1995～2004	35					20.00	5.70
宁夏		2006～2010							
宁夏		2007							
宁夏		2008							
宁夏		2009	224	41.50	33.50	8.90	31.70	51.80	30.30

续表

省（自治区、直辖市）	下级县区	研究时间	复治耐药率/%						
			菌株例数	异烟肼	利福平	乙胺丁醇	链霉素	总耐药	耐多药
宁夏	乌兰察布盟	2008.8～10.12							
宁夏		2012.11～2013.6						77.30	
重庆		2013.4～2014.4	816					78.06	43.38
重庆		2009.1～2013.12							24.47
重庆		2010.3～2012.2							
广东		2011	166					33.70	15.70
广东	顺德区	1998.10～1999.3							
河南		2013	86	41.90	36.30	32.30	30.60		
河南		2007	123	40.50	38.60	35.00	26.00	47.40	34.70
河南		2008	139	37.40	36.60	23.70	31.60		
河南		2009	6						
河南	开封	2010	162.00	31.48	37.65	16.05	35.80	24.84	24.07
吉林		2011.3～2012.8							
吉林		2009.7～2011.12							
广西	马山县	2011.7～2013.12	25	23.53	23.53	17.65	11.76	23.53	17.65
广西		2010.7～2011.7	359	25.91	25.07	13.65	11.98	34.54	18.94
陕西		2010.8～2011.7	82	4.90	12.20	1.20	7.30	39.00	6.10
福建	龙岩市	2005	23	13.04	26.09	26.09	8.70	30.43	8.70
黑龙江		2008～2009	421	48.00	40.60	12.40	44.90	67.70	30.40
黑龙江		2004							
安徽		2012～2013							
安徽	东部	2003～2005							
安徽		2007～2009							
安徽		2007							
安徽		2008							
安徽		2009							
安徽		2010							
安徽		2011	140	34.29	47.14	2.86	30.00	52.86	30.00
江苏		2010.10～2011.4	252	50.79	46.83	35.71	38.10	56.75	42.86
上海		2009.9～2013.1	214	21.50	15.00			27.50	12.50
上海		2004～2005							
浙江		2007		11.20	6.00	4.70	8.90	18.60	

表 1-5　全国各省（自治区、直辖市）耐药率

省（自治区、直辖市）	下级县区	研究时间	菌株例数	耐药率/%					
				异烟肼	利福平	乙胺丁醇	链霉素	总耐药	耐多药
全国			280	28.60	8.90	6.80	19.60	36.80	6.80
北京		2010							
北京	昌平区	2004							
北京	朝阳区	2004.1～2005.12							
北京		2006.1～2007.12							
西藏		2009.1～2010.12							
西藏		2000～2005							
西藏		2006							
西藏		2006～2011							
新疆		2012.9～2013.9							
新疆		2004～2005							
新疆	喀什地区	2009							
新疆	南疆地区	2010							
新疆		2010.5～2011.5	6611	7.26	4.30	4.22	8.33	52.97	11.82
贵州		2001～2012	834					34.29	16.67
贵州		2009	823	28.57	16.67	0.39	46.03	37.42	19.44
贵州		2010	776					35.44	20.62
贵州	遵义	2011							
四川		2008～2010	326	15.64	15.35	6.13	9.51	30.37	
四川		2008.6～12	617					21.39	11.35
内蒙古		2010	435	2.53	1.61	1.61	4.37	50.35	18.16
内蒙古		1986～1990	596	0.84	5.02	1.17	7.38	50.66	20.16
内蒙古		1991～1995	553	1.63	6.15	3.98	4.70	64.02	27.31
内蒙古		1996～2000	110	4.55	1.82	0.00	4.55	55.47	35.45
内蒙古	乌兰察布盟	2001～2005	107					52.30	26.20
内蒙古		2001							
内蒙古		2005～2006	852	2.82	1.88	0.59	5.40	55.52	32.75
宁夏		2006～2010							
宁夏		1986～1994							
宁夏		1995～2004							
宁夏		2006～2010	122					39.34	13.11
宁夏		2007	93	52.06	27.93	10.79	24.76	37.63	18.28
宁夏		2008	100					54.00	30.00

续表

省(自治区、直辖市)	下级县区	研究时间	菌株例数	耐药率/%					
				异烟肼	利福平	乙胺丁醇	链霉素	总耐药	耐多药
宁夏	乌兰察布盟	2009							
宁夏		2008.8～10.12	115	16.50	10.40	5.20	19.10	41.74	
宁夏		2012.11～2013.6							
重庆		2013.4～2014.4	2271	33.20	32.94		39.45	61.91	26.29
重庆		2009.1～2013.12	554						6.68
重庆		2010.3～2012.2	77	14.50	4.20	6.30	15.20	47.80	
广东		2011	1648					19.60	6.35
广东	顺德区	1998.10～1999.3	555	12.80	4.50	3.60	19.80	33.00	3.40
河南		2013							
河南		2007							
河南		2008							
河南		2009		17.78	8.89	4.44	20.00	28.89	6.67
河南	开封	2010							
吉林		2011.3～2012.8	532	17.80	21.90	9.20	26.50	46.40	13.30
吉林		2009.7～2011.12	554					43.00	17.70
广西	马山县	2011.7～2013.12	74					23.81	7.94
广西		2010.7～2011.7							
陕西		2010.8～2011.7						28.90	2.60
福建	龙岩市	2005	160	12.05	15.63	13.75	12.50	25.00	9.38
黑龙江		2008～2009							
黑龙江		2004	171	16.40	21.10	9.40	27.50	46.80	14.60
安徽		2012～2013	449	20.94	23.83	11.80	31.40	44.77	14.92
安徽	东部	2003～2005	80					46.25	
安徽		2007～2009	599	35.89	45.41	8.18	27.21	52.92	31.22
安徽		2007	605	31.90	43.47	3.47	24.79	52.40	26.28
安徽		2008	635	31.65	38.74	2.99	24.72	48.35	25.67
安徽		2009	1015	28.67	33.10	3.45	21.77	41.58	23.55
安徽		2010	1394	25.68	31.71	0.86	19.58	39.89	21.23
安徽		2011	420	20.00	22.14	0.95	17.38	29.05	14.52
江苏		2010.10～2011.4							
上海		2009.9～2013.1							
上海		2004～2005	964	3.80	0.80	0.10	3.20	17.90	1.30
浙江		2007	111	51.40	55.90	18.00	30.60	68.70	

参考文献

安燕生, 丁北川, 朱建华, 等. 2007. 北京市 WHO 结核病药物耐药性监测研究. 中国防痨杂志, 29(6): 475-478.

巴桑卓玛. 2011. 西藏肺结核病患者耐药状况分析. 西藏科技, (9): 45-46.

陈慧娟, 陈璞, 杨婕. 2015. 2005～2012 年贵州省肺结核疫情分析. 现代预防医学, 42(2): 342-344.

陈建, 杨光京, 罗槑. 2010. 四川地区结核分枝杆菌耐药性和耐药谱分析. 现代预防医学, 37(17): 3211-3212.

陈静, 陈铮宏, 张廷梅. 2013. 2433 株结核分枝杆菌的耐药性分析. 贵州医药, 37(3): 259-260.

陈晓旭, 李婉萍, 郝大勇. 2010. 结核分枝杆菌的病原学特点及结核病的预防. 解放军预防医学杂志, 28(2): 149-150.

程曦, 李亚斐, 饶英. 2015. 2271 例结核病患者耐药情况的流行病学特征分析. 重庆医学, 44(12): 1635-1637.

董碧蓉, 葛宁, 刘关键. 2001. 社会经济地位、环境因素及个人行为对肺结核发病危险的研究. 中华流行病学杂志, 22(2): 102-104.

顾才宏, 王青, 王福瑞, 等. 2013. 340 例结核病患者一线抗结核药的耐药监测结果分析. 宁夏医科大学, 35(1): 74-76.

胡昕, 齐曼古力・吾守尔, 江道斌, 等. 2013. 新疆喀什地区肺结核耐药状况分析. 新疆医学, 43: 23-26.

黄曙海, 蓝如束, 刘飞鹰, 等. 2013. 广西壮族自治区肺结核耐药性调查及复治患者耐药相关因素分析. 中国防痨杂志, 35(9): 711-717.

蒋卫平, 孙春红. 2013. 680 株结核分枝杆菌耐药结果分析. 公共卫生与预防医学, 24(4): 102-103.

阚晓宏, 万康林, 杨建安, 等. 2009. 安徽省结核病结核杆菌耐药状况的调查. 安徽医学, 30(5): 507-508.

李凡, 徐志凯. 2013. 医学微生物学. 8 版. 北京: 人民卫生出版社.

李辉, 马晓光, 石洁, 等. 2013. 河南省 2010 年结核病流行病学抽样调查点细菌学检测结果分析. 中国防痨杂志, 35(1): 22-26.

李静, 顾才宏, 张丽玲, 等. 2006. 宁夏 1995～2004 年结核分支杆菌原发耐药回顾性分析. 宁夏医学杂志, 28(11): 868-869.

李卫彬, 马振亚, 张辉, 等. 2014. 开封市耐药结核病流行状况调查分析. 河南预防医学杂志, 25(2): 100-117.

李兴芳. 2010. 结核分枝杆菌的生物学特性与致病机制研究. 甘肃医药, 2(5): 496-498.

李月华, 刘继文, 王新旗, 等. 2012. 新疆肺结核患者耐药情况分析. 疾病预防控制通报, 27(6): 17-20.

梁海东, 梁建通. 2014. 广东顺德区结核分枝杆菌临床耐药性分析. 中国民族民间医药, 12: 82-83.

刘一典, 唐神结, 张青, 等. 2011. 上海地区结核分枝杆菌分离株一线和二线抗结核药物的耐药性分析. 中华传染病杂志, 29(9): 544-548.

陆宇. 2007. 抗结核分枝杆菌持留菌的药物研究进展. 国外医药抗生素分册, 28(2): 57.

罗萍, 张天豪, 高志东, 等. 2012. 2009～2010 年北京市登记复治肺结核患者的耐药状况研究. 中国防痨杂志, 34(11): 704-707.

梅建, 沈鑫, 沈梅. 2007. 上海市结核分枝杆菌耐药性监测研究报告. 中国防痨杂志, 29(5):

395-398.
石荔, 魏淑贞. 2009. 西藏地区 217 株结核分枝杆菌的药物敏感性检测分析. 中国医院感染学杂志, 19(18): 2476-2477.
苏云开, 刘耀, 马岩, 等. 2013. 结核病患者药敏试验结果分析. 疾病监测与控制杂志, 7(3): 174.
谭明伟, 刘晞照, 郭晓华. 2014. 耐多药肺结核流行现状分析. 中国医学感染学杂志, 24(17): 4292-4294.
屠德华, 万利亚. 2009. 现代结核病控制理论与实践. 北京: 现代教育出版社.
汪晓艳, 赵雁林, 逄宇, 等. 2013. 重庆市结核分枝杆菌临床分离株的基因分型及相关耐药性分析. 中国防痨杂志, 35(9): 668-672.
王辰, 刘春涛. 2016. 为结核病历史性地回归呼吸病学而奋斗. 中国呼吸与危重监护杂志, 15(1): 1.
王东萍, 潘学琴, 柴华, 等. 2012. 安徽地区结核分枝杆菌对一线抗结核药物耐药情况分析. 安徽医学, 33(9): 1131-1133.
王国杰, Sleigh Adrian, 周刚, 等. 2005. 成年人肺结核病的非生物危险因素病例对照研究. 中华流行病学杂志, 26(2): 92-96.
王建华, 何毅, 陈玲, 等. 2011. 贵州省某高校新生结核菌感染和肺结核患病情况调查. 贵州医药, 10(35): 943-944.
王晓兰, 张小霞, 丁佩佩, 等. 2015. 结核病传播影响因素综述. 中国药物依赖性杂志, (2): 98-103.
王晓平, 逄宇, 赵晓. 2013. 宁夏回族自治区结核分枝杆菌基因分型及与耐药性关系的研究. 中国防痨杂志, 35(9): 655-659.
王晓平, 王晓林, 肖慧霞. 2015. 宁夏结核分枝杆菌耐药监测药敏结果分析. 宁夏医学杂志, 37(1): 78-79.
王宇. 2011. 全国第五次结核病流行病学抽样调查资料汇编. 北京: 军事医科大学出版社.
魏淑贞, 宋瑛, 陈求扬. 2011. 福建龙岩市 160 例肺结核患者耐药性分析. 中国热带医学, 11(9): 1094-1096.
武凤琴. 2012. 青铜峡市 2006～2010 年抗结核药物的耐药监测分析. 包头医学, 36(1): 23-24.
肖会玲, 王瑞, 张天华, 等. 2010. 陕西省秦巴项目地区结核菌耐药监测分析. 药物流行病学杂志, 19(10): 555-558.
肖慧霞, 王晓平, 王福锐. 2010. 某院 2007～2009 年肺结核患者耐药状况及变化趋势分析. 宁夏医学杂志, 32(10): 966-967.
谢艳光, 李发斌, 闫兴录. 2008. 黑龙江省 WHO 结核病耐药监测报告. 中国防痨杂志, 30(5): 395-398.
徐东芳, 王庆, 李孳, 等. 2014. 安徽省 420 株结核分枝杆菌对一线和二线抗结核药物药敏结果分析. 中国人兽共患病学报, 30(1): 54-57.
徐光艳, 李青, 周凛梅, 等. 2017. 菌阳结核病患者 1494 例临床分析. 中国公共卫生, 33(9): 1393-1395.
闫雪梅, 张琼, 张朝霞. 2013. 新疆南疆地区 371 株分枝杆菌耐药状况分析. 中国实验诊断学, 17(4): 988-690.
严永华, 杨春梅, 徐涛, 等. 2012. 四川结核病患者结核分枝杆菌耐药状况分析, 成都医学院学报, 7(1): 58-60.
杨景彬. 2014. 结核分枝杆菌培养及初始耐药监测. 黑龙江医学, 38(7): 801.
杨娟, 央拉, 巴桑琼达, 等. 2014. 西藏拉萨地区 198 株结核分枝杆菌耐药性分析. 西藏大学学报, 29(1): 36-39.

杨楠, 刘耀, 解立新. 2011. 城市与牧区复治肺结核耐药情况及二线药物化疗疗效. 内蒙古医学杂志, 43(2): 158-160.

杨蕴华, 韩中波. 2015. 吉林市结核分枝杆菌培养及耐药情况分析. 中国实用医药, 10(4): 246-247.

姚劲, 李月华, 安建荣. 2011. 1083 株结核分枝杆菌耐药情况分析. 疾病预防控制通报, 26(3): 52-54.

玉明科, 古廷思, 黄家运, 等. 2013. 广西马山县结核分枝杆菌耐药监测结果分析. 中国热带医学, 13(10): 1255-1257.

张芳, 南鹏飞, 林红飞, 等. 2011. 部队人群肺结核发病因素的病例对照研究. 解放军预防医学杂志, 29(5): 344-345.

张弘, 张爱洁, 赵平. 2009. 北京市朝阳区肺结核患者耐药状况及相关因素分析. 中国防痨杂志, 31(4): 218-222.

张治国, 崔英霞, 高铁杰. 2007. 北京市昌平区 2004～2005 年肺结核病人初始耐药分析. 中国防痨杂志, 29(1): 96-97.

赵东阳, 赵玉玲, 李辉. 2010. 2007～2009 年河南局部地区结核分枝杆菌耐药特征分析. 中国卫生检验杂志, 20(5): 1109-1111.

周俊梅. 2012. 吉林地区结核分枝杆菌培养及耐药情况分析. 中国实用医药, 7(31): 162-163.

朱明, 程险峰, 文育锋, 等. 2015. 安徽东部地区结核分枝杆菌基因分型及耐药情况的初步分析. 中国疾病控制杂志, 19(5): 477-479.

Abubakar I, Zignol M, Falzon D, et al. 2013. Drug-resistant tuberculosis: time for visionary political leadership. Lancet Infect Dis, 13: 529-539.

Andrews JR, Shah NS, Weissman D, et al. 2010. Predictors of multidrug-and extensively drug-resistant tuberculosis in a high HIV prevalence community. PLoS One, 5: e15735.

Balaji V, Daley P, Anand AA, et al. 2010. Risk factors for MDR and XDR-TB in a tertiary referral hospital in India. PLoS One, 5: e9527.

Bonilla CA, Crossa A, Jave HO, et al. 2008. Management of extensively drug-resistant tuberculosis in Peru: cure is possible. PLoS One, 3: e2957.

Chen L, Gan X, Li NN, et al. 2010. RpoB gene mutation profile in rifampin-resistant *Mycobacterium tuberculosis* clinical isolates from Guizhou, one of the highest-incidence-rate regions in China. Journal of Antimicrobial Chemotherapy, 65:1299-1301.

Chen L, Li NN, Liu M, et al. 2011. High prevalence of MDR-TB in Zunyi, Guizhou Province of China.Journal of Antimicrobial Chemotherapy, 66(10):2435-2437.

Chen L, Li NN, Liu ZG, et al. 2012. Genetic diversity and drug susceptibility of *Mycobacterium tuberculosis* isolates from Zunyi, one of the highest incidence rate areas in China. Journal of Clinical Microbiology, 50(3):1043-1047.

Coker R, Mckee M, Atun R, et al. 2006. Risk factors for pulmonary tuberculosis in Russia: case-control study. BMJ, 332(7533): 85-87.

Dalton T, Cegielski P, Akksilp S, et al. 2012. Prevalence of and risk factors for resistance to second-line drugs in people with multidrug-resistant tuberculosis in eight countries: a prospective cohort study. Lancet, 380: 1406-1417.

Dheda K, Shean K, Zumla A, et al. 2010. Early treatment outcomes and HIV status of patients with extensively drug-resistant tuberculosis in South Africa: a retrospective cohort study. Lancet, 375: 1798-1807.

Faustini A, Hall AJ, Perucci CA. 2006. Risk factors for multidrug resistant tuberculosis in Europe: a systematic review. Thorax, 61: 158-163.

Hill PC, Jackson-Sillah D, Donkor SA, et al. 2006. Risk factors for pulmonary tuberculosis: a clinic-based case control study inthe Gambia.BMC Public Health, 6: 156.

Kaseliene S, Kalediene R.2011.Inequalities in mortality from infectious diseases and tuberculosis by the level of education in Lithuania. MED LITH, 47(6): 347-353.

Kenyon TA, Valway SE, Ihle WW, et al. 1996. Transmission of multidrug-resistant mycobacterium tuberculosis during a longairplane flight.N Engl J Med, 334(15): 933-938.

Klopper M, Warren RM, Hayes C, et al. 2013. Emergence and spread of extensively and totally drug-resistant tuberculosis, South Africa. Emerg Infect Dis, 19: 449-455.

Lan YB, Liu M, He RZ, et al. 2015. Multipleloci variable-number tandem repeat typing of clinical *Mycobacterium tuberculosis* isolates from Zunyi, Guizhou province of China. J Clin Microbiol Biochem Technol, 1(1): 1-6.

Li NN, Liao XQ, Chen L, et al. 2015. Antibiograms of *Mycobacterium tuberculosis* isolates from Guizhou province of China against 13 anti-tuberculosis drugs. Microbial Drug Resistance, 21(3): 292-296.

Maeurer M, Schito M, Zumla A. 2014. Totally-drug-resistant tuberculosis: hype versus hope. Lancet Respir Med, 2(4): 256-257.

Matteelli A, Roggi A, Carvalho AC. 2014. Extensively drug-resistant tuberculosis: epidemiology and management. Clin Epidemiol, 6: 111-118.

Migliori GB, De Iaco G, Besozzi G, et al. 2007. First tuberculosis cases in Italy resistant to all tested drugs. Euro Surveill, 12(20): 3194.

Migliori GB, Sotgiu G, D'Ambrosio L, et al. 2012. TB and MDR/XDR-TB in European Union and European Economic Area countries: managed or mismanaged. Eur Respir J, 39: 619-635.

Migliori GB, Sotgiu G, Gandhi NR, et al. 2013. Drug resistance beyond XDR-TB: results from a large individual patient data meta-analysis. Eur Respir J, 42: 169-179.

Mishra R, Shukla P, Huang W, et al. 2015. Gene mutations in *Mycobacterium tuberculosis*: Multidrug-resistant TB as an emerging global public health crisis. Tuberculosis (Edinb), 95(1): 1-5.

Pablos-Mendez A, Raviglione MC, Laszlo A, et al. 1998. Global surveillance for antituberculosis-drug resistance. 1994-1997. N Engl J Med, 338: 1641-1649.

Ricks PM, Mavhunga F, Modi S, et al. 2012. Characteristics of multidrug-resistant tuberculosis in Namibia. BMC Infect Dis, 12: 385.

Skrahina A, Hurevich H, Zalutskaya A, et al. 2013. Multidrug-resistant tuberculosis in Belarus: the size of the problem and associated risk factors. Bull World Health Organ, 91: 36-45.

Stein L. 1954.Glasgow tuberculosis and housing. Tubercle, 35(8): 195-203.

Tekkel M, Rahu M, Loit HM, et al.2002.Risk factors for pulmonary tuberculosis in Estonia. Int J Tuberc Lung D, 6(10): 887-894.

Udwadia ZF, Amale RA, Ajbani KK, et al. 2012. Totally drug-resistant tuberculosis in India. Clin Infect Dis, 54: 579-581.

Velayati AA, Masjedi MR, Farnia P, et al. 2009. Emergence of new forms of totally drug-resistant tuberculosis bacilli: super extensively drug-resistant tuberculosis or totally drug-resistant strains in Iran. Chest, 136: 420-425.

World Health Organization. 2016. Global Tuberculosis Report: WHO.

Zhao Y, Xu S, Wang L, et al. 2012. National survey of drug-resistant tuberculosis in China. N Engl J Med, 366: 2161-2170.

第二章 耐药结核病的发生机制

第一节 概 述

细菌耐药是细菌产生对抗菌药物不敏感的现象，是细菌自身生存和演变过程中的一种特殊表现形式，也是细菌抵御外来理化因子入侵、保护自身安全的一种特性，可分为天然耐药及获得性耐药。通常认为结核分枝杆菌细胞壁的分枝杆菌酸使细菌对许多抗生素和其他化疗药物具有低通透性，使得药物不能进入菌体体内发生作用，这与其天然耐药有关。近年来有人认为药物外排泵机制可能也是结核分枝杆菌天然耐药因素之一，外排泵机制主要是通过与细菌耐药相关的膜外排泵分子超家族蛋白的作用实现的，结核分枝杆菌存在多个药物外排泵；外排泵作用增强时将菌体内的药物泵出，使细胞内药物浓度降低，难以有效杀死或抑制结核分枝杆菌，从而诱发多种耐药。对于结核分枝杆菌获得性耐药的机制，目前多数研究认为与其基因突变有关，多种因素，如抗生素滥用、患者依从性差、抗结核药物资源缺乏、劣质药物的应用、药物储存条件差及肺结核患者肺微环境的改变等都有助于结核分枝杆菌基因突变的发生。有研究表明，可能是因为结核分枝杆菌基因组编码靶位基因的突变，致使细胞膜上与抗生素结合部位的结合蛋白和结合亚基结构发生改变，使得其对抗菌药物亲和力降低，使抗菌药物不能与之结合，从而导致耐药；也可能是编码药物活性的有关酶类基因发生突变，产生灭活酶类或降解酶类，其中灭活酶使抗菌药物在与细菌作用之前即被酶破坏而失去抗菌作用。这些都是结核分枝杆菌耐药产生的重要机制。

遵义医学院附属医院呼吸二科研究团队分析了遵义地区 88 株经药物敏感检测存在不同程度耐药的临床分离株，其中有 61 株（69.3%）对异烟肼耐药、24 株（27.3%）对利福平耐药、11 株（12.5%）对乙胺丁醇耐药、40 株（45.5%）对氨基糖苷类耐药、64 株（72.7%）对氟喹诺酮类药物耐药。61 株耐异烟肼菌株中，*katG* 和 *inhA* 基因突变率分别为 23.0%（14/61）和 8.2%（5/61）。*katG* 基因突变形式为 AGC315ACC、ACC308AA 和 GGG341ATG，其中 AGC315ACC 突变率最高，为 21.3%；*inhA* 基因突变形式为 C-15T，突变率为 8.2%。24 株耐利福平菌株中，*rpoB* 的突变率为 83.3%，*rpoB* 基因突变形式为 CTG511CGG、ATG515GTG、GAC516TAC、CAC526AAC、CAC526TAC、CAC526CAG、TCG531TTG、TCG531TGG、CTG533CCG、ATC572CTC 和 ATC572TTC，耐利福平结核分枝杆菌基因突变主要发生在 *rpoB* 基因耐药决定区 531 位点（45.8%，11/24）、526 位点（20.8%，5/24）、533 位点（12.5%，3/24），最常见 *rpoB* 基因突变形式为 TCG531TTG（37.5%，9/24）。11 株耐乙胺丁醇菌株中，*embB*、*embA* 和 *embC* 基因突变率分别为 72.7%（8/11）、9.1%（1/11）和 0%（0/11）。*embB* 基因突变形式为 ATG306GTG 和 ATG306ATC，主要突变形式为 ATG306GTG，突变率为 63.6%；*embA* 基因突变形式为 GCT253GCG，突变率为 9.1%；未检测到 *embC* 基因突变。40 株耐氨基糖苷类菌株中，*rpsL* 和 *rrs* 基因突变率分别为 27.5%和 2.5%。*rpsL* 基因突变形式为 AAG43AGG 和 CGC94TGC，其中 AAG43AGG 突变率较高，为 25.0%；*rrs* 基因突变形式为 A1356C，突变率 2.5%。64 株耐氟喹诺酮类菌株中，*gyrA* 和 *gyrB* 基因突变率分别为 20.3%和 7.8%。*gyrA* 基因的突变形式为 CTC48CTG、GAC94GGC、GAC94GCC、GAC94TAC、GAC94AAC 和 CCG124CCC，主要突变发生在 *gyrA* 耐药决定区 94 位点，突变率为 17.2%；*gyrB* 基因的突变形式为 GAA540GAC 和 GGG551AGG，突变率分别为 4.7%和 3.1%。对所有 88 株耐药结核分枝杆菌进行吡嗪酰胺 *pncA* 基因检测，11 株存在基因改变，突变率为 12.5%，突变形式为 A-11G、CCG62CGG、TCG67TAG、TCG67TTG、AAG96CAG、GGT97CGT、TAC103TAG，以及 105 位、113 位、131 位插入 G 突变。本研究发现结核分枝杆菌耐药基因 20 种新型突变，包括：*katG* 基因 ACC308AAC 和 GGG341ATG，*rpoA* 基因 GGC31AGC，*rpoC* 基因 GTG461ATG、TGG484GGG、ACG909ATG、ATC1046ATG、GTG1252TTG 及 ATC491GTC 与 CTG1257CTC 联合突变，*embA* 基因 GCT253GCG，*rpsL* 基因 CGC94TGC，*rrs* 基因 A1356C，*gyrA* 基因 CTC48CTG 和 CCG124CCC，*pncA* 基因 TCG67TAG 和 TCG67TTG 以及 105、113 和 131 位插入 G 突变。这个研究进一步说明了结核分枝杆菌耐药与基因突变存在密切关系，且仍然有许多临床分离的耐药株未发现相应的突变基因，这进一步说明结核分枝杆菌还存在许多与耐药相关的基因未被发现或存在其他产生耐药的机制，是否存在基因与基因之间的相互联系及影响导致耐药的机制有待进一步研究明确。

第二节　一线口服抗结核药物的作用及耐药机制

一、一线口服抗结核药物

2014 年 WHO 推荐作为常规一线口服抗结核的药物主要有 4 种，即异烟肼（isoniazid，INH）、利福平（rifampicin，RFP）、乙胺丁醇（ethambutol，EMB）和吡嗪酰胺（pyrazinamide，PZA），利福布汀（rifabutin，RFD）和利福喷丁（rifapentine，RPT）虽然也被列入这一组药物中，但未被 WHO 推荐作为抗结核常规用药。

二、异烟肼的抗结核作用及耐药机制

（一）异烟肼的抗结核作用

异烟肼（INH 或 H）又名雷米封（rimifon），1951 年发现其具有抗结核分枝杆菌活性，尤其对处于生长繁殖期的细菌有效。异烟肼是由一个吡啶环及酰肼基组成的药物前体，通过被动扩散方式进入处于增长期的结核分枝杆菌菌体中，经菌内 *katG* 基因编码的过氧化氢酶-过氧化物酶活化，活化产物可攻击结核分枝杆菌细胞壁中的分枝杆菌酸、脱氧核糖核酸（DNA）及脂类等多个靶点，使被攻击靶点中的某些基团氧化或酰化，导致结核分枝杆菌的多种生物活性受到损害，引起细菌死亡。此外，异烟肼还能与结核分枝杆菌菌体辅酶结合，干扰 DNA 和 RNA 的合成，从而达到了杀灭结核分枝杆菌的目的。

（二）耐异烟肼的分子机制

结核分枝杆菌耐异烟肼机制很复杂，目前认为其耐药机制主要与 *katG*、*inhA*、*kasA*、*ahpC* 和 *ndh* 等基因的突变有关。

1. *katG* 基因突变

结核分枝杆菌对异烟肼耐药的最主要分子机制为基因突变，其中 *katG* 变异是产生异烟肼耐药的主要原因之一。异烟肼需在细菌过氧化物酶-过氧化氢酶作用下，活化产生自由基攻击结核分枝杆菌的多个靶点，而结核分枝杆菌中编码该酶的基因是 *katG*，此基因突变或缺失将引起过氧化氢酶-过氧化物酶的活性下降或丧失，使异烟肼无法发挥抗结核作用，从而导致结核分枝杆菌对异烟肼耐药。*katG* 基因最常见的突变形式及突变位点是 Ser315Thr，其他突变形式有 Ser315Ile、Ser315Gly 及 Ser315Arg 等，该 315 位的突变引起 katG 活性位点甲基化，导致过氧化氢酶-过氧化物酶失去活化异烟肼的能力（图 2-1）。另外，还存在其他突变位点，如 128、138、172、230、232、237、295、316、321、336、345、378、394、515、587 及 735 等位点。此外，也有学者对耐药结核分枝杆菌的 *katG* 基因进行聚合酶链反应-单链构象多态性（polymerase chain reaction-single stranded conformation polymorphism，PCR-SSCP）分析和 DNA 序列分析，发现密码子 275 位的苏氨酸（Thr）、409 位的精氨酸（Arg）、695 位的天冬氨酸（Asp）突变为丙氨酸（Ala），463 位的精氨酸突变为亮氨酸（Leu），均可致 *katG* 基因功能紊乱，从而引起结核分枝杆菌对异烟肼耐药。

同时结核分枝杆菌的 *katG* 基因中也存在着各种决定产物结构和功能活性的关键氨基酸残基密码，如密码子 104、409、463 位的精氨酸，107、321 位的色氨酸，108、270、276 位的组氨酸和 315 位的丝氨酸等；上述位点可能是过氧化氢-

过氧化物酶的结合位点或酶发挥活性必不可少的位点，但基因突变所产生的作用是综合的也是复杂的。总而言之，*katG* 基因突变与结核分枝杆菌对异烟肼耐药关系密切，且基因序列改变的具体位点决定着酶活性的水平及结核分枝杆菌不同程度的异烟肼耐药。

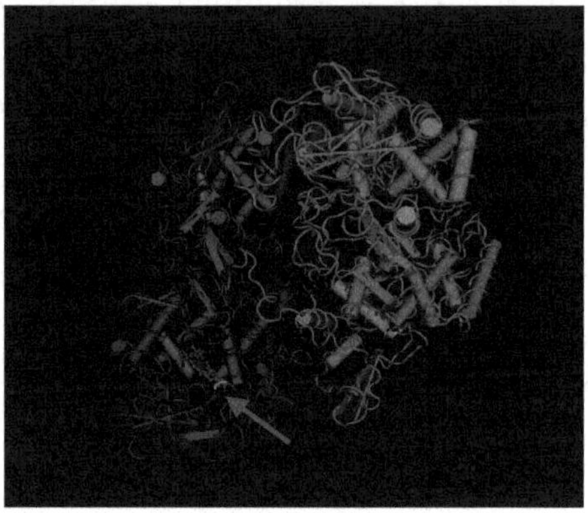

katG整体空间结构图

图 2-1 *katG* 基因 315 位点编码蛋白质

箭头所指为 katG315 位点

2. *inhA* 基因和 *kasA* 基因突变

分枝杆菌酸是结核分枝杆菌细胞壁的关键成分，赋予了该菌对外界的极强抵抗力，脂肪酸合成酶Ⅱ系统参与了其合成过程，该酶系中的多种成分是异烟肼的作用靶点，包括β-酮脂酰基 ACP 合成酶和烯酰基乙酰载体蛋白（enonyl-acyl carrier protein，enoyl-ACP）还原酶，分别由 *inhA* 基因和 *kasA* 基因编码。有文献报道，*inhA* 基因和 *kasA* 基因突变有可能导致结核分枝杆菌对异烟肼耐药。其机制可能是活化后的异烟肼可与 InhA 酶结合，抑制结核分枝杆菌脂肪酸合成酶Ⅱ系统，从而影响分枝杆菌酸合成过程中长链脂肪酸的延伸。同时还有文献报道，*inhA* 基因的突变包括点突变和缺失，而 48.9%的变异发生于启动子-15 的 C 到 T 的点突变，可造成其基因表达增强，使相应酶数量增加，超过药物抑制作用，或降低 InhA 酶与还原性辅酶（NADH）的亲和力，从而使菌株耐受异烟肼。

3. *ahpC* 基因突变

ahpC 基因编码烯酰基还原酶，该酶具有抗氧化还原活性，在氧化应激反应中发挥重要作用。*ahpC* 基因的启动子位于 *oxyR-ahpC* 基因间隔区，当过氧化氢酶失活的情况下，可以上调该基因的表达，解除过氧化物毒性，保证结核分枝杆菌在缺过氧化氢酶的作用下，仍可保持抗菌活性。相关文献报道 *ahpC* 基因突变与异烟肼耐药性有关，利用 *ahpC* 基因突变可作为诊断异烟肼耐药的分子标志，且其

阳性率及特异性均可达为100%。有相关研究也证实 *ahpC* 基因存在其他突变位点，并且 *ahpC* 基因与 *katG315* 基因及 *inhA* 基因联合突变与结核分枝杆菌的异烟肼耐药有关。

4. *sodA* 基因及 *sodC* 基因突变

巨噬细胞产生的活性氧及活性氮具有潜在的抗结核分枝杆菌活性，结核分枝杆菌需要对抗该活性，而菌体内的 *sodA* 及 *sodC* 基因可编码超氧化物歧化酶蛋白，其中 *sodC* 存在脂蛋白结合位点，可在结核分枝杆菌膜上定位，从而起到保护细菌的作用。Buchmeier 等学者通过构建 sodC 结核分枝杆菌突变体进行试验，认为该突变株可快速地被外在的超氧化物杀死，表明 *sodA* 及 *sodC* 编码的超氧化物歧化酶致力于抵抗活性巨噬细胞产生的活性氧，从而确保结核分枝杆菌的存活。

5. *ndh* 基因突变

ndh 基因编码 NADH 脱氢酶，该基因突变使 NADH 脱氢酶的活性受限，使 NADH/NAD 的值升高，导致异烟肼过氧化受抑制，使细菌对异烟肼产生耐药性。

6. *OxyR-ahpC* 调节基因突变

OxyR-ahpC 调节基因参与了多种杆菌的氧化应激反应，调控有机过氧化物毒性解除相关酶的转录和表达，其表达产物 OxyR 可作为过氧化物威胁的感应器，激活过氧化物毒性，解除相关酶的表达，如可激活 *katG* 和 *inhA* 基因的转录等。但在结核分枝杆菌中，常因存在移码突变和片段缺失而自然失活，以假基因的形式存在，而这种失活被认为与结核分枝杆菌对异烟肼的天然敏感性有关，有证据显示具有完全活性的 *OxyR* 基因可导致异烟肼抗性的产生。

7. *mabA-inhA* 基因突变

mabA-inhA 基因突变与结核分枝杆菌耐异烟肼的产生有关，主要是 *inhA* 基因的上游调控序列及其结构基因的突变；调控序列的突变可引起 *inhA* 基因的过表达，而过量的 *inhA* 能竞争性抑制活化的异烟肼，导致耐药性的产生；结构基因的突变则可通过影响活化的异烟肼与 NADH 的共价连接来破坏异烟肼的作用，从而使其产生耐药性。*mabA* 基因与 *inhA* 基因组成一个操作子共同转录，其转录产物为β-酮酯酰酯酰基载体蛋白还原酶（MabA），是分枝杆菌酸生物合成中的另外一种还原酶。MabA 并不是异烟肼直接攻击的目标，因此 *mabA* 基因的突变与结核分枝杆菌对异烟肼耐药并不直接关联，而是 *mabA-inhA* 基因突变共同作用引起耐药。

三、利福平的抗结核作用及耐药机制

（一）利福平的抗结核作用

结核分枝杆菌DNA依赖的RNA聚合酶为5个亚单位的单链复合体，有两种存在形式，即全酶（$\alpha_2\beta\beta'\omega\delta$）和核心酶（$\alpha_2\beta\beta'\omega$），编码α、β、β′和ω亚单位的基因分别称为*rpoA*、*rpoB*、*rpoC*和*rpoZ*基因。利福平主要通过作用于结核分枝杆菌DNA依赖的RNA聚合酶β亚基（RNA polymerase B subunit，rpoB），抑制RNA聚合酶活性，干扰结核分枝杆菌RNA的转录，阻碍蛋白质合成而发挥抗菌作用（图2-2）。

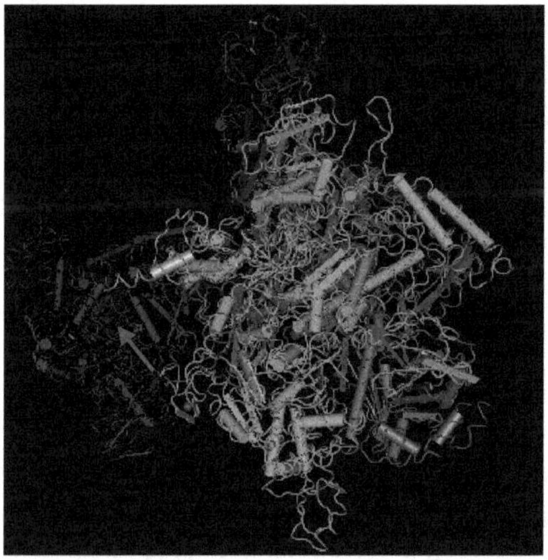

图2-2 结核分枝杆菌RNA聚合酶β亚基*rpoB*基因531位点编码的蛋白质

（二）耐利福平的分子机制

结核分枝杆菌的主要耐药机制：①抗菌药物作用靶点基因突变，导致药物结合靶点的能力降低；②抗菌药物失活酶产生；③替代酶产生；④抗菌药物靶点被修饰；⑤主动外排泵机制；⑥抗菌药物摄取减少；⑦抗菌药物靶点过度产生等。其中靶点基因变异是结核分枝杆菌耐药性产生的主要机制。

1. *rpoB*基因突变

结核分枝杆菌对利福平耐药主要与*rpoB*基因突变有关，*rpoB*基因编码结核分枝杆菌的RNA聚合酶β亚基，其全长3543个碱基，编码1178个氨基酸，当存在于其中长81个碱基的核心区域——利福平耐药决定区（the rifampin resistance determining region，RRDR）发生突变时，可使 RNA 聚合酶β亚基酶活性发生改变，利福平不能与细菌 RNA 聚合酶β亚基结合而表现为耐药。目前已发现的耐利福平临床分离株中 *rpoB* 基因突变位点超过 80 个，约 96%的耐利福平相关基因突变分布于 RRDR 内（图 2-3），以 531、526、516 位点的基因突变最常见，临床上通过检测 *rpoB* 基因耐药决定区发生的突变可检测结核分枝杆菌对利福平是否存在耐药。绝大多数地方耐利福平结核分枝杆菌的基因突变以 531 位点为主，但也存在地域差异，如印度北部、匈牙利东部和拉脱维亚以 516 位点突变为主；而墨西哥地区则以 450 位点、445 位点突变为主。“北京家族”结核分枝杆菌中 *rpoB* 基因 531 位点突变率高于非“北京家族”结核分枝杆菌，而非“北京家族”结核分枝杆菌 *rpoB* 基因 526 位点突变率较高。最低抑菌浓度（minimal inhibitory concentration，MIC）测定表明，523、526、531 和 513 位点的突变往往可导致高水平耐药，而密码子 511、514、516、518、522、533 位点突变一般引起对利福平和利福喷丁的低度耐药，但保持对利福布汀和利福拉齐的敏感性。也有研究发现，对利福平耐受与 *rpoB* 基因编码的氨基酸终止区域的突变有关。此外，研究还发现少数耐利福平菌株无 *ropB* 突变，而少数敏感株（3%）却发现 *ropB* 基因突变，提示结核分枝杆菌对利福平耐药尚存在其他机制。

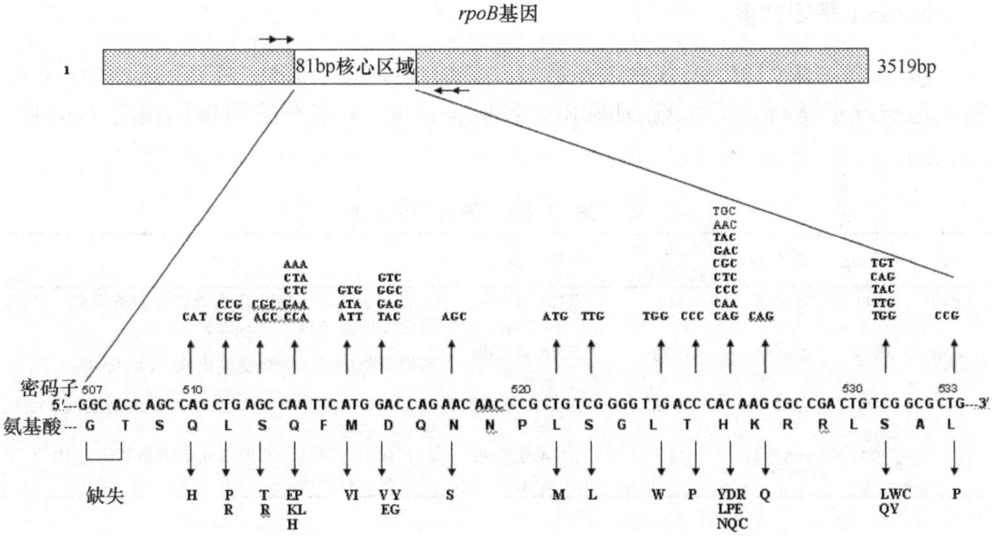

图 2-3　*rpoB* 基因耐药决定区编码氨基酸及常见突变

利福平和利福霉素类的其他抗结核药物存在交叉耐药性，在临床和实验室对结核分枝杆菌耐药性监测中发现，几乎所有对利福平耐药的菌株对其他抗结核药物也存在较高频率的耐药性，尤其是对异烟肼耐药。由于利福平和异烟肼是临床最常用的一线抗结核药物，约 90%的结核分枝杆菌耐利福平同时也耐异烟肼，成为临床耐药分类中的 MDR-TB，临床上通常也将耐利福平菌株的出现视为 MDR-MTB（multiple drugs resistant *Mycobacterium tuberculosis*，耐多药结核分枝杆菌），其中约 86%的耐药株存在 *rpoB* 基因的突变，故认为 *rpoB* 基因的突变是 MDR-MTB 的标志，对利福平单独进行敏感性分析可作为 MDR-TB 的筛选标志。临床上通过检测 *rpoB* 基因耐药决定区发生的突变可检测结核分枝杆菌对利福平是否存在耐药，用结核分枝杆菌基因熔解曲线或 Genexpert 检测 MTB/RIF，其机制就在于此。

2. *rpoC* 基因突变

rpoC 基因编码 RNA 聚合酶β′亚基，该基因全长 3951bp，编码 1316 个氨基酸，其中β′亚基中含有与 DNA 模板结合的位点，为 RNA 聚合酶活性及细胞生存所必需。目前已发现的 *rpoC* 基因突变主要有 P64L、G332R、F452C、D485Y、V483A、V483G、I491T、Q523E、H525Q、A542A、L770P、R1075P、R1075H、G1136A、R1140H 和 V1198E，其中 A542A 为同义突变。有研究表明，*rpoC* 基因突变可能作为一种补偿突变，促进某些结核分枝杆菌耐药株基因结构复位，这有利于耐药结核分枝杆菌在传播过程中存活，促进该菌的传播与蔓延。

3. *rpoA* 基因突变

rpoA 基因编码 RNA 聚合酶α亚基，全长 1044bp，编码 347 个氨基酸，α亚基可与启动子结合，帮助β亚基和β′亚基折叠成 RNA 聚合酶四聚体核心（$\alpha_2\beta\beta'$）（表 2-1）。

表 2-1　原核生物 RNA 聚合酶的组成及功能

基因	长度/bp	基因 ID	蛋白质大小（氨基酸）	编码的蛋白质	功能
rpoA	1044	887629	347	RNA 聚合酶 α 亚基	与启动子结合，帮助 β 亚基和 β′亚基折叠成 RNA 聚合酶四聚体核心（$\alpha_2\beta\beta'$）
rpoB	3519	888164	1172	RNA 聚合酶 β 亚基	有聚合酶的活性，负责催化 RNA 的合成
rpoC	3951	888177	1316	RNA 聚合酶 β′亚基	与 DNA 模板的结合，是 RNA 聚合酶活性及细胞生存所必需的
rpoZ	333	886754	110	RNA 聚合酶 ω 亚基	起到保护 β′亚基、帮助 β′亚基折叠并协助 RNA 聚合酶组装等作用

目前已发现的 *rpoA* 基因突变主要有 R191C、R191S、Q194P、D57N、S165I、D190G、E319K 和 T63T，其中 T63T 为同义突变。*rpoA* 基因突变对结核分枝杆菌耐药的影响与 *rpoC* 基因类似。

4. *rpoZ* 基因

rpoZ 基因编码 RNA 聚合酶 ω 亚基，全长 333bp，编码 110 个氨基酸。ω 亚基

是 RNA 聚合酶核心酶中最小的一个亚基，其在结构上主要是起到保护 β′亚基、帮助 β′亚基折叠并协助 RNA 聚合酶组装等作用（表 2-1）。有研究表明，分枝杆菌属的 *rpoZ* 基因在生物学上的功能主要是参与生物膜的形成。理论上，如果结核分枝杆菌 *rpoZ* 基因发生突变，可能影响细胞膜的通透性，而引起对利福平的耐药，但目前尚未见与 *rpoZ* 基因突变相关的报道。

总而言之，结核分枝杆菌对利福平耐药主要与 *rpoB* 基因突变有关。有研究发现，几乎所有对利福平耐药的临床分离株也对其他抗结核药物产生耐药性，尤其是对异烟肼耐药，正因为如此，对利福平耐药性的检测已被作为检测 MDR-TB 的生物分子标志物。除 *rpoB* 基因外，编码 RNA 聚合酶亚基的其他 3 个基因 *rpoA*、*rpoC* 或 *rpoZ* 突变是否与利福平耐药相关目前尚不清楚。

四、乙胺丁醇的抗结核作用及耐药机制

（一）乙胺丁醇的抗结核作用

乙胺丁醇是具有广谱抗分枝杆菌活性的一线合成药物，为抑菌剂，其具有毒副作用小、不易耐受及价格低廉等优点，自 1961 年发现以来，已被广泛用于结核与非结核分枝杆菌（如鸟分枝杆菌、堪萨斯分枝杆菌、马尔摩分枝杆菌及蟾蜍分枝杆菌等）感染的治疗。乙胺丁醇是阿拉伯糖类似物，主要通过作用于结核分枝杆菌的阿拉伯糖基转移酶，阻断阿拉伯聚糖的合成，该聚糖是阿拉伯半乳聚糖（Arabinogalactan，AG）和阿拉伯甘露聚糖（lipoarabinomannan，LAM）的重要组成部分，而 AG 和 LAM 又是结核分枝杆菌细胞壁多糖的主要构成成分，对保持细胞完整性至关重要，通过影响 AG 和 LAM 的聚合，从而抑制细菌细胞壁的生物合成而发挥抗结核作用。此外，乙胺丁醇可使靶分子在细胞内的药物（如利福平等）更容易进入细胞，故其与利福平联用时具有协同抗结核作用。

（二）耐乙胺丁醇的分子机制

乙胺丁醇主要的作用靶点是阿拉伯糖基转移酶，其编码基因位于长约 10.201kb 的操纵子 embABC 中，该操纵子是一种整合膜蛋白，具有 12 个跨膜区域，由 *embA*、*embB* 和 *embC* 3 个基因组成，其中 *embB* 为阿拉伯糖基转移酶的编码基因，有研究认为 embABC 操纵子基因突变与乙胺丁醇耐药的分子机制可能有关，其中 *embB* 基因突变与乙胺丁醇耐药的关系尤为密切。*embB* 基因长约 3246bp，编码一个糖基转移酶，其基因突变后，糖基转移酶结构改变，使乙胺丁醇和该酶的相互作用受影响，从而导致乙胺丁醇耐药的产生。相关文献报道认为，*embB* 306 位密码子是最常见突变位点，并认为该突变可作为耐乙胺丁醇的分子标志。但也有研究发现，在部分耐乙胺丁醇结核分枝杆菌中并未检测到 *embB* 306 位突变，而

在乙胺丁醇敏感菌株却检测到了 *embB* 306 位突变。故认为，*embB* 306 位突变不能作为乙胺丁醇耐药检测的分子标志，或者说单一的 *embB* 306 位突变作为耐乙胺丁醇的分子标志是不充分的，推测耐药菌株的产生可能是由于多基因或多位点突变共同作用的结果，其中 *embB* 306 位、*embB* 406 位、*embB* 497 位是耐乙胺丁醇菌株重要的突变热点。也有研究表明，*embB* 306 位突变并不直接引起细菌耐乙胺丁醇，而是容易产生对任何药物的耐药性，并与耐药种类数、耐多药有关。有研究提及单耐乙胺丁醇是很少见的，有 80.6%耐乙胺丁醇菌株同时出现利福平和异烟肼耐药（MDR-TB），也发现在 MDR-TB 中 *embB* 306 位的突变常常与利福平的 *rpoB* 基因及异烟肼的 *katG* 基因突变伴随发生。有研究结果显示，如果能结合利福平和异烟肼的耐药位点（如 *rpoB*、*katG*），*embB* 306 位位点的检测效率将得到提高。通过同时检测 Met306 联合利福平的耐药分子标志 *rpoB*，可将 MDR-TB 的检出率从 80%提高到 93.3%，若同时联合检测异烟肼的耐药分子标志 *katG*，其检出率可从 80%提高至 86.7%。有研究认为 *embB* 397、*embB* 455、*embB* 1024 及 *embC* 1 等位点的突变与乙胺丁醇耐药也存在着相关联系。而 Alcaide 等的研究发现 *embB* 基因也可能与非结核分枝杆菌对乙胺丁醇的自然耐药和获得性耐药有关。

相对于 *embB* 而言，对 *embC* 和 *embA* 基因研究的相关文献报道较少。有学者研究认为 *embC* 基因在耐乙胺丁醇结核病中也扮演着重要角色，且首次证明了乙胺丁醇在结核分枝杆菌内的主要靶位是 *embC*，当 *embB* 基因未发生突变时，*embC* 的高表达会导致菌株高度耐药。有研究在耐乙胺丁醇结核分枝杆菌中检测到 *embC* 13 位和 *embC* 270 位（ACC-ATC）的突变，认为结核分枝杆菌高度耐乙胺丁醇可能与 *embC* 突变有关。另外，*embC* 981 位缬氨酸突变成亮氨酸和 *embA* 5 位甘氨酸突变为丝氨酸等均可致乙胺丁醇耐药的产生。

此外，有研究显示在 0%～30%耐乙胺丁醇菌株中发现了 *embC-embA* 基因间隔区 *IGR*、*embA* 和 *iniA* 501 的突变，其中 *iniA* 501（TCG→TGG）突变，使其编码蛋白质的变化很可能导致耐乙胺丁醇菌株的出现。也有文献报道认为，*IGR* 的突变在耐乙胺丁醇的出现中也有一定的作用，此外，在 embABC 操纵子上游 2kb 区域有一个具有 ATP 酶活性的 *embR* 基因，该基因是多个丝氨酸/苏氨酸激酶和磷酸酶底物，其表达产物可能参与阿拉伯糖基转移酶活性的调节。也有文献报道 *embR* 379 位突变和 *embR* 第 137 位的腺嘌呤插入也与乙胺丁醇耐受有关，*rmlD* 基因表达产物也可与乙胺丁醇相互作用。除上述文献报道的相关基因位点的改变外，也有研究认为 *Rv3124*、*rmlA2*、*iniB* 及 *iniC* 等基因改变都可能参与了乙胺丁醇的相互作用。

五、吡嗪酰胺的抗结核作用及耐药机制

（一）吡嗪酰胺的抗结核作用

吡嗪酰胺，又名氨甲酰基吡嗪，为烟酰胺（尼克酰胺）类似物，PZA 作为一线抗结核药物已有 60 多年历史，它能在酸性（pH5.5）环境下杀死处于半休眠期的结核分枝杆菌，而其他药物则不能，但吡嗪酰胺在正常培养条件下并不具备杀菌功能。吡嗪酰胺与其他抗结核药物具有协同作用，与异烟肼、利福平联合使用可缩短结核病化疗周期及降低对抗结核药敏感患者的复发。

吡嗪酰胺通过被动扩散的方式进入结核分枝杆菌细胞内后需经细菌体内的吡嗪酰胺酶（PZase）催化，才能转变成具有杀菌活性的吡嗪酸（POA），从而发挥作用。在酸性条件下，吡嗪酸容易透过结核分枝杆菌细胞膜，导致吡嗪酸在细胞内聚集，不带电荷的质子化的吡嗪酸进入细胞内，最终可酸化细胞质，且不断累积的吡嗪酸又可进一步降低细胞质的 pH，从而抑制脂肪酸合成过程中酶的活性，进而发挥杀菌作用。有学者总结认为胞外酸性环境、高效活性的 PZase 及细胞膜外排泵存在缺陷是吡嗪酰胺发挥作用的 3 个必要条件。但目前研究表明，在人体内尚未找到吡嗪酰胺或吡嗪酸靶标。此外，也有研究认为吡嗪酸或吡嗪酰胺不存在特定的分子作用靶点，而是由于吡嗪酸在细胞内的积聚从而影响了细胞膜的生物能转化和运输功能。可见吡嗪酰胺精确的分子作用机制尚未完全明确。

（二）耐吡嗪酰胺的分子机制

目前研究发现，吡嗪酰胺耐药菌株常常丧失 PZase 活性。PZase 由 *pncA* 基因编码，该基因突变会引起 PZase 蛋白结构改变，而使 PZase 结构改变，进而使其失去将吡嗪酰胺转换成吡嗪酸的能力，引起耐药。有研究认为，吡嗪酰胺对结核分枝杆菌具有高特性作用活性，而对其他分枝杆菌作用活性很低或者没有作用活性，这与 *pncA* 在其他分枝杆菌中发生改变有关，如牛型分枝杆菌 H57A 可产生无活性的 PZase，可致该细菌对吡嗪酰胺天然耐药。Whitfield 等通过回顾性研究和 meta 分析发现吡嗪酰胺的耐药是普遍存在的，通过总结分析 1998～2014 年 *PubMed*、*Science Direct* 和 *Scopus* 上有关吡嗪酰胺耐药的文章，发现在所有肺结核病例中，吡嗪酰胺的耐药率大约为16.2%，在高 MDR-TB 流行病例中的耐药率为41.3%，而在 MDR-TB 病例中的耐药率为 60.5%。每年大约新发 140 万吡嗪酰胺耐药病例，其中 27 万为 MDR-TB 患者。在 1815 例表型耐药的结核分枝杆菌中，*pncA* 基因有 397 个不同位置的 608 种独特的单核苷酸多态性。目前普遍认为 *pncA* 基因突变是结核分枝杆菌对吡嗪酰胺产生耐药的一个主要机制。*pncA* 基因突变率存在一定的地域差异，国内 *pncA* 突变率为 46%～84%，国外为 72%～92%，这可能与吡嗪酰胺药敏检测

方法不同有关。*pncA* 基因全长 561bp，其突变位点繁多且分散，据统计已发现至少存在 270 余种突变，散乱分布在基因上游调控序列至下游序列的各种位置，突变形式以碱基置换为主，少数为碱基插入或缺失引起的移码或整码突变，主要分布在 3～17 位、61～85 位和 132～142 位氨基酸残基的 3 个区域，尤以第 78 位、79 位和 143 位的移码突变较常见，最常见的突变位点是启动子 11 位点 A-G 的点突变。目前在二级结构上也已经明确了吡嗪酰胺酶的活性位点（active site，AS）（如 D8、K96、A134 及 C138 等）和金属结合位点（metal-binding site，MBS）（如 D49、H51、H57 及 H71 等）对酶活性影响最大且基因突变发生率高，并以 AS 和 MBS 为基础，将 *pncA* 基因分为 4 个α区（α1～α4）、6 个β区（β1～β6）和 10 个 L 区（Ll～LI0），其中 L2（8～25 位氨基酸）和 L7（132～139 位氨基酸）是 AS 所在的区域，L4（49～89 位氨基酸）是 MBS 区域，靠近这些区域位点的突变对酶活性产生的影响作用强于较远区域的突变位点。有学者研究发现，52 株吡嗪酰胺耐药株中 *pncA* 基因突变率为 84.6%（44/52）。另有学者通过对 62 株吡嗪酰胺耐药株研究发现，其中 55 株 PZase 阴性，占 88.7%，*pncA* 突变率为 77.4%，48 株 *pncA* 突变株中 45 株 PZase 阴性（91.8%）。以上研究证明 *pncA* 基因突变造成 PZase 活性降低或丧失是吡嗪酰胺耐药的主要机制。*pncA* 基因序列较短，仅 561bp，其编码的产物 PZase 只有 186 个氨基酸，却已有 270 多个分散的突变位点，任何一个引起氨基酸改变的突变都极有可能使 PZase 结构发生改变，而影响吡嗪酰胺与 PZase 的结合，使吡嗪酰胺不能被转变成为有抗菌能力的吡嗪酸，从而导致吡嗪酰胺耐药性产生。但研究结果表明，并不是所有耐药菌株都存在 *pncA* 基因突变。有学者发现，*pncA* 基因突变也存在于对吡嗪酰胺敏感且 PZase 阳性的菌株。另有研究报道，在吡嗪酰胺敏感菌株中 20%发生 *pncA* 基因突变，小部分对吡嗪酰胺低水平耐药的菌株仍具有吡嗪酰胺酶活性，表明可能存在其他的耐药机制。研究表明，因吡嗪酰胺发挥药物活性对酸性条件的要求较高而使得药敏试验很困难，并且可能出现假性耐药的药物敏感试验（DST）结果，但也可能还存在其他耐药机制，如对前体药物吡嗪酰胺缺乏吸收或靶点基因的突变（如脂肪酸合成酶 I 基因及与嘧啶合成相关基因等突变）。

此外，有研究发现吡嗪酸的一个新型作用靶点核糖体蛋白 S1（rpsA）也能影响吡嗪酰胺的敏感性。有学者发现在 52 株 PZA 耐药菌株中，44 株发生了 *pncA* 突变，8 株未发生 *pncA* 突变的菌株中有 3 株存在 *rpsA* 基因突变，均为 3′羧基末端单位点突变，分别为 R474W、R474L 和 E433D 突变，但在 1 株 PZA 敏感株中也发现 Q162R 单位点突变，提示该基因突变可能不是吡嗪酰胺耐药的常见机制，仍有待进一步研究。Catherine 等对吡嗪酰胺耐药机制的进一步研究发现，吡嗪酰胺的摄取过程是由 ATP 依赖性转运体系所介导的，对前体药物吡嗪酰胺缺乏吸收也是吡嗪酰胺耐药的另外一种重要机制，并且是结核分枝杆菌相比于其他分枝杆菌属的独特机制。另外，还有研究表明一些靶点基因的突变，如脂肪酸合成酶Ⅰ基因及与嘧啶合成相关基因的突变也可能引起结核分枝杆菌对吡嗪酰胺的耐受。

第三节　注射类抗结核药物的作用及耐药机制

（一）注射类抗结核药物的抗结核作用

氨基糖苷类抗生素（aminoglycoside）是由氨基糖与氨基环醇通过氧桥连接而形成的苷类抗生素，它主要通过干扰结核分枝杆菌蛋白质的翻译来抑制细菌蛋白质的合成，主要作用于结核分枝杆菌内的 30S 核糖体亚基解码区 A 部位，该部位由 21 种核蛋白体（包括 S12）和 1 种 16S rRNA 构成，通过阻碍氨基酸的进位，影响蛋白质的合成和释放，从而发挥杀菌作用。例如，链霉素可通过与和核糖体 30S 亚基解码区的 A 部位结合，阻碍氨基酸正常进位，抑制蛋白质的合成和释放来发挥抗菌活性。

（二）耐注射类抗结核药物的分子机制

研究发现，结核分枝杆菌对氨基糖苷类药物耐药的机制主要有核糖体蛋白/16S rRNA 的基因突变、细胞壁抗渗、药物的酶变性及外排泵机制等。而目前认为 *rrs* 基因和 *rpsL* 基因突变是结核分枝杆菌耐氨基糖苷类药物的主要原因，*rrs* 基因突变使 16S rRNA 结构发生改变，*rpsL* 基因突变使核糖体核蛋白 S12 结构异常，从而阻碍氨基糖苷类抗生素发挥药理作用，使细菌产生耐药性。52%～59%的耐氨基糖苷类结核分枝杆菌的 *rpsL* 基因发生突变，其中以 43 位和 88 位为最常见的突变位点，并且多数研究中 *rpsL* 基因 43 位密码子的突变频率最高，与高度耐药相关；8%～21%的耐氨基糖苷类结核分枝杆菌的 *rrs* 基因发生突变常见的突变位点有 426 位、491 位、513 位、516 位和 905 位密码子改变，其中最常见的突变位点是 513 位密码子，但 *rrs* 基因突变导致的耐药水平各种研究所得到的结果并不一致。Cooksey 和 Meier 等的研究结果认为，其突变常与低水平耐药相关；而 Okamoto 等的研究认为 *rrs* 基因突变赋予结核分枝杆菌高的耐药性。此外有研究认为 *rrs* 基因的突变还与卡那霉素的高水平耐药有关，且其中一些突变可引起结核分枝杆菌对某些其他二线药交叉耐药，如阿米卡星、卷曲霉素等，与之最常见的突变是 A1401G、C1402T 或 A1402T 及 G1484T，其中 *rrs* 基因中 A1401G 的突变与对卡那霉素和阿米卡星的高水平耐药关系密切。早前研究提示，卷曲霉素和紫霉素结构相似，并有相关文献报道两者存在完全交叉，认为 *tlyA* 基因的突变与其耐药性的发生有关。尽管目前大多数研究都认为氨基糖苷类耐药的发生主要与

rrs 基因突变有关，但也有研究发现约 32.6%的耐卡那霉素分离株未发现 *rrs* 基因突变，推测可能还存在其他耐药机制。

第四节　喹诺酮类抗结核药物的作用及耐药机制

一、喹诺酮类药物的抗结核作用

氟喹诺酮类药物（fluoroquinolone，FQ）是目前我国治疗 MDR-TB 首选的二线抗结核药物。目前 WHO 推荐的用于抗结核治疗的氟喹诺酮类药物主要有莫西沙星、左氧氟沙星、加替沙星。喹诺酮类药物作用的靶点为结核分枝杆菌的 DNA 回旋酶，其主要作用是在细菌 DNA 复制过程中暂时切断 DNA 螺旋双链，引入负超螺旋结构，氟喹诺酮类药物插入断裂的 DNA 链中，形成插入复合物，阻碍 DNA 拓扑异构结构变化，干扰细菌 DNA 的复制，从而使细菌死亡。有关 MDR-TB 治疗的 meta 分析结果认为，相对于氧氟沙星而言，莫西沙星和左氧氟沙星是新一代的氟喹诺酮类药物，其疗效更为显著。其中，氧氟沙星为第二代喹诺酮类药物，左氧氟沙星为第三代喹诺酮类药物，莫西沙星和加替沙星为第四代喹诺酮类药物，而在这些分析中并未做左氧氟沙星和莫西沙星的对比研究。左氧氟沙星是活性成分更多的外消旋氧氟沙星异构体，其抗结核分枝杆菌能力大约是氧氟沙星的 2 倍。有研究发现，相对于氧氟沙星而言，对耐氧氟沙星菌株，左氧氟沙星作用更强，也有一些证据认为左氧氟沙星能够克服氧氟沙星耐药。理论上，氧氟沙星较弱的抗菌活性可更快导致氟喹诺酮类药物耐药。目前没有充分理由选择氧氟沙星作为标准化的抗结核药物，将来氧氟沙星可能不会再被用于抗结核治疗。环丙沙星抗结核分枝杆菌作用较其他氟喹诺酮类药物弱，并未被推荐作为抗结核治疗药物。加替沙星副作用较大，可引起低血糖、高血糖和新发糖尿病等。直到有更多的有效数据能证明加替沙星治疗 MDR-TB 的安全性之前，莫西沙星和左氧氟沙星仍是首选的氟喹诺酮类药物。

二、耐氟喹诺酮类药物的分子机制

目前多数研究认为结核分枝杆菌对氟喹诺酮类药物耐药主要与 *gyr* 基因的突变有关，尤其是发生在 *gyrA* 的耐药决定区（QRDR）第 74～113 位密码子和 *gyrB* 第 500～538 位密码子的突变，而 *gyrB* 基因的突变频率要低得多。结核分枝杆菌的 DNA 回旋酶由 A、B 两个亚基组成，分别由 *gyrA* 基因和 *gyrB* 基因编码，当 *gyr* 基因发生突变时，其编码的 A、B 亚基随之发生变异，使 DNA 促旋酶与氟喹诺酮类药物的结合区结构发生改变，抑制二者结合继而产生耐药。*gyrA* 基因多位

点突变或联合 *gyrB* 基因突变可引起对氟喹诺酮类药物高浓度耐药，而 *gyrB* 基因突变通常与低浓度氟喹诺酮类药物耐药相关。已发现的引起 DNA 促旋酶结合靶位改变的基因突变大多发生在 *gyrA* 基因，常见突变位点为 88 位、89 位、90 位、91 位及 94 位密码子，以 94 位点突变率最高，有以下 6 种突变形式：Asp94Gly、Asp94Ala、Asp94Asn、Asp94Tyr、Asp94His 和 Asp94Cys，最主要突变形式为 Asp94Gly。普遍认为 *gyrA* 95 位密码子突变是自然遗传多态性位点，与耐药无关。*gyrB* 基因发生突变的频率比 *gyrA* 低得多，主要突变位点发生在 485 位、486 位、500 位、538 位、539 位、540 位、543 位及 551 位密码子，以 500 位和 538 位最为常见，且常伴随 *gyrA* 突变。另外有研究表明，结核分枝杆菌对氟喹诺酮类药物产生耐药的机制除了与靶标基因突变相关外，也可能与药物外排泵基因突变相关，但具体机制尚未完全明确，还有待进一步研究。

第五节　口服抑菌二线抗结核药物的作用及耐药机制

一、口服抑菌二线抗结核药物

目前 WHO 推荐乙硫异烟胺（ethionamide，Eto）、丙硫异烟胺（prothionamide，Pto）、环丝氨酸（cycloserine，Cs）、特立齐酮（terizidonee，Trd）、对氨基水杨酸（para-aminosalicylic acid，PAS）及对氨基水杨酸钠（para-aminosalicylate sodium，PAS-Na）为口服抑菌二线抗结核药。

二、乙硫异烟胺、丙硫异烟胺的抗结核作用及耐药机制

乙硫异烟胺、丙硫异烟胺具有较强的抑菌作用，是异烟肼的衍生物，主要是通过阻碍结核分枝杆菌酸的合成来发挥抗结核作用。乙硫异烟胺是一种前体药，需激活后与烟酰胺（nicotinamide，NAD）结合形成加合物，抑制烟酰胺腺嘌呤二核苷酸（NADH）依赖的烯酰基乙酰载体蛋白还原酶 inhA 活性，通过 *ethA* 编码的加单氧酶激活，形成乙硫异烟胺-烟酰胺加合物，*ethA* 和 *inhA* 的突变可使结核分枝杆菌产生乙硫异烟胺耐药性。有文献报道，通过改变 *inhA* 的靶标或者使基因过度表达，抑或是 *ndh* 的突变使细胞内 NADH 的浓度增加，可以调解异烟肼和乙硫异烟胺的协同耐药。丙硫异烟胺对结核分枝杆菌和非结核分枝杆菌都有抑菌作用，高浓度时具有杀菌作用，且与氨硫脲、乙硫异烟胺存在完全交叉耐药。丙硫异烟胺的耐药机制除与乙硫异烟胺一样可阻碍结核分枝杆菌酸的合成外，也可能是其在体内干扰菸酰胺腺核苷酸脱氢酶的活性影响 DNA 的合成，从而发挥抗结核作用。

三、环丝氨酸药物的抗结核作用及耐药机制

（一）环丝氨酸抗结核作用

环丝氨酸（Cs）（结构如图 2-4 所示）用于治疗疾病的历史已很悠远，早在利福平之前，环丝氨酸就已被作为抗生素用于结核病的治疗。由于它容易通过血脑屏障，并且在 *N*-甲基-D-天冬氨酸（NMDA）的甘氨酸位点存在部分激动性，因此，还用于治疗阿尔茨海默病（Alzheimer disease，AD）。虽然环丝氨酸应用于结核病治疗的时间较早，但其在临床其他方面的应用并不是十分广泛。相对于一线抗结核药物而言，环丝氨酸的抗结核作用较弱、疗效较低，但因其与其他抗结核药物之间无交叉耐药存在（单用可产生耐药性），且结核分枝杆菌产生环丝氨酸耐药的速度也较其他抗结核药物慢，故环丝氨酸用于结核病的治疗再次引起人们的关注，如全球基金结核病治疗项目已将其划入结核病治疗的二线药物，2014 年WHO 也已将其列入第四组口服抑菌抗结核药物。

细胞壁的主要结构成分是细胞壁肽聚糖，是由 *N*-乙酰葡萄糖胺（由双糖单位、四肽尾、肽桥聚合而成，GNAc）和与五肽相连的 *N*-乙酰胞壁酸（MNAc）重复交替联结而成。D-环丝氨酸是 D-丙氨酸的类似物，也是一种由部分链霉素菌属合成的广谱抗生素，其抗菌作用主要是通过抑制丙氨酸消旋酶（结构如图 2-5 所示）及丙氨酸合成酶的活性，进而抑制细胞壁黏肽形成，使细胞壁缺损和耐酸能力减弱而发挥杀菌和抑菌作用。值得一提的是，在结核分枝杆菌中只有丙氨酸消旋酶存在，且该酶是结核分枝杆菌生长所必需的，而其在人体内并不存在，正是基于这一点，环丝氨酸可起到杀灭结核分枝杆菌的作用。近年来，丙氨酸消旋酶的这一作用已成为药学界研究的热点之一，若能据此特点研制出较环丝氨酸疗效更好、副作用更少的新药，将给耐药结核患者带来莫大的福音。

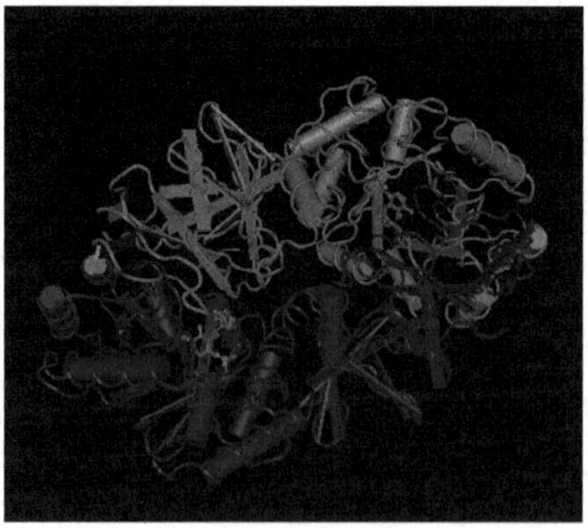

图 2-4　环丝氨酸分子结构

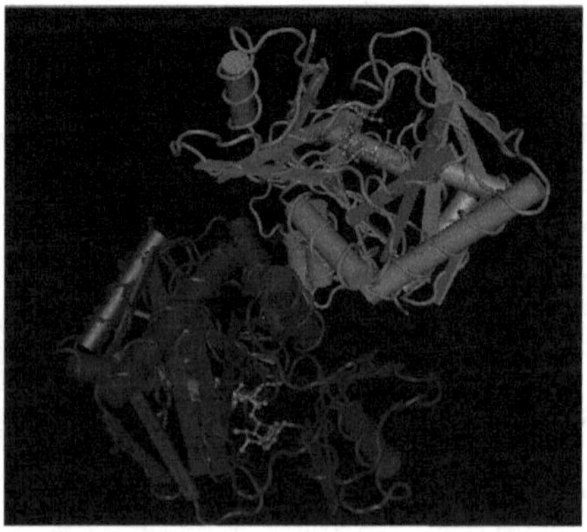

图 2-5　丙氨酸消旋酶分子结构

环丝氨酸为口服给药，口服后可迅速且充分吸收，广泛分布于人体的体液、乳汁、胆汁、痰液、淋巴组织、肺、胸腔积液、腹水及滑膜液中等，此外，环丝氨酸还可透过血脑屏障，且在脑脊液中的浓度与血药浓度相仿，也可以通过胎盘屏障。进入血液中的环丝氨酸大部分在 72h 时内以原型从尿液中排出，少量通过粪便排泄，只有很少量在肝脏中代谢，且对肝脏损伤较轻，故对肝功能不好的结核病患者较为适用。

（二）耐环丝氨酸分子机制

由于临床上用药不规范等原因使得在结核病治疗的过程中，耐环丝氨酸的情况逐渐涌现出来。目前研究认为 D-环丝氨酸影响因子主要是 Alr 和 Ddl，结核分枝杆菌耐环丝氨酸最主要的机制是 *AlrA* 基因的超表达。AlrA 分子由两部分组成，氨基端含有α/β结构而羧基端富含β链。辅助因子吡哆醛-5′-磷酸盐（PLP）与赖氨酸残基在活性中心形成共价键存在于氨基端。从环丝氨酸结合的形式结构，可以证明抗生素破坏了 PLP 和赖氨酸残基的结合，并且与辅助因子形成另一个共价键，这就直接和活性中心联系起来了，然而 AlrA 的超表达使环丝氨酸“沉默”了。尽管 D-环丝氨酸作用于结核分枝杆菌的细胞靶点尚不清楚，但有研究报道耻垢分枝杆菌的 AlrA 的超表达与细菌对 D-环丝氨酸耐药有关，该研究也认为结核分枝杆菌耐 D-环丝氨酸的分子机制与之相似。此外，环己酮，即β-/L-/D-丙氨酸、甘氨酸、丝氨酸的同系物，与环丝氨酸相结合摄取大肠杆菌，在幽门 BCG 螺杆菌中形成 D-环丝氨酸抗性。然而上述作用机制并不能充分解释环丝氨酸的耐药机制，并且我们相信还有其他的作用机制参与进来。尤其是 *E.coli* PBP4 同源基因的突变也被证明会导致环丝氨酸和万古霉素的抗性。环丝氨酸耐药机制之所以令人困惑，主要是由于对环丝氨酸药物本身精确的分子机制了解得不够深入。尤其是 Alr 和 Ddl 作为主要靶点的学说仍然存在争议，主要是由于这两个酶的调控机制十分复杂。此外，Baisa 等最近报道 *dadA* 基因突变与 *E. coli* 抗性有关，这表明了环丝氨酸另外的一个耐药机制可能与其 D-氨基酸脱氢酶活性中心有关。Macry Peteroy 等发现来源于分枝杆菌野生 M 型菌株突变株 Cvr-1 对肽聚糖产生影响，从而产生环丝氨酸及万古霉素抗性。影响细菌对环丝氨酸的耐药性的突变基因中，谷氨酸脱羧酶和 D-丙氨酸消旋酶非常重要，而后者则是结核分枝杆菌对其耐药的标志；流出泵系统是革兰氏阳性菌的内源性耐药机制之一，其外排过程的一类或几类结构相同的复合物是由膜蛋白介导转运的，这些复合物既可以通过离子通道，也可以通过分解 ATP 提供能量。若基因突变发生在细胞膜流出泵系统编码区，则细胞膜对 Cs 的亲和力就会增加，对 Cs 的外排作用就会加大。这些都与环丝氨酸的耐药有关。其耐药原因很多，不规范用药也是原因之一。

四、对氨基水杨酸类药物的抗结核作用及耐药机制

（一）对氨基水杨酸抗结核作用

对氨基水杨酸（para-aminosalicylic acid，PAS），化学名为 4-氨基-2-羟基苯甲酸，对氨基水杨酸钠，也称为对氨柳酸钠（para-aminosalicylate sodium，PAS-Na），是其常见的盐溶液。PAS 的抗结核作用具有选择性，并非对所有的结核分枝杆菌都有抑菌作用，PAS 仅对位于吞噬细胞外的结核分枝杆菌有作用，且 PAS 的抗菌谱较窄，除对结核分枝杆菌有作用外，对其他分枝杆菌、细菌和病毒等均无作用。到目前为止 PAS 具体的作用机制尚不清楚，有研究认为 PAS 能发挥抗结核作用，主要是由于其化学结构与对氨苯甲酸（PABA）近似，可竞争替代 PABA 参与叶酸的合成，通过抑制二氢叶酸合成酶，影响二氢叶酸的合成，从而使蛋白质合成受阻，使细菌不能繁殖。

（二）耐 PAS 分子机制

1964 年莱曼首先报道了 PAS 类药物，且作为继链霉素之后的第二剂抗结核药物，PAS 和环丝氨酸被 WHO 推荐作为第四组抗结核药物，且目前为止尚未发现这两种药物与其他抗结核药物存在交叉耐药现象。目前国内外研究认为 PAS 耐药机制主要与基因 *thyA* 的突变有关，如有学者使用转座子插入的方法在卡介苗中证实了 PAS 的耐药与 *thyA* 基因的突变有关。此外，Fivian Hughe 等认为 PAS 的耐药还可能与基因 *thyX* 的突变有关，他们在体内研究证实 *thyX* 基因也能编码胸普酸合成酶，细菌敲除 *thyA* 基因后，其胸普酸合成酶活性并未降低或消失，结核分枝杆菌的生长并未受到明显影响，推想可能是 *thyX* 基因编码胸普酸合成酶从而维持菌体内该酶的正常水平，其研究还认为 *thyA* 基因的缺失也与 PAS 的耐药有关。不同的研究显示 *thyA* 或 *thyX* 基因均可能与 PAS 耐药相关。虽然 PAS 应用临床已近 70 年，但关于结核分枝杆菌对其耐药和敏感机制尚未完全明确，有待进一步研究。

参 考 文 献

敖军平, 陈季武, 刁兵霞, 等. 2006. 结核分枝杆菌耐吡嗪酰胺机制研究进展. 国外医药抗生素分册, 5(3): 97-103.

蔡捷, 刘小香, 李召东, 等. 2013. 结核分枝杆菌临床菌株 *katG*、*inhA* 和 *ahpC* 基因突变与异烟肼耐药的相关性研究. 中国卫生检验杂志, (6): 1430-1432.

陈亮, 宝福凯. 2009. 结核分枝杆菌异烟肼耐药基因与耐药机制研究进展. 中国人兽共患病学报, 25(3): 288-291.

陈杨，陈玲，张泓，等. 2010. 耐异烟肼结核分枝杆菌及其 *katG* 与 *inhA* 基因突变的研究. 中国抗生素杂志, 35(10): 788-792.
崔生辉，李景云，马越. 2007. 细菌对氟喹诺酮类药物的耐药机制. 中国药房, 18(2): 148-150.
丁海榕，秦川，占玲俊. 2013. 部分抗结核分枝杆菌药物的耐药机理研究进展. 中国防痨杂志, 35(8): 615-620.
甘辛，陈玲，王建华，等. 2010. 结核分枝杆菌耐利福平 *rpoB* 基因突变的序列分析. 基础医学与临床, 3(30): 268-271.
洪创跃，王峰，桂静，等. 2012. 耐多药结核分枝杆菌 *pncA* 基因突变特征及与吡嗪酰胺耐药相关性研究. 中华预防医学志, 46(5): 436-439.
胡族琼，蔡杏珊，谢伟胜，等. 2014. 吡嗪酰胺耐药结核分枝杆菌 *pncA* 及 *rpsA* 基因突变特征分析. 中华检验医学杂志, 37(4): 285-289.
黄振宇，范学工. 2007. 210 株结核分枝杆菌利福平耐药基因 *rpoB* 突变特征研究. 中国人兽共患病学报, 23(6): 548-551.
姜英，彭俊平，杨帆，等. 2007. 结核分枝杆菌耐吡嗪酰胺分子机制研究. 微生物学免疫学进展, 35(1): 5-9.
金韬，叶松. 2010. 结核分枝杆菌耐药性分子机制研究现状. 医学动物防制, (10): 911-913.
李国利，陈澎，孙昌文，等. 2010. 结核分枝杆菌对左氧氟沙星与莫西沙星的交叉耐药性及 *gyrA* 和 *gyrB* 基因突变分析. 中国防痨杂志, 32(10): 616-621.
李国利，李庆阁，王倩，等. 2011. PCR-探针熔解分析法检测结核分枝杆菌氟喹诺酮耐药基因突变的临床应用评价. 中华临床医师杂志：电子版, 5(16): 4641-4645.
李娜娜，陈玲，张泓，等. 2010. 结核分枝杆菌的耐药性分析. 临床检验杂志, 9(28): 387-388.
梁庆福，林淑芳，陈求扬，等. 2014. 结核分枝杆菌喹诺酮类药物耐药与 *gyr* 基因突变的初步研究. 中国预防医学杂志, (7): 641-643.
廖小琴，刘梅，彭章丽，等. 2013. 耐利福平结核分枝杆菌 *rpoA*、*rpoB*、*rpoC* 和 *rpoZ* 突变的研究. 中华临床医师杂志, 7(22): 9874-9878.
廖小琴，刘梅，王建华，等. 2013. 结核分枝杆菌耐利福平株 *rpoB* 基因突变的研究. 中外健康文摘, 10(9): 99-100.
林淑芳，梁庆福，陈求扬，等. 2014. 福建省结核分枝杆菌异烟肼耐药相关基因突变特征初步分析. 中国人兽共患病学报, 30(6): 588-593.
林伟，卢子琛，王建华，等. 2013. 结核分枝杆菌 *rrs* 和 *rpsl* 基因突变与二线氨基糖苷类耐药关系分析.中华临床医师杂志, 7(22): 9869-9873.
刘珍琼，熊国亮. 2006. 结核分支杆菌 *embB* 基因突变检测的研究进展. 江西医学检验, 6(24): 555-556.
卢子琛，林伟，陈玲，等. 2013. 结核分枝杆菌 *rpsl* 和 *rrs* 基因突变与链霉素耐药关系研究. 世界最新医学信息文摘, 13(23): 45-46.
马娟娟，张国防，陈帅，等. 2014. 以结核分枝杆菌丙氨酸消旋酶为靶点的抗结核药物筛选及其与 D-环丝氨酸的共结晶. 微生物学通报, 41(8): 1613-1620.
孟庆琳，王玉峰，逄宇，等. 2016. 耐多药结核分枝杆菌耐药相关基因突变特征分析. 中国防痨杂志, 38(2): 116-121.
彭章丽，陈玲. 2013. 结核分枝杆菌耐异烟肼相关基因及其突变的研究进展. 中外健康文摘, 10(10): 384-385.

彭章丽, 刘梅, 石亚萍, 等. 2013. 结核分枝杆菌 *katG*、*inhA*、*ahpC* 等突变与异烟肼耐药关系的研究. 中华临床医师杂志, (22): 9865-9868.
尚艳, 丁洁, 陈玲. 2014. 环丝氨酸治疗结核病的耐药机制. 世界最新医学信息文摘, 14(32): 23-25.
沈鑫, 沈国妙, 武洁, 等. 2007. 结核分枝杆菌 *embB* 基因 306 位点突变与耐药的相关性研究. 中华结核和呼吸杂志, 30(9): 682.
石洁, 李辉, 马晓光, 等. 2013. 河南省结核分枝杆菌吡嗪酰胺耐药基因 *pncA* 分析. 中国病原生物学杂志, 8(9): 796-798.
宋艳华, 高孟秋, 李琦, 等. 2016. 结核分枝杆菌 *rpsL* 和 *rrs* 基因突变与氨基糖苷类和多肽类抗结核药物耐药的关系. 中国防痨杂志, 38(10): 799-804.
孙勇, 洪峰, 许绍发, 等. 2012. 结核分枝杆菌 *thyA* 基因突变与对氨基水杨酸钠耐药关系的研究. 中国防痨杂志, 34(6): 350-353.
唐神结. 2010. 抗结核药物的临床应用(下). 中国社区医师, 26: 9.
王前, 宋媛媛, 池俊英, 等. 2014. 单耐氧氟沙星的结核分枝杆菌耐药机制研究. 中国防痨杂志, 36(5): 350-355.
王盛兰, 陈玲, 张建勇, 等. 2011. 结核分枝杆菌广泛耐药株与耐多药株菌体蛋白质组学比较研究.中国人兽共患病学报，9(27): 820-824.
王晓存, 聂理会, 初乃惠. 2012. 对氨基水杨酸在结核病治疗中的作用. 北京医学, 34(9): 843-845.
王芝, 马如存, 卓玛, 等. 2013. 青海地区结核分枝杆菌检测与 *KatG*、*rpoB* 及 *gyrA* 的突变特征分析. 实用临床医药杂志, 17(16): 15-17.
魏亚蕊, 吴小刚, 伊卫东, 等. 2012. RNA 聚合酶 ω 亚基的研究进展. 中国植保导刊, 32(6): 12-15.
吴俐健, 王笑歌. 2011. 结核分枝杆菌外排泵 RND 超家族研究进展. 医学临床研究, 28(4): 737-740.
吴雪琼, 陆阳, 张俊仙, 等. 2006. 应用 4 种方法检测结核分枝杆菌临床分离株对链霉素的耐受性. 遗传学报, 33(7): 655-663.
吴雪琼. 2006. 耐药性结核分枝杆菌的分子生物学研究现状. 中华结核和呼吸杂志, 29(12): 837-840.
吴正吉, 杨致邦, 于拽拽, 等. 2012. 脓肿分支枝杆菌 *embB* 基因耐乙胺丁醇的分析. 中国微生态学杂志, 24(4): 307-310.
徐龙强, 于红. 2009. 结核分支杆菌耐药的分子机制研究进展. 检验医学与临床, 6(11): 887-890.
薛卉, 秦超, 张彩莲. 2014. 结核分枝杆菌对于异烟肼耐药的分子机制研究进展. 吉林医学, (14): 3108-3110.
闫丽萍, 肖和平, 郑瑞娟, 等. 2010. 结核分枝杆菌耐氧氟沙星临床分离株 *gyrA* 基因突变的研究. 中国感染与化疗杂志, 10(1): 31-34.
杨家红, 张浩, 王秀, 等. 2014. 四川德阳地区结核分枝杆菌耐药基因突变位点的分布特点及基因型耐药的分析. 华西医学, (8): 1487-1490.
于霞, 冯迎辉, 马异峰, 等. 2011. 环丝氨酸对结核分枝杆菌的耐药性及耐药的分子机制研究. 2011 年中国防痨协会全国学术会议论文集. 302.
宇岩, 万康林, 唐立. 2007. 结核分枝杆菌耐乙胺丁醇的研究进展. 中国人兽共患病学报, 23(3): 286-288.

张楠, 胡继红, 万康林. 2010. 乙胺丁醇耐药表型与耐药基因 *embB* 突变的关系. 中国卫生检验杂志, 20(3): 490-492.

赵明, 王豪举, 梅建. 2009. 结核分枝杆菌喹诺酮类药物耐药与基因突变关系的研究. 亚太传统医药, 5(5): 7-7.

宗兆婧, 王建华, 刘梅, 等. 2012. 广泛耐药结核分枝杆菌与标准株H37Rv菌体差异蛋白的比较. 贵州医药, 11(36): 963-965.

Abe C, Kobayashi I, Mitarai S, et al. 2008. Biological and molecular characteristics of *Mycobacterium tuberculosis* clinical isolates with low-level resistance to isoniazid in Japan. Journal of Clinical Microbiology, 46(7): 2263-2268.

Ahmad S, Jaber AA, Mokaddas E. 2007. Frequency of embB codon 306 mutations in ethambutol-susceptible and resistant clinical *Mycobacterium tuberculosis* isolates in Kuwait. Tuberculosis, 87: 123-129.

Alcaide F, Pfyffer GE, Telenti A. 1997.Role of embB in natural and acquired resistance to ethambutol in mycobacteria. Antimicrobial Agents & Chemotherapy，41(10):2270-2273.

Almeida Da Silva PE, Palomino JC. 2011. Molecular basis and mechanisms of drug resistance in *Mycobacterium tuberculosis*: classical and new drugs. The Journal of Antimicrobial Chemotherapy, 66(7): 1417-1430.

Almutairi NM, Ahmad S, Mokaddas E. 2011. First report of molecular detection of fluoroquinolone resistance-associated *gyrA* mutations in multidrug-resistant clinical *Mycobacterium tuberculosis* isolates in Kuwait. BMC Research Notes, 4(1): 123.

Ando H, Kitao T, Miyoshi-Akiyama T, et al. 2011. Downregulation of katG expression is associated with isoniazid resistance in *Mycobacterium tuberculosis*. Molecular Microbiology, 79(6): 1615-1628.

Ano H, Matsumoto T, Nangi T, et al. 2006. Resistance-conferring mutations of *Mycobacterium tuberculosis* strains with low level resistance to isoniazid. Antimicrob Agents Chemother, 81(12): 709-713.

Avalos E, Catanzaro D, Catanzaro A, et al. 2015. Frequency and geographic distribution of *gyrA* and *gyrB* mutations associated with fluoroquinolone resistance in clinical *Mycobacterium tuberculosis* isolates: a systematic review. PLoS One, 10(3): e0120470.

Bahrmand AR, Titov LP, Tasbiti AH, et al. 2009. High-level rifampin resistance correlates with multiple mutations in the *rpoB* gene of pulmonary tuberculosis isolates from the Afghanistan border of Iran. J Clin Microbiol, 47(9): 2744-2750.

Baisa G, Stabo NJ, Welch RA. 2013. Characterization of *Escherichia coli* D-cycloserine transport and resistant mutants. J Bacteriol, 195(7): 1389-1399.

Barreteau H, Kovac A, Boniface A, et al. 2008. Cytoplasmic steps of peptidoglycan biosynthesis. FEMS Microbiol Rev, 32(2): 168-207.

Beulek D, Leboulleux D, Geiter L, et al. Handbook of anti-tuberculosis agents. Introduction. Tuberculosis. 2008, 88(2): 85-86.

Brandis G, Wrande M, Liljas L, et al. 2012. Fitness-compensatory mutations in rifampicin-resistant RNA polymerase. Mol Microbiol, 85(1): 142-151.

Bravo LT, Tuohy MJ, Ang C, et al. 2009. Pyrosequencing for rapid detection of *Mycobacterium tuberculosis* resistance to rifampin, isoniazid, and fluoroquinolones. Journal of Clinical Microbiology, 47(12): 3985-3990.

Breve I. Association between *embB* mutations and ethambutol resistance in *Mycobacterium tuberculosis* isolates from Cuba and the Dominican Republic: reproducible patterns and problems. Revista Argentina de Microbiologia, 2013, 45: 21-26.

Bruning JB, Murillo AC, Chacon O, et al. 2011. Structure of the *Mycobacterium tuberculosis* D-alanine: D-alanine ligase, a target of the antituberculosis drug D-cycloserine. Antimicrobial Agents and Chemotherapy, 55(1): 291-301.

Cacciò SM, Ryan U. 2008. Molecular epidemiology of giardiasis. Molecular and Biochemical Parasitology, 160(2): 75-80.

Campbell PJ, Morlock GP, Sikes RD, et al. 2011. Molecular detection of mutations associated with first-and second-line drug resistance compared with conventional drug susceptibility testing of *Mycobacterium tuberculosis*. Antimicrobial Agents Andchemotherapy, 55(5): 2032-2041.

Casali N, Nikolayevskyy V, Balabanova Y, et al. 2012. Microevolution of extensively drug-resistant tuberculosis in Russia. Genome Res, 22(4): 735-745.

Chang KC, Leung CC, Yew WW, et al. 2012. Pyrazinamide may improve fluoroquinolone-based treatment of multidrug-resistant tuberculosis. Antimicrob Agents Chemother, 56: 5465-5475.

Chen JM, Uplekar S, Gordon SV, et al. 2012. A point mutation in cycA partially contributes to the Dcycloserine resistance trait of *Mycobacterium bovis* BCG vaccine strains. PLoS One, 7(8): 792-792.

Chen L, Du J, Li L, et al. 2015. Low doses of rifampicin linked to increased rifampicin-resistance and poorer outcomes. Open Journal of Medical Microbiology, 5: 76-84.

Conde MB, Melo FA, Marques AM, et al. 2009. Ⅲ brazilian thoracic association guidelines on tuberculosis. J Bras Pneumol, 35(10): 1018-1048.

Cooksey RC, Morlock GP, Mcqueen A, et al.1996. Characterization of streptomycin resistance mechanisms among *Mycobacterium tuberculosis* isolates from patients in New York City. Antimicrobial Agents & Chemotherapy, 40(5):1186-1188.

De Rossi E, Aínsa JA, Riccardi G. 2006. Role of mycobacterial efflux transporters in drug resistance: an unresolved question. FEMS Microbiol Rev, 30: 36-52.

De Vos M, Muller B, Borrell S, et al. 2013. Putative compensatory mutations in the *rpoC* gene of rifampin-resistant *Mycobacterium tuberculosis* are associated with ongoing transmission. Antimicrob Agents Chemother, 57(2): 827-832.

Doustdar F, Khosravi AD, Farnia P, et al. 2008. Molecular analysis ofisoniazid resistance in different genotypes of *Mycobacterium tuberculosis* isolates from Iran. Microbial Drug Resistance, 14(4): 273-279.

Falzon D, Jaramillo E, Schünemann HJ. et al. 2011. WHO guidelines for the programmatic management of drug-resistant tuberculosis. Eur Respir J. 38(3): 516-528.

FivianHughes AS, Houghton J, Davis EO. 2012. *Mycobacterium tuberculosis* thymidylate synthase gene *thyX* is essential and po-tentially bifunctional, while *thyA* deletion confers resistance to p-aminosalicylic acid. Microbiology, 158(2): 308-318.

Goude R, Amin AG, Chatterjee D, et al. 2009. The arabinosyltransferase EmbC is inhibited by ethambutol in *Mycobacterium tuberculosis*. Antimicrobial Agents and Chemotherapy, 53(10): 4138-4146.

Hauck Y, Fabre M, Vergnaud G, et al. 2009. Comparison of two commercial assays for the characterization of *rpoB* mutations in *Mycobacterium tuberculosis* and description of new mutations conferring weak resistance to rifampicin. J Antimicrob Chemother, 64(2): 259-262.

Hazbón MH, Brimacombe M, del Valle MB, et al. 2006. Population genetics study of isoniazid resistance mutations and evolution ofmultidrug-resistant *Mycobacterium tuberculosis*. Antimicrobial Agentsand Chemotherapy, 50(8): 2640-2649.

Jaber AA, Ahmad S, Mokaddas E. 2009. Minor contribution of mutations at iniA codon 501 and embC-embA intergenic region in ethambutol-resistant clinical *Mycobacterium tuberculosis* isolates in Kuwait. Annals of Clinical Microbiology and Antimicrobials, 8(1): 2.

Jadaun GPS, Das R, Upadhyay P, et al. 2009. Role of *embCAB* gene mutations in ethambutol resistance in *Mycobacterium tuberculosis* isolates from India. International Journal of Antimicrobial Agents, 33(5): 483-486.

Jain A, Mondal R, Srivastava S, et al. 2008. Novel mutations in *embB* gene of ethambutol resistant isolates of *Mycobacterium tuberculosis*: A preliminary report. Indian J Med Res, 128(5): 634-639.

Jamieson FB, Guthrie JL, Neemuchwala A, et al. 2014. Profiling of *rpoB* mutations and MICs for rifampin and rifabutin in *Mycobacterium tuberculosis*. Journal of Clinical Microbiology, 52(6): 2157-2162.

Jankute M, Grover S, Rana AK, et al. 2012. Arabinogalactan and lipoarabinoma-nnan biosynthesis: structure, biogenesis and theirpotential as drug targets. Future Microbiol, 7(1): 129-147.

Johnson R, Jordaan AM, Pretorius L, et al. 2006. Ethambutol resistance testing by mutation detection. The International Journal of Tuberculosis and Lung Disease: the Official Journal of the International Union Against Tuberculosis and Lung Disease, 10(1): 68-73.

Johnson R, Streicher EM, Louw GE, 2006. et al. Drug resistance in *Mycobacterium tuberculosis*. Curr Issues Mol Biol, 8(2): 97-111.

Jugheli L, Bzekalava N, de Rijk P, et al. 2009. High level of cross-resistance between kanamycin, amikacin, and capreomycin among *Mycobacterium tuberculosis* isolates from Georgia and a close relation with mutations in the *rrs* gene. Antimicrob Agents Chemother, 53: 5064-5068.

Kotnik M, Anderluh PS, Prezelj A. 2007. Development of novel inhibitors targeting intracellular steps of peptidoglycan biosynthesis. Curr Pharm Des, 13(22): 2283-2309.

Lee SS, Meintjes G, Kamarulzaman A, et al. 2013. Management of tuberculosis and latent tuberculosis infection in human immunodeficiency virus-infected persons. Respirology, 18: 912-922.

Leung ET, Ho PL, Yuen KY, et al. 2006. Molecular characterization of isoniazid resistance in *Mycobacterium tuberculosis*: identification of a novel mutation in inhA. Antimicrobial Agents and Chemotherapy, 50(3): 1075-1078.

Lippincott CK, Miller MB, van Rie A, et al. 2015. The complexities of Xpert® MTB/RIF interpretation. Int J Tuberc Lung Dis, 19(3): 273-275.

Liu B, Zuo Y, Steitz TA. 2015. Structural basis for transcription reactivation by rapaA. Proc Natl Acad Sci USA, 112(7): 2006-2010.

Louw GE, Warren RM, Van Pittius NCG, et al. 2009. A balancing act: efflux/influx in mycobacterial drug resistance. Antimicrobial Agents and Chemotherapy, 53(8): 3181-3189.

Lu FY, Yu RX, Hu ZQ, et al. 2014. Correlation between the mutations of gyrase gene and fluoroquinolone resistance in *Mycobacterium tuberculosis*. Chinese Journal of Antituberculosis, 36(6): 429-433.

Luo T, Zhao M, Li X, et al. 2010. Selection of mutations to detect multidrug-resistant *Mycobacterium tuberculosis* strains in Shanghai, China. Antimicrobial Agents and Chemotherapy, 54(3): 1075-1081.

Madania A, Habous M, Zarzour H, et al. 2012. Characterization of mutations causing rifampicin and isoniazid resistance of *Mycobacterium tuberculosis* in Syria. Pol J Microbiol, 61(1): 23-32.

Maeurer M, Schito M, Zumla A. 2014. Totally-drug-resistant tuberculosis: hype versus hope. Lancet Respir Med, 2(4): 256-257.

Meier A, Sander P, Schape' KJ, et al. 1996.Correlation of molecular resistance mechanisms and phenotypic resistance levels in streptomycin-resistant *Mycobacterium tuberculosis*. Antimicrobial Agents & Chemotherapy, 40(11):2452-2454.

Menzies R, Ahu ja SD, Avendano M, et al. 2012. Multidrug-resistant pulmonary tuberculosis treatment regimens and patient outcomes: an Individual Patient Data (IPD) meta-analysis of 9153 patients. PLoS Medicine, 9(8): e1001300-e1001300.

Moadebi S, Haeder CK, Fitzgerald MJ, et al. 2007. Fluoroquinolones for the treatment of pulmonary tuberculosis. Drugs, 67(14): 2077-2099.

Nakata N, Kai M, Makino M. 2012. Mutation analysis of mycobacterial *rpoB* genes and rifampin resistance using recombinant *Mycobacterium smegmatis*. Antimicrob Agents Chemother, 56(4): 2008-2013.

Okamoto S, Tamaru A, Nakajima C, et al. 2007. Loss of a conserved 7-methylguanosine modification in 16S rRNA confers low-level streptomycin resistance in bacteria. Molecular Microbiology, 63(4): 1096-1106.

Ong DCT, Yam WC, Siu GKH, et al. 2010. Rapid detection of rifampicin and isoniazid-resistant *Mycobacterium tuberculosis* by high-resolution melting analysis. Journal of Clinical Microbiology, 48(4): 1047-1054.

Pantel A, Petrella S, Veziris N, et al. 2012. Extending the definition of the GyrB quinolone resistance-determining region in *Mycobacterium tuberculosis* DNA gyrase for assessing fluoroquinolone resistance in *M. tuberculosis*. Antimicrobial Agents and Chemotherapy, 56(4): 1990-1996.

Park-Wyllie LY, Juurlink DN, Kopp A, et al. 2006. Outpatient gatifloxacin therapy and dysglycemia in older adults. New England Journal of Medicine, 354(13): 1352-1361.

Petrella S, Gelus-Ziental N, Maudry A, et al. 2011. Crystal structure of the pyrazinamidase of *Mycobacterium tuberculosis*: insights into natural and acquired resistance to pyrazinamide. PLoS One, 6(1): e15785.

Piddington DL, Fang FC, Laessig T, et al. 2001.Cu,Zn superoxide dismutase of *Mycobacterium tuberculosis* contributes to survival in activated macrophages that are generating an oxidative burst. Infection & Immunity, 69(8):4980.

Plinke C, Rusch-Gerdes S, Niemann S. 2006. Significance of mutations in embB codon 306 for prediction of ethambutol resistance in clinical *Mycobacterium tuberculosis* isolates. Antimicrob Agents Chemother, 50: 1900-1902.

Prosser GA, Carvalho LPS. 2013. Kinetic mechanism and inhibition of *Mycobacterium tuberculosis* D-alanine: D-alanine ligase by the antibiotic D-cycloserine. FEBS J, 280(4): 1150-1166.

Roh SS, Smith LE, Lee JS, et al. 2015. Comparative evaluation of sloppy molecular beacon and dual-labeled probe melting temperature assays to identify mutations in *Mycobacterium tuberculosis* resulting in rifampin, fluoroquinolone and aminoglycoside resistance. PLoS One, 10(5): e0126257.

Rukasha I, Said HM, Omar SV, et al. 2016. Correlation of rpoB mutations with minimal inhibitory concentration of rifampin and rifabutin in *Mycobacterium tuberculosis* an HIV/AIDS endemic setting, South Africa. Frontiers in Microbiology, 7(e0116795): 1947.

Safi H, Fleischmann RD, Peterson SN, et al. 2010. Allelic exchange and mutant selection demonstrate that common clinical *embCAB* gene mutations only modestly increase resistance to ethambutol in *Mycobacterium tuberculosis*. Antimicrobial Agents and Chemotherapy, 54(1): 103-108.

Safi H, Sayers B, Hazbon M H, et al. 2008. Transfer of embB codon 306 mutations into clinical *Mycobacterium tuberculosis* strains alters susceptibility to ethambutol, isoniazid, and rifampin. Antimicrob Agents Chemother, 52(6): 2027-2034.

Sekiguchi J, Miyoshi-Akiyama T, Augustynowicz-Kopec E, et al. 2007. Detection of multidrug resistance in *Mycobacterium tuberculosis*. Journal of Clinical Microbiology, 45(1): 179-192.

Shamaei M, Marjani M, Chitsaz E, et al. 2009. First-line anti-tubercμlosis drug resistance patterns and trends at the national TB referral center in Iran-eight years of surveillance. International Journal of Infectious Diseases, 13(5): e236-e240.

Sharma K, Gupta M, Krupa A, et al. 2006. EmbR, a regulatory protein with ATPase activity, is a substrate of multiple serine/threonine kinases and phosphatase in *Mycobacterium tuberculosis*. FEBS Journal, 273(12): 2711-2721.

Shi D, Li L, Zhao Y, et al. 2011. Characteristics of *embB* mutations in multidrug-resistant *Mycobacterium tuberculosis* isolates in Henan, China. J Antimicrob Chemother, 66(10): 2240-2247.

Soudani A, Hadjfredj S, Zribi M, et al. 2010. First report of molecular characterization of fluoroquinolone resistant *Mycobacterium tuberculosis* isolates from a Tunisian hospital. Clinical Microbiology and Infection, 16(9): 1454-1457.

Spies FS, Da Silva PEA, Ribeiro MO, et al. 2008. Identification of mutations related to streptomycin resistance in clinical isolates of *Mycobacterium tuberculosis* and possible involvement of efflux mechanism. Antimicrobial Agents and Chemotherapy, 52(8): 2947-2949.

Starks AM, Gumusboga A, Plikaytis BB, et al. 2009. Mutations at *embB* codon 306 are an important molecular indicator of ethambutol resistance in *Mycobacterium tuberculosis*. Antimicrob Agents Chemother, 53(3): 1061-1066.

Tamaru A, Nakajima C, Wada T, et al. 2012. Dominant incidence of multidrug and extensively drug-resistant specific *Mycobacterium tuberculosis* clones in osaka prefecture. PLoS One, 7(8): e42505.

Unissa AN, Selvakumar N, Hassan S. 2009. Insight to pyrazinamide resistance in *Mycobacterium tuberculosis* by molecular docking. Bioinformation, 4(1): 24.

Vilchèze C, Av-Gay Y, Attarian R, et al. 2008. *Mycothiol biosynthesis* is essential for ethionamide susceptibility in *Mycobacterium tuberculosis*. Mol Microbiol, 69(5): 1316-1329.

Vilchèze C, Wang F, Arai M, et al. 2006. Transfer of a point mutation in *Mycobacterium tuberculosis* inhA resolves the target of isoniazid. Nat Med, 12(12): 1027-1029.

Wang F, Langley R, Gulten G, et al. 2007. Mechanism of thioamide drug action against tuberculosis and leprosy. J Exp Med, 204(1): 73-78.

Whitfield MG, Soeters HM, Warren RM, et al. 2015. A global perspective on pyrazinamide resistance: systematic review and meta-analysis. PLoS One, 10(7): e0133869.

World Health Organization. 2014. Companion Handbook to the WHO Guidelines for the Programmatic Management of Drug-resistant Tuberculosis. New York: WHO.

Wu X, Zhang J, Chao L, et al. 2009. Identification of rifampin-resistant genotypes in *Mycobacterium tuberculosis* by PCR-reverse dot blot hybridization. Mol Biotechnol, 41(1): 1-7.

Yuksel P, Tansel O. 2009. Characterization of pncA mutations of pyrazinamide-resistant *Mycobacterium tuberculosis* in Turkey. New Microbiol, 32(2): 153-158.

Zhang Z, Lu J, Wang Y, et al. 2014. Prevalence and molecular characterization of fluoroquinolone-resistant *Mycobacterium tuberculosis* isolates in China. Antimicrobial Agents and Chemotherapy, 58(1): 364-369.

Zhao X, Yu H, Yu S, et al. 2006. Hydrogen peroxide-mediated isoniazid activation catalyzed by mycobacterium tuberculosis catalase-peroxidase (KatG) and its *S315T* mutant. Biochemistry, 45: 4131-4140.

Ziganshina LE, Titarenko AF, Davies GR. 2013. Fluoroquinolones for treating tuberculosis (presumed drugsensitive). Cochrane Database Syst Rev, 6(6): CD004795-CD004795.

Zumla A, Nahid P, Cole ST. 2013. Advances in the development of new tuberculosis drugs and treatment regimens. Nature Reviews Drug Discovery, 12(5): 388-404.

第三章　结核病的分子流行病学

第一节　概　　述

结核分枝杆菌是一种古老的细菌。Gutierrez 等学者为研究结核分枝杆菌进化关系对 *katG*、*gyrB*、*gyrA*、*rpoB*、*hsp65* 和 *SodA* 6 个管家基因，以及 16S rRNA 基因进行全基因测序，结果发现结核分枝杆菌的起源和人类历史一样悠久，可追溯到 300 万年前的非洲大陆，结核分枝杆菌曾在人类祖先中暴发流行，并伴随着人类的迁徙而分布到世界的各个区域。由此发现引出了一个全新的观点，即结核分枝杆菌的进化与人类的进化和迁徙存在密切相关。15 000～20 000 年前，结核分枝杆菌的生存经历了一个进化瓶颈，古代流行的不同谱系的结核分枝杆菌几乎全部消失，仅有一个分支保留下来，这种具有种群优势的结核分枝杆菌随着人类的迁徙从非洲逐渐传播到世界的其他地区，通过与宿主上百年适应与进化，已形成了目前在全球各地流行的多种基因型。那么，结核分枝杆菌是如何传播的？不同基因型的结核分枝杆菌是如何分布的？不同基因型的结核分枝杆菌耐药性是否一致？结核病分子流行病学可以回答这些问题，并且对解决当今结核病防治问题将会起到重要作用。

近年来由于结核病的死灰复燃、HIV 合并感染及耐药结核病的出现引起了全球范围内的广泛关注。我国政府历来高度重视结核病防治工作，对结核病的经济投入和政策支持已不断加强。1979 年我国首次开展了结核病流行病学抽样调查（简称流调），获得了比较准确的结核病疫情基线资料，并据此制定了第一个全国结核病防治规划。此后，我国又分别于 1984～1985 年、1990 年、2000 年及 2010 年展开了 4 次流调，及时掌握了国内结核病流行动态和趋势，包括对结核病感染率、患病率、发病率、死亡率、耐药率、肺结核患者的人口社会经济学特征、结核病公共知识知晓情况（全国知晓率为 57.0%）、主要防治措施实施情况等有了详细的了解，为科学制订全国结核病防治规划提供了重要数据，最终使核病防治工作取得一定成效。传统的结核病流行病学调查采用包括痰涂片检查、结核分枝杆菌分离培养、胸部 X 线和电子计算机断层扫描（CT）等方法来评估地区的结核病疫情；通过准确度与敏感性较差的结核菌素试验进行人群中结核分枝杆菌感染情况的筛查，旨在通过这些检测手段获得的数据来反映结核病的流行趋势、感染程度、感染力。然而，以上检测方法具有局限性，对感染的持续时间、复发频率、结核病患者治疗进展中受感染的风险指数提供不了科学准确数据。因此，针对这些问题展开研究的新学科——结核病分子流行病学（molecular epidemiology）应运而生。

分子流行病学是20世纪80年代新兴的一门学科，它是应用先进的技术测量生物学标志分布的情况，结合流行病学现场研究方法，从分子水平阐明疾病的病因及其相关的致病过程，并研究疾病的防治及促进健康的策略和措施的科学。研究内容主要有病因及其致病机制的研究、疾病易感性的测定、疾病防治措施的研究，以及疾病治疗效果和预后评价。而结核病分子流行病学是一门集结核病的传统流行病学和现代分子生物学为一体的新兴学科，主要通过分子生物学技术（如DNA指纹、DNA探针、PCR、DNA序列分析等）对结核分枝杆菌的蛋白质和核酸分子结构上的差异进行研究，并与传统的结核病流行病学研究方法相结合，共同阐明结核病的起源、传播途径、流行现状等流行病学问题，同时也对结核分枝杆菌与人类宿主在生存环境下的交互作用进行研究，特别强调研究在无任何外界干预或间接控制措施下的自然状况下的结核分枝杆菌与人类宿主的相互作用。结核病分子流行病学主要采用的分析手段是结核分枝杆菌的基因分型技术，通过该技术可以了解病例间的相互关系，使得在流行病学研究中对病例的追溯更加直观，并更易于了解结核分枝杆菌在人群中传播的动态特征，为判断患者是复发还是再感染提供了直接依据。

1998年Brosh等完全解码结核分枝杆菌H37Rv全基因组序列后，结核分枝杆菌与大多数普通细菌不同，其基因序列非常保守，单核苷酸突变率仅占0.01%～0.03%，普通细菌如大肠埃希菌EDL933和MG1655全基因组突变率可达1.8%。目前学术界普遍认为基因水平转移现象通常是造成细菌基因组遗传变异性的重要原因，但还没有证据表明结核分枝杆菌具有基因水平转移现象。然而，结核分枝杆菌在长期的遗传进化过程中也积累了一些遗传变异信息，如基因组中存在与真核生物相似的重复单元区域，这些重复单元区域被认为是结核分枝杆菌遗传多样性的表现，这些遗传多样性便是结核分枝杆菌基因分型方法建立的必要条件。

第二节　结核分枝杆菌基因分型方法

常用的结核分枝杆菌基因分型方法主要包括插入序列6110限制性片段长度多态性分析（IS6110-RFLP）、多位点可变数目串联重复序列（MLVA）分型、直接重复片段及间隔区寡核苷酸分型（Spoligotyping）、单核苷酸多态性和多位点序列分型（MLST），以及长片段多态性分析等，这些方法各有利弊（表3-1）。在实际操作中要根据需求进行选择和组合，其中IS6110-RFLP作为结核分枝杆菌基因分型的金标准，可变数目的串联重复序列（MIRU）和Spoligotyping分型是结核分枝杆菌最常用的分型方法。以下对几种基因分型方法分别进行简单介绍。

表 3-1　常用结核分枝杆菌的基因分型方法优缺点比较

分型方法	分子标识物	分型原理	优点	缺点
IS6110-RFLP	IS6110	IS6110 拷贝数和在基因组中的位置	分辨率高，重复性好，稳定	拷贝数≤5 时分辨率低，需要大量高质量的 DNA，人力、物力消耗大，需要比较专业的操作人员和昂贵的软件
Spoligotyping	DR 间隔区序列	杂交方法检测间隔区的缺失	简单，需要 DNA 的量少，性价比高，结果易于解释，可对 IS6110 不能分型的低拷贝菌株进行分型，具有全球范围内的数据库	分辨率较 IS6110 和 MLVA 低，北京家族菌株不能继续分型
MLVA	VNTR	重复单元的重复次数	简单、快速、省时省力，稳定可靠，需要 DNA 的量少，结果易读识，已建立网上分析软件易于实验室间比对	15/24 位点的分辨力约低于 IS6110 的分辨率，不同家系菌株可能会有相同的结果
SNP	单核苷酸	单核苷酸的变异	信息量较大、信息更直接，可得到更多关于耐药、病原在宿主间传递关系等信息	需要测序，比较昂贵

一、插入序列

插入序列（insert sequence，IS）是一种比较简单的转座元件，一般小于 2.5kb，广泛分布于大多数细菌的基因组中。插入序列一般不携带表型基因，只携带一些与其转座作用有关的基因，当它们被转座到某一基因中使该基因失活或产生极性效应时才会被发现。插入序列位置的置换经常会引起基因断裂、影响相邻基因活性或改变其表达。结核分枝杆菌分型应用的插入序列有 IS6110 和 IS1081 等，其中 IS1081 曾应用到牛型结核分枝杆菌分型，IS6110 是结核分枝杆菌最为重要和独特的插入序列。IS6110 限制性片段长度多态性（insertion sequence 6110 restriction fragment length polymorphism，IS6110-RFLP）是最早应用于结核分枝杆菌分子流行病学研究的基因分型方法。IS6110 是仅存在于结核分枝杆菌复合菌群基因组中的插入序列，长度为 1355bp，具有高度的保守性，能自我复制，并将复制的拷贝插入基因组的任何地方。不同菌株的 IS6110 拷贝数及 IS6110 在细菌 DNA 中的位置不同。DNA 指纹图谱是通过限制性内切核酸酶消化结核分枝杆菌 DNA 上特定的核苷酸序列，在琼脂糖凝胶电泳中分离，再将限制性片段转移到膜上，与带标记的已知 DNA 探针杂交，检测出与探针同源的限制性片段。由于这些片段的数目和大小不同，使每株分离株呈现特征性带型，即指纹谱型（图 3-1）。应用国际标准化程序进行 IS6110-RFLP 基因分型。第一步是从结核分枝杆菌菌株培养物提取 DNA，加入限制性内切核酸酶 *Pvu* Ⅱ，将 DNA 切割为成百上千个不同片段，将这些片段在琼脂糖凝胶电泳上按长度进行分离并转化到膜上。使用探针来检测含有 IS6110 的片段，并在胶片上显影（吕冰等，2010）。分离的每个 IS6110 拷贝会产生一个条带。包含 7 个或更多条带的 RFLP 图谱在辨别菌株方面具有较高的特异性，6 个或更少条带的 RFLP 图谱的辨别力较低，极小比例的结核分枝杆菌菌株没有 IS6110，该种菌株的 RFLP 分析会产生没有任何条带的空白指纹。IS6110 分型方法具有较高的分辨率，在国际上得到广泛地认同与应用，成为结核分枝杆菌基因分型的金标准。但因需要较高质量和较多数量的 DNA，并且对含低拷贝或无拷贝 IS6110 插入序列的菌株不能进行分型，同时，该方法操作复杂、费时费力，且不同实验室间结果可比性差，阻碍了该方法在结核病分子流行病学研究中的应用。

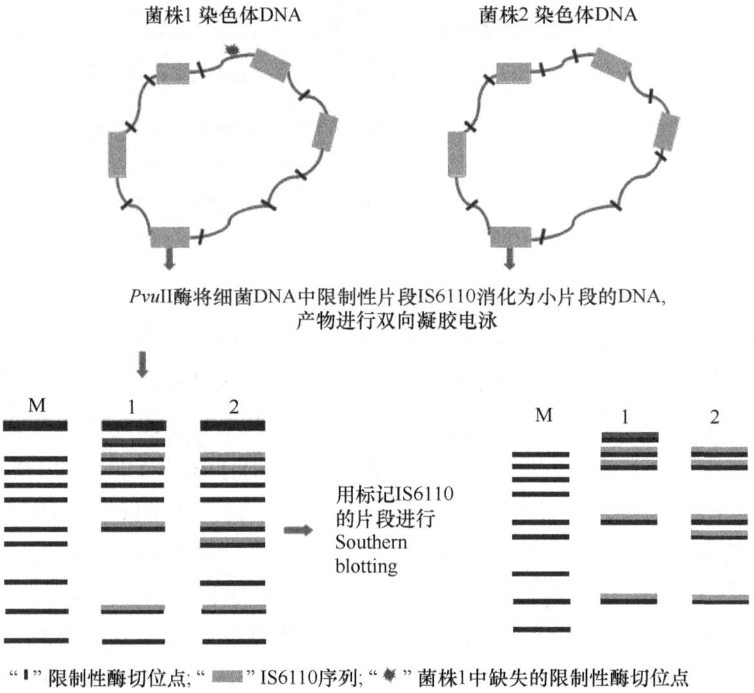

图 3-1 IS6110-RFLP 区分不同结核分枝杆菌菌株的操作原理

二、间隔区寡核苷酸分型方法

间隔区寡核苷酸分型方法（spacers oligonucleotide typing，Spoligotyping）是以 PCR 为基础的检测结核分枝杆菌分离株中的直接重复区（direct repeat，DR）的基因分型方法。DR 序列仅存在于结核分枝杆菌基因组中，长 36bp。其碱基组成基本相同（最多存在一个或几个碱基不同），它们之间被一些长度为 35～41bp 的间隔序列所分割，这些间隔序列与碱基序列之间存在明显的多态性，1 个 DR 序列和相邻的 1 个间隔序列称为直接可变重复单位（direct variable unite，DVR），通常菌株间存在至少 1 个不同的 DVR。Kamberbeek 等利用 PCR 方法扩增和标记 DR 区域的全部 DNA 间隔序列，将扩增产物预先固定在尼龙膜上，与合成的寡核苷酸 DNA 序列探针进行反向杂交，经显色、曝光可得到结核分枝杆菌分离株的指纹图谱（图 3-2）。该方法操作简便、快速、可重复性高，而且能够区分牛型结核分枝杆菌和人型结核分枝杆菌。目前国际上已经建立了 Spoligotyping 基因分型数据库 SITVIT，该数据库包含 141 个国家的 39 295 株结核分枝杆菌的 Spoligotyping 分型结果，可将实验数据在国际间进行比对，从而更好地了解不同型别的结核分枝杆菌菌株在各地区的流行状况（表 3-2）。Spoligotyping 分型方法只有当 IS6110 的拷贝数≤5 时，对结核分枝杆菌的分型能力才超过 IS6110-RFLP，除此之外其分辨力远不如 IS6110-RFLP。鉴于 Spoligotyping 这一不足，可以联合多位点可变数目串联重复序列分析（multiple-locus variable number tandem repeat analysis，MLVA）分型方法应用于结核分枝杆菌基因分型研究。

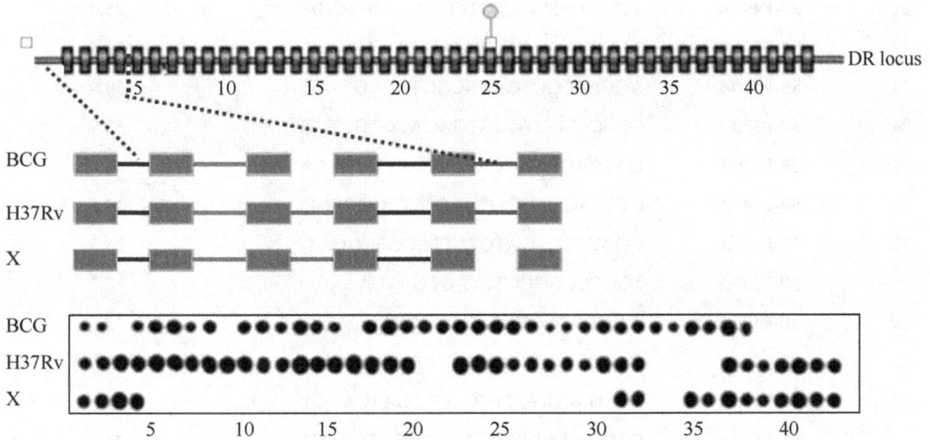

图 3-2　Spoligotyping 区分不同结核分枝杆菌菌株

表 3-2　43 个间隔区寡核苷酸序列及最佳浓度

序号	名称	序列	最佳浓度/（pmol/150μl）
1	SP-F310A	ATAGAGGGTCGCCGGTTCTGGATCA	12.5
2	SP- F320A	CCTCATAATTGGGCGACAGCTTTTG	30.0
3	SP-F330A	CCGTGCTTCCAGTGATCGCCTTCTA	12.5
4	SP-F340A	ACGTCATACGCCGACCAATCATCAG	12.5
5	SP-F350A	TTTTCTGACCACTTGTGCGGGATT	12.5
6	SP-F360A	CGTCGTCATTTCCGGCTTCAATTTC	12.5
7	SP-F370A	GAGGAGAGCGAGTACTCGGGGCTG	25.0
8	SP-F380A	CGTGAAACCGCCCCCAGCCTCGCCG	50.0
9	SP-F390A	ACTCGGAATCCCATGTGCTGACAGC	12.5

续表

序号	名称	序列	最佳浓度/（pmol/150μl）
10	SP-F400A	TCGACACCCGCTCTAGTTGACTTCC	15.0
11	SP-F410A	GTGAGCAACGGCGGCGGCAACCTG	30.0
12	SP-F420A	ATATCTGCTGCCCGCCCGGGGAGAT	60.0
13	SP-F430A	GACCATCATTGCCATTCCCTCTCCC	12.5
14	SP-F440A	GGTGTGATGCGGATGGTCGGCTCGG	30.0
15	SP-F450A	CTTGAATAACGCGCAGTGAATTTCG	30.0
16	SP-F455A	CGAGTTCCCGTCAGCGTCGTAAATC	12.5
17	SP-F457A	GCGCCGGCCCGCGCGGATGACTCCG	100
18	SP-F460A	CATGGACCCGGGCGAGCTGCAGATG	12.5
19	SP-F470A	TAACTGGCTTGGCGCTGATCCTGGT	12.5
20	SP-F480A	TTGACCTCGCCAGGAGAGAAGATCA	12.5
21	SP-F490A	TCGATGTCGATGTCCCAATCGTCGA	25.0
22	SP-F500A	ACCGCAGACGGCACGATTGAGACA	12.5
23	SP-F510A	AGCATCGCTGATGCGGTCCAGCTCG	50.0
24	SP-F520A	CCGCCTGCTGGGTGAGACGTGCTCG	50.0
25	SP-F530A	GATCAGCGACCACCGCACCCTGTCA	25.0
26	SP-F540A	CTTCAGCACCACCATCATCCGGCGC	12.5
27	SP-F550A	GGATTCGTGATCTCTTCCCGCGGAT	25.0
28	SP-F560A	TGCCCCGGCGTTTAGCGATCACAAC	12.5
29	SP-F570A	AAATACAGGCTCCACGACACGACCA	12.5
30	SP-F580A	GGTTGCCCCGCGCCCTTTTCCAGCC	12.5
31	SP-F590A	TCAGACAGGTTCGCGTCGATCAAGT	12.5
32	SP-F600A	GACCAAATAGGTATCGGCGTGTTCA	25.0
33	SP-F610A	GACATGACGGCGGTGCCGCACTTGA	100
34	SP-F620A	AAGTCACCTCGCCCACACCGTCGAA	25.0
35	SP-F630A	TCCGTACGCTCGAAACGCTTCCAAC	12.5
36	SP-F640A	CGAAATCCAGCACCACATCCGCAGC	12.5
37	SP-F650A	CGCGAACTCGTCCACAGTCCCCCTT	12.5
38	SP-F660A	CGTGGATGGCGGATGCGTTGTGCGC	25.0
39	SP-F670A	GACGATGGCCAGTAAATCGGCGTGG	25.0
40	SP-F680A	CGCCATCTGTGCCTCATACAGGTCC	12.5
41	SP-F690A	GGAGCTTTCCGGCTTCTATCAGGTA	12.5
42	SP-F700A	ATGGTGGGACATGGACGAGCGCGAC	25.0
43	SP-F710A	CGCAGAATCGCACCGGGTGCGGGA	50.0

三、MLVA 基因分型方法

目前许多结核分枝杆菌的分子标志可用于结核分枝杆菌的基因分型， MLVA 分型方法克服了 IS6110-RFLP 的不足，同时能够累计多个结核分枝杆菌散在分布重复单位（mycobacterial inter-spersed repetitive unit，MIRU）联合分析提高分辨率，最终取代 IS6110-RFLP 成为结核病分子流行病学基因分型的金标准。MLVA 基因分型方法是以可变数目串联重复序列（variable number tandem of tandem repeat，VNTR）多态性为基础的基因分型方法。因此，习惯称 MLVA 分型方法为 MIRU-VNTR 分型方法。MIRU 位点以串联重复形式散在分布于结核分枝杆菌染色体上，由中间的核心区和外侧的侧翼区两部分组成，长度为 40～100bp。核心区至少含有一个重复短序列，且该重复短序列的碱基对数目恒定不变，并在不同菌株间其拷贝数不同，而侧翼区具有高度保守性。1997 年 Frothingham 等发现 MIRU，在完成结核分枝杆菌 H37Rv 的全基因组序列后，Supply（1998）在结核分枝杆菌复合群菌株基因组中找到 41MIRU 位点，并根据基因组序列设计了相应的引物进行 PCR 扩增，再根据 PCR 产物的大小计算插入重复序列的拷贝数。MLVA 的分型能力经历了一个不断优化的过程，最初的 MIRU-VNTR 分型组合包含很少位点，分型率很低。后来有学者提出 MIRU-12 位点组合进行结核分枝杆菌分子流行病学的研究，但因分型能力仍不能满足研究需求，研究者将 MIRU-15 位点组合（MIRU-12 位点组合中的 6 个位点和 9 个新增位点）取代 MIRU-12。为满足分子流行病学研究的需求，有学者在国际 MIRU-15 基础上新增与系统发育和进化相关的 9 个位点组成国际 MIRU-24 位点组合，这个组合被公认是最能代表菌株本身的分型组合。尽管这些位点组合已然非常完善，然而它们在针对不同地区菌株时分型能力也存在差异，即同一组合的位点对不同族系的菌株分辨率也存在不同。因此，在进行 MIRU 分型前需要对所选的位点进行分型能力的评估。位点选择标准需满足两个条件：一是等位基因的多样性，二是成本价值的分析。最终分型位点的选择还是要根据国际 15 位点或 24 位点在本地区的评估后决定，较好的分型位点可将结核分枝杆菌鉴定到“株”水平。目前，MLVA 基因分型分辨率接近金标准 IS6110-RFLP，且操作简便、快速、成本低廉、重复性好、便于不同实验室结果比较，对 IS6110 拷贝数少的菌株也有很好的分型效果。MLVA 基因分型的数字化结果为建立结核分枝杆菌全球数字化数据库、开展结核病分子流行病学研究开辟了新的途径，已被美国疾病预防控制中心推荐为结核分枝杆菌基因分型的首选方法。

MLVA 分型方法是从结核分枝杆菌基因组中选取多个 VNTR 位点，设计、合成引物，经 PCR 扩增、琼脂糖凝胶电泳、凝胶成像，再根据 H37Rv 和 DNA Marker 确定 PCR 产物大小，计算出待测结核分枝杆菌分离株 VNTR 位点的重复次数，进行聚类分析，其操作简便、经济、快速，可重复性高，所需菌量少，且结果可数字化处理，利于应用计算机软件进行分析，具有非常好的可比性，适宜进行大样本研究和网络化分析，近年来得到了广泛应用，已经成为研究结核分枝杆菌分子流行病学的主要手段。MLVA 分型能力主要取决于位点的选择 MLVA 的分辨力除取决于位点的选择外，其分辨力也存在地区差异，如欧美推荐使用的 24 位点组合在我国的分辨力低于我国研究人员建立的 9+3 组合（刘梅等，2015）。表 3-3 列举的是目前常用的 VNTR 组合。

表 3-3　常用 VNTR 组合

VNTR 位点名称	VNTR 位点常用名	VNTR-24（Supply et al，2006）	VNTR-15（Supply et al，2006）	VNTR 9+3（Luo et al，2014）	VNTR 24+4（Allix-Béguec，et al. 2014）
154	MIRU02	√			√
424	Mtub04	√	√	√	√
580	ETRD（MIRU04）	√	√		√
802	MIRU40	√	√	√	√
960	MIRU10	√	√		√
1644	MIRU16	√	√		√
1895	QUB1895				
1955	Mtub21	√	√	√	√
1982	QUB18*			√	√
2059	MIRU20	√			√
2074	Mtub24				
2165	ETRA	√	√		√
2347	Mtub29	√			√
2372	VNTR2372			√	
2401	Mtub30	√	√		√
2461	ETRB	√			√
2531	MIRU23	√			√
2687	MIRU24	√			√
2996	MIRU26	√	√	√	√
3007	MIRU27	√			√
3171	Mtub34	√			√
3192	ETRE（MIRU31）	√	√	√	√
3232	QUB3232*			√	√
3239	ETRF				
3690	Mtub39	√	√		√
3820	VNTR3820*			√	√

续表

VNTR 位点名称	VNTR 位点常用名	VNTR-24（Supply et al，2006）	VNTR-15（Supply et al，2006）	VNTR 9+3（Luo et al，2014）	VNTR 24+4（Allix-Béguec，et al. 2014）
4052	QUB26	√	√	√	√
4120	VNTR4120*			√	√
4156	QUB4156c	√	√		√
4348	MIRU39	√			√
577	ETRC	√	√		√
2163a	QUB11a				
2163b	QUB11b	√	√	√	√

注：*表示高变位点

四、SNP 和 MLST 基因分型法

随着测序分析技术的快速发展，结核分枝杆菌基因组间的比对成为可能。在核酸水平的基因多态性已成为研究不同临床分离株进化差异的方法，单核苷酸的变异也可以成为新的基因标志物。单核苷酸多态性（single nucleotide polymorphism，SNP）包括同义 SNP 和非同义 SNP。同义 SNP 是指核酸的改变没有引起氨基酸的改变，因为不引起氨基酸的改变，被称为中性变异这种中性的变异能够为菌株间的进化相关研究提供基础数据，尤其是变异发生在结构相关基因或管家基因时。非同义 SNP 是指核酸的改变引起了氨基酸的变化，可能是细菌适应内外环境选择压力产生的变异，如耐药相关位点的突变（吕冰等，2010）。Sreevatsan 等发现，根据 DNA 促旋酶亚基的编码基因上第 95 密码子和一种过氧化物酶触酶编码基因的第 463 位密码子的非同义 SNP 可以将结核分枝杆菌分成 3 种主要的基因群。但这种需要测序的分型方法价格昂贵、分析方法复杂、费时费力。

多位点序列分型（multiple locus sequence typing，MLST）是基于病原微生物管家基因位点上的 SNP 建立的分型方法，通过对这些管家基因序列的测定，进而利用不同菌株在这些序列上的差异进行的分型研究。现在已经有 MLST 数据库网站（www.mlst.net），建立了十几种病原的 MLST 数据。但因 MLST 基因分型技术分型能力低、费用昂贵及不适宜常规检测，故未能广泛使用。

五、长片段多态性

对基因组的比对分析除了得到基因组间 SNP 差异以外，也可揭示基因组间的长片段多态性（large-sequence polymorphisms，LSP）。LSP 不是由基因间的水平转移引起，可能是由基因组大片段基因的缺失或重排产生的。已经发现临床分离

株基因组中大约 4.2%的基因会发生缺失。Brosch 等发现大片段的缺失绝大多数会遗传到子代基因组中，所以特定的 LSP 也会成为研究菌株分型进化的基因标识物，目前对 LSP 的研究主要集中于结核分枝杆菌的进化研究。例如，缺失 TbD1 片段的菌株被称为结核分枝杆菌的现代型，未缺失 TbD1 片段的菌株被称为结核分枝杆菌的古典型。LSP 并不是随机发生在全基因组，而是有聚集倾向的，也就是说某些位点可以是 DNA 缺失的“热点”，而且同插入序列的转移有关。这些 LSP 对疫苗与结核感染检测的研究具有重要的意义，例如，中型分枝杆菌（*M.bovis*）和卡介苗（BCG）基因组中一些片段的缺失可成为疫苗研究的突破口，而包含分泌蛋白编码基因的片段缺失提示菌株的毒力或机体免疫能力发生变化。

第三节　分子流行病学在结核病防治中的应用

一、Spoligotyping 分型方法的应用

Spoligotyping 分型方法可将结核分枝杆菌分为北京基因型、T、U、T3、MANU2 等数十种基因型。北京基因型菌株（Spoligotyping 指纹图谱对北京基因型菌株的定义为 1～34 间隔区缺，34～43 间隔区中至少有 3 个间隔区存在）在我国广泛分布，比例较高。因我国是结核病高负担国家，耐药率居世界第二位，于是有学者认为北京家族菌株与结核分枝杆菌的耐药具有相关性。为此，许多科学家对结核分枝杆菌基因型与耐药表型相关性进行了深入研究。最终发现结核分枝杆菌北京基因型菌株是一种单遗传型的优势菌株，广泛分布在全球，北京基因型菌株为我国的主要流行菌株，其与耐药没有相关性。国际 SITVIT2 数库统计结果显示，北京基因型菌株已占全球分离结核分枝杆菌的 13.0%，东亚地区流行的结核分枝杆菌一半为北京基因型。遵义医学院结核病研究所对遵义地区的结核分枝杆菌分型数据（图 3-3）与国内外研究数据比较分析得出：全球范围内，中国、日本、俄罗斯、新加坡等地区均发现北京家族菌株，比率不尽一致，且在同一国家不同地区北京家族菌株的比率差异也比较大（Chen et al.，2012；Reynaud et al.，2017）。尽管北京基因型菌株为我国的主要流行菌株，但南北比例具有显著差异，在我国北方地区北京家族菌株比例高，在新疆地区可达 95.0%以上；南方地区所占比例较北方地区低，为 45.0%～70.0%，这可能与不同基因型进入我国的时间和路径、南北方气候环境、生活习惯有关，这对结核分枝杆菌的流行趋势研究具有重要的意义。

二、MLVA 分型技术的应用

MLVA 分型技术分辨率高，可以将结核分枝杆菌分为不同的基因型，通过基因型成簇情况判断结核分枝杆菌传播。具有相同基因型的结核分枝杆菌聚类表现

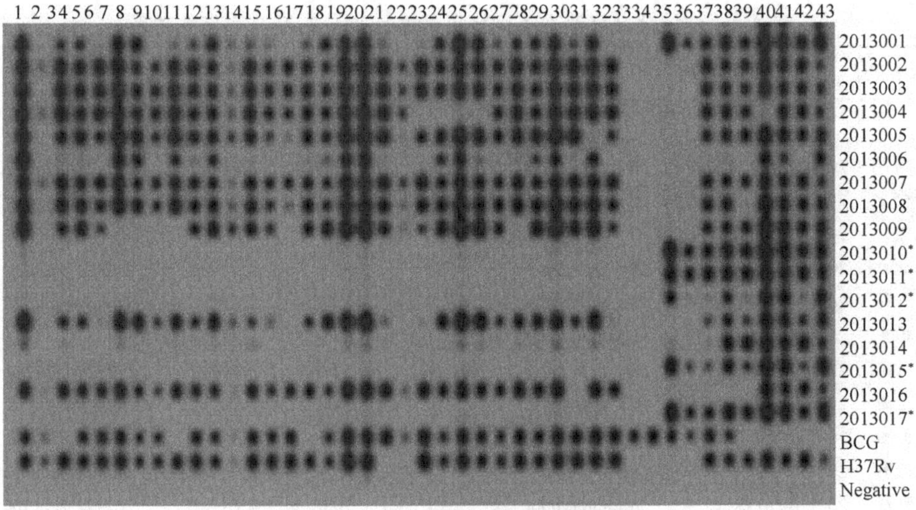

图 3-3　Spoligotyping 分型结果图

1～43，1～43 个间隔区寡核苷酸位点；H37Rv，结核分枝杆菌标准株的 Spoligotyping 分型结果；BCG，卡介苗的 Spoligotyping 分型结果；Negative，阴性对照；2013001～2013017，遵义部分菌株的 Spoligotyping 分型结果；*表示北京家族菌株

为“成簇性”，这一现象提示近期感染结核分枝杆菌者有分子流行病学联系，而对于非成簇的结核分枝杆菌，其基因型应表现为“唯一性”。结核病分子流行病学认为暴发流行的分离株是单个菌株的最近子代，它们具有相同的基因型。而与流行病学无关的分离株则具有不同的基因型。因此，“簇”（cluster）代表的是 DNA 特征高度相似或相同的一组结核分枝杆菌。研究认为感染患者的成簇结核分枝杆菌来自同一传染源，如果某两株菌株基因型完全相同，那它们就属于同一个基因分型簇。结核病患者中成簇的结核分枝杆菌比例越高，提示结核病患者是由相同基因分型簇的结核分枝杆菌感染所致，说明该地区有结核病暴发流行的可能，与之对应的成簇率最高的菌株型就是当地流行的优势株。被成簇株感染的患者可能来自同一个传染源或传播链，结核病防控人员据此可对相应的患者进行随访，迅速确定结核病传播的位置，有效进行干预，控制结核病的流行。成簇的危险因素可以通过比较成簇株和独立株的频数及患者相关特征进行评价。通过对基因分型数据与流行病学资料的监测分析，可以对一个区域的结核病病例的传播范围、途径、程度等进行全面评估。对于非成簇、分型独特的结核分枝杆菌，可能是由于初始感染的菌株再激活引起疾病复发，即内源性复燃所致。Mailis 等利用 MLVA 方法研究发现，委内瑞拉的土著人群结核病患者结核分枝杆菌分离株中成簇的比例高于 73.0%，同时该地区患结核病的人数较多，比平均发病率高，通过成簇率的高低可以反映出结核分枝杆菌的传播情况。北京基因型与耐药相关性的研究如表 3-4 所述。

表 3-4 结核分枝杆菌在不同地区的基因型分布及与耐药的关系

标本来源地	样本日期/数量	鉴定方法	北京家族比例/%	北京家族与耐药的关系	参考文献
俄国	2008～2010 年/2348 株	Spoligotyping，MIRU-VNTR	71.8	无显著相关性	Casali et al.，2012
中国新疆	2010～2011 年/655 株	RD105，MIRU-VNTR	85.5	未分析	Zhang et al.，2012
中国台北	2002～2004 年/356 株	Spoligotyping，MIRU-VNTR	52.5	无显著相关性	许卫国等，2007
新加坡	2006～2012 年/1612 株	Spoligotyping，MIRU-VNTR	45.8	无显著相关性	Lim et al.，2013
中国北京	2008 年/220 株	Spoligotyping	91.8	无显著相关性	曹晓慧等，2008
中国吉林	2008 年/333 株	Spoligotyping	89.5	未分析	Dong et al.，2010
中国山东	2006 年/135 株	Spoligotyping	85.9	无显著相关性	—
中国甘肃	2010 年/228 株	Spoligotyping	88.6	未分析	同重湘等，2010
中国上海	2005 年/91 株	Spoligotyping	89.0	无相关性	梅建等，2005
中国西藏	2007 年/216 株	Spoligotyping	90.3	未分析	Guo et al.，2011
中国西安	2007 年/104 株	Spoligotyping	83.7	无显著相关性	Dong et al.，2010
中国浙江	2008 年/70 株	Spoligotyping	70.0	无相关性	王晓萌等，2008
中国 13 省（自治区、直辖市）*	2010 年/2346 株	Spoligotyping	77.8	未分析	Dong et al.，2011
中国内蒙古	2011 年/372 株	spoligotyping，MIRU-VNTR	85.48	未分析	Guo et al.，2012
中国广西	2007 年/208 株	Spoligotyping	55.3	无显著相关性	刘飞鹰等，2007
中国 5 省（自治区、直辖市）**	2011 年/100 株	Spoligotyping	48.0	仅与利福平耐药有相关性	Guo et al.，2012
中国遵义	2012 年/100 株	Spoligotyping	48.0	无显著相关性	未发表
中国遵义	2014 年/150 株	Spoligotyping		无显著相关性	未发表

*表示 13 省（自治区、直辖市）具体为：新疆、西藏、甘肃、四川、广西、湖南、福建、浙江、安徽、河南、陕西、北京、吉林；

**表示 5 省（自治区、直辖市）具体为：北京、黑龙江、内蒙古、西藏、广东。

（一）对传染源的追踪

（1）识别内源性复燃与外源性再感染，查出“超级传播者” 对同一患者不同患病时间分离的结核分枝杆菌进行基因分型，可以区分是内源性复燃还是再感染。若复治患者前后两次分离的菌株基因型一致，可判定为内源性复燃；若基因型不一致则可判定为再感染，准确区分二者在新药评估和患者抗结核疗效判定中提高准确性。如 Godfrey-Faussett 等学者报道，有 5 例结核病患者规范化治疗满疗程后 2～19 个月内复发，将保存的治疗前分离的结核分枝杆菌和再次发病的分离株相比，4 例患者前后菌株基因型完全相同，证实为内源性复燃，属治疗失败；1 例患者前后基因型存在差异，为外源性再感染。

（2）鉴别新近感染、久远感染、混合感染，证实涂阴培阳者的传播情况及其危害程度 根据基因分型的指纹谱带进行分析，如果谱带相同，提示具有传播关系；反之，则无传播关系。如美国学者研究了 338 例结核病患者 DNA 指纹谱带，

238 例分离物指纹结果示谱带相似很少，证实该地域内患者群可能不是新近感染。对旧金山 927 例患者结核分枝杆菌指纹分析发现，新近传播多发生在当地出生患者，占 17.0%，1994 年传播者较 1991 年有减少，表明干预手段具有成效。同时 Behr 等学者的研究表明，涂阴培阳患者的传染性占 17.0%，证实涂阴培阳患者也具有传染性。

（3）区别医院内交叉感染和患者间重复感染　通过基因分型的指纹谱带分析，可以区分医院内患者间的交叉感染、同车间员工感染、家庭成员间互相感染及医疗器械检查过程中所引起的交叉感染。根据菌株的遗传进化分析，还可对发病时间进行分析，最终可判定最早的传染源及个别患者之间的传播关系。对法国一家医院 1 年内住院的 140 例结核病患者做 DNA 指纹图谱分析，发现医院内成簇的结核病患者并非医院内感染，而是在收容所和流动人员居住地被传播。

（二）监测结核病暴发流行中的传播关系

当一个地区发生结核病暴发流行，基因分型技术可以识别常规检测技术无法确定的传染源，因为暴发流行常常是同一病原菌株所传播。过去几十年，结核病防治研究相关文献中报道了 2～20 株基因型相同的结核分枝杆菌成簇感染病例群，从而采取相应措施，对结核病流行进行了控制。通过 MLVA 基因分型方法可以分析多种结核分枝杆菌亲缘关系图，了解该地区传播的优势菌株，绘制不同地区、不同毒力、不同耐药菌株的遗传图谱。研究表明，高感染地区菌株的 DNA 多态性比低感染地区菌株的少。有学者利用 MLVA 技术对 217 株西藏地区分离的结核分枝杆菌进行基因分型，结果显示西藏地区结核分枝杆菌存在明显的基因多态性，主要流行菌株以北京家族基因型为主。另外一项研究是对江苏省的 168 株结核分枝杆菌临床分离株进行 MLVA 分型，聚类分析后显示 VIII 型为主要流行基因型。此外，对福建 105 株结核分枝杆菌临床分离株基因型进行初步研究发现，I 型是当地的主要流行基因型。这些研究也证实了具有独特分子特征的不同基因家族存在各自不同的地区性分布和致病性。Kiers 等学者从荷兰 1 例儿童结核性脑膜炎的传染源，采取向心法和离心法追查其接触者，筛查了 6519 例人，其中有 276 例感染结核分枝杆菌，49 例患活动性肺结核，49 例中 28 例培养阳性患者的结核分枝杆菌分离株的 DNA 指纹都呈同一基因型图谱，5 个月后在英国查出了原始传染源。

（三）基因分型技术用于临床实验室的质量控制

实验室检查结果可能由于污染而造成菌株假阳性，从一名临床症状不支持结核病的患者标本中分离出结核分枝杆菌，这时可以考虑采用基因分型技术对同批操作的培阳菌株进行检测，若其与同批其他菌株型别相同，则可以证实交叉污染，从而避免错误诊断和治疗。Lemaitre 等研究者通过对 10 株怀疑被实验室污染的菌株进行基因分型，发现其基因型完全一致。一些关于实验室质量控制的研究报道指出，实验室的污染现象并不少见，但并没有引起相关人员的足够重视。如果条件允许，用基因分型的方法进行实验室质量的控制能够保证结核病实验诊断的正确性，防止结核病临床误诊和误治。

（四）建立结核分枝杆菌基因型资料库

结核病防治的目标是控制结核病的传播和流行。将基因分型研究的成果建立成基因资料库（如澳大利亚、加拿大、美国、荷兰等已逐步建立了结核分枝杆菌基因资料库），并有效地整合到结核病防控体系中，具有十分重要的意义。结核病在不同人群、不同地区的传播和流行存在一定差异，据 WHO 统计，全世界约 80% 的新发结核病患者分布在发展中国家。这些国家如果能够根据自身的特点，在基因分型的基础上，因地制宜地实施有效的干预防控措施，将会有效降低结核病的发病率，使结核病疫情逐渐下降。

三、基因分型技术在遵义地区的研究应用

（一）Spoligotyping 基因分型结果

2012 年遵义医学院附属医院对遵义地区提供的 100 株临床分离结核分枝杆菌进行基因分型，结果显示遵义地区北京家族菌株为优势菌株，所占比例低于国内其他地方报道的低，同时在本地区发现 47 种新的尚未鉴定的基因型（表 3-5）。

表 3-5　贵州遵义结核分枝杆菌北京家族、非北京家族及新基因型药敏情况

药物敏感性	北京家族		非北京家族		已知基因型		未知基因型		合计	
	例数	百分比/%	例数	百分比/%	例数	百分比/%	例数	百分比/%	例数	百分比/%
耐药	32（48）	66.7	33（52）	63.5	47（77）	61	18（23）	78.3	65（100）	65
敏感	16（48）	33.3	19（52）	36.5	30（77）	39	5（23）	21.7	35（100）	35
耐 SM	23（48）	47.9	26（52）	50	37（77）	48.1	12（23）	52.2	49（100）	49
耐 INH	22（48）	45.8	16（52）	30.8	30（77）	39	8（23）	34.8	38（100）	38
耐 RFP	20（48）	41.7	16（52）	30.8	27（77）	35.1	9（23）	39.1	36（100）	36
耐 EMB	15（48）	31.3	12（52）	23.1	19（77）	24.7	8（23）	34.8	27（100）	27
MDR-TB	17（48）	35.4	13（52）	25	23（77）	29.9	7（23）	30.4	30（100）	30
耐 LVF	6（17）	35.3	6（28）	21.4	8（26）	30.8	4（19）	21.1	12（45）	26.7
耐 CFX	3（17）	17.6	8（28）	28.6	8（26）	30.8	3（19）	15.8	11（45）	24.4
耐 CPM	2（17）	11.8	5（28）	17.9	4（26）	15.4	3（19）	15.8	7（45）	15.6
XDR-TB	2（17）	11.8	2（28）	7.1	3（26）	11.5	1（19）	5.3	4（45）	8.9

注：SM，链霉素；INH，异烟肼；RFP，利福平；EMB，乙胺丁醇。

应用 Spoligotyping 分型技术对 100 株肺结核临床分离株进行菌型鉴定。100 株肺结核临床分离株 Spoligotyping 指纹图谱表现出 2 个基因群（北京家族和非北京家族）、53 种基因型，其中 47 株为独特基因型，其余 53 株分为 6 簇，最大的一簇包含了 34 株菌，占所有菌株的 34.0%，为典型的北京基因型。此外，还有 4 株非典型的北京基因型，它们同属于北京家族菌株，故在研究的 100 株肺结核分离株中，北京家族菌株占总数的 38.0%。除北京家族菌株外，还检测到其他家族的结核分枝杆菌：T1（18 株）、T2（1 株）、T3（2 株）、MANU2（3 株）、H3（2 株）、U（1 株）和新基因型（35 株），见图 3-4。

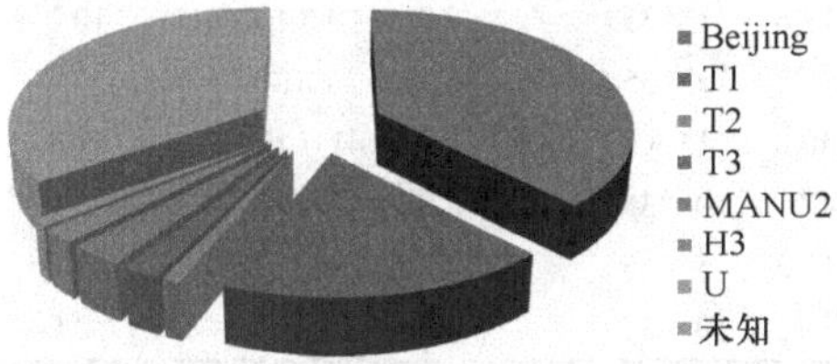

A. 肺结核

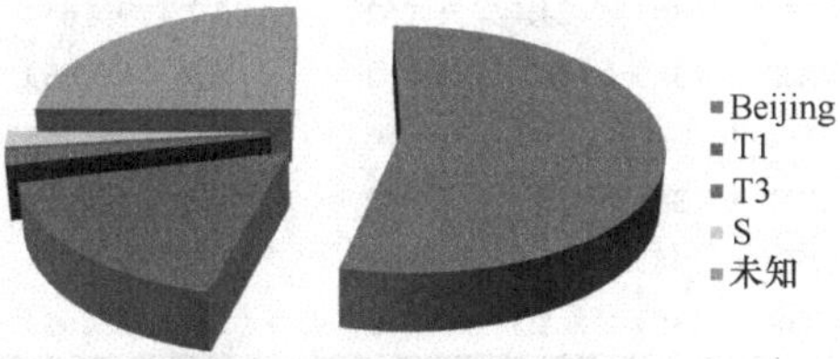

B. 肺外结核

图 3-4　结核临床分离菌株各家族构成图

Spoligotyping 分型方法将 52 株肺外结核分离株分为 2 个基因群（北京家族和非北京家族）、21 个基因型，其中 18 株为独特基因型，其余 34 株分为 3 簇，最大的一簇包含了 28 株菌，占所有菌株的 54%，为典型的北京基因型。除北京家族的结核分枝杆菌外，还检测到其他家族的结核分枝杆菌：T1（9 株）、T3（1 株）、S（1 株）和新基因型（13 株）。

肺结核临床分离株对 RFP、EMB、SM、CFX、LFX、GFX、MFX、AM、CM、PAS、Pre-XDR、XDR 的耐药率，北京家族高于非北京家族；对 INH、KM、PTO、MDR 的耐药率，北京家族低于非北京家族，见表 3-6。对于肺外结核临床分离株，其对 INH、RFP、EMB、SM、CFX、LFX、MFX、CM、PAS、MDR、Pre-XDR、XDR 的耐药率，北京家族高于非北京家族；对 GFX、KM、AM、PTO 的耐药率，北京家族低于非北京家族，见表 3-7。

表 3-6　100 株肺结核临床分离株药物敏感试验结果与基因型分布情况比较分析

药敏	北京家族		非北京家族		已知基因型		新基因型		总计	
	菌株数	耐药率/%	菌株数	耐药率/%	菌株数	耐药率/%	菌株数	耐药率/%	菌株数	耐药率/%
R	34（38）	89.5	57（62）	91.9	59（65）	90.8	32（35）	91.4	91（100）	91.0
S	4（38）	10.5	5（62）	8.1	6（65）	9.2	3（35）	8.6	9（100）	9.0
耐 INH	22（38）	57.9	37（62）	59.7	36（65）	55.4	23（35）	65.7	59（100）	59.0
耐 RFP	14（38）	36.8	9（62）	14.5	18（65）	27.7	5（35）	14.3	23（100）	23.0
耐 EMB	9（38）	23.7	3（62）	4.8	10（65）	15.8	2（35）	5.7	12（100）	12.0

续表

药敏	北京家族		非北京家族		已知基因型		新基因型		总计	
	菌株数	耐药率/%	菌株数	耐药率/%	菌株数	耐药率/%	菌株数	耐药率/%	菌株数	耐药率/%
耐 SM	17（38）	44.7	16（62）	25.8	27（65）	41.5	6（35）	17.1	33（100）	33.0
耐 Cfx	28（38）	73.7	36（62）	58.1	44（65）	67.7	20（35）	57.1	64（100）	64.0
耐 LFX	10（38）	26.3	7（62）	11.3	12（65）	18.5	5（35）	14.3	17（100）	17.0
耐 GFX	3（38）	7.9	4（62）	6.5	5（65）	7.7	2（35）	5.7	7（100）	7.0
耐 MFX	6（38）	15.8	7（62）	11.3	9（65）	13.8	4（35）	11.4	13（100）	13.0
耐 KM	2（38）	5.3	4（62）	6.5	5（65）	7.7	1（35）	2.9	6（100）	6.0
耐 AM	5（38）	13.2	1（62）	1.6	6（65）	9.2	0（35）	0	6（100）	6.0
耐 CM	8（38）	21.1	2（62）	3.2	9（65）	13.8	1（35）	2.9	10（100）	10.0
耐 PAS	4（38）	10.5	3（62）	4.8	5（65）	7.7	2（35）	5.7	7（100）	7.0
耐 PTO	15（38）	39.5	26（62）	41.9	26（65）	40.0	15（35）	42.9	41（100）	41.0
耐 MDR	1（38）	2.6	2（62）	3.2	3（65）	4.6	0（35）	0	3（100）	3.0
Pre-XDR	6（38）	15.8	7（62）	11.3	8（65）	12.3	5（35）	14.3	13（100）	13.0
耐 XDR	2（38）	5.3	0（62）	0	2（65）	3.1	0（35）	0	2（100）	2.0

注：INH，异烟肼；RFP，利福平；EMB，乙胺丁醇；SM，链霉素；Cfx，环丙沙星；LFX，左氧氟沙星；GFX，加替沙星；MFX，莫西沙星；KM，卡拉霉素；AM，阿米卡星；CM，卷曲霉素；PAS，对氨基水杨酸；PTO，丙硫异烟胺；MDR，耐多药；Pre-XDR，早期广泛耐药；XDR，广泛耐药。

表 3-7　52 株肺外结核临床分离株药物耐药表型与基因型分布情况比较分析

耐药型	北京家族		非北京家族		已知基因型		新基因型		总计	
	菌株数	耐药率/%	菌株数	耐药率/%	菌株数	耐药率/%	菌株数	耐药率/%	菌株数	耐药率/%
R	16（28）	57.1	14（24）	58.3	23（39）	59.0	7（13）	53.8	30（52）	57.7
S	12（28）	42.9	10（24）	41.7	16（39）	41.0	6（13）	46.2	22（52）	42.3
INH	9（28）	33.7	4（24）	16.7	11（39）	28.2	2（13）	15.4	13（52）	25.0
RFP	7（28）	25.0	2（24）	8.3	8（39）	20.5	1（13）	7.7	9（52）	17.3
EMB	6（28）	21.4	1（24）	4.2	7（39）	17.9	0（13）	0	7（52）	13.5
SM	7（28）	25.0	1（24）	4.2	8（39）	20.5	0（13）	0	8（52）	15.4
CFX	12（28）	42.9	6（24）	25.0	14（39）	35.9	4（13）	30.8	18（52）	34.6
LFX	6（28）	21.4	4（24）	16.7	8（39）	20.5	2（13）	15.4	10（52）	19.2
GFX	2（28）	7.1	3（24）	12.5	3（39）	7.7	2（13）	15.4	5（52）	9.6
MFX	6（28）	21.4	3（24）	12.5	7（39）	17.9	2（13）	15.4	9（52）	17.3
KM	1（28）	3.6	1（24）	4.2	2（39）	5.1	0（13）	0	2（52）	3.8
AM	0（28）	0	1（24）	4.2	1（39）	2.6	0（13）	0	1（52）	1.9
CM	1（28）	3.6	0（24）	0	1（39）	2.6	0（13）	0	1（52）	1.9
PAS	2（28）	7.1	0（24）	0	2（39）	5.1	0（13）	0	2（52）	3.8
PTO	6（28）	21.4	7（24）	29.2	9（39）	23.1	4（13）	30.8	13（52）	25.0
MDR	2（28）	7.1	0（24）	0	2（39）	5.1	0（13）	0	2（52）	3.8
Pre-XDR	4（28）	14.3	2（24）	8.3	5（39）	12.8	1（13）	7.7	6（52）	11.5
XDR	1（28）	3.6	0（24）	0	1（39）	2.6	0（13）	0	1（52）	1.9

注：药物缩写对应的中文全称与表 3-5 和表 3-6 同；R，对任何一种药物耐药的菌株；S，全敏感菌株。

肺结核临床分离株对 RFP、EMB、SM、CFX、LFX、GFX、MFX、KM、AM、CM、PAS、MDR、XDR 的耐药率，已知基因型高于新基因型；对 INH、PTO、Pre-XDR 的耐药率，已知基因型低于新基因型。肺外结核临床分离株对 INH、RFP、EMB、SM、CFX、LFX、MFX、KM、AM、CM、PAS、MDR、Pre-XDR、XDR 的耐药率，已知基因型高于新基因型；其对 GFX、PTO 的耐药率，已知基因型（7.7%、23.1%）低于新基因型（15.4%、30.8%）。

将 100 株肺结核临床分离株和 52 株肺外结核临床分离株分别与 SITVIT 数据库进行比对，结果显示对于肺结核和肺外结核分离菌株，北京家族为主要基因型，所占比例分别为 38.0%和 54.0%，其次为 T1 家族，新基因型所占比例也较大。北京基因型与非北京基因型（即除北京基因型外的其他基因型）对结核分枝杆菌各种耐药类型 MR、PDR、MDR、Pre-XDR、XDR 和 S 的差异无统计学意义（χ^2 分别为 5.400、5.756，$P>0.05$），见表 3-8、表 3-9。

表 3-8 100 株肺结核临床分离株耐药表型与 Spoligotyping 分型的关系

基因分型	菌株数	PDR	MDR	Pre-XDR	XDR	S
Beijing	38	19	1	6	2	4
T1	18	9	1	1	0	2
T2	1	1	0	0	0	0
T3	2	1	1	0	0	0
MANU2	3	1	0	0	0	0
H3	2	1	0	1	0	0
U	1	1	0	0	0	0
New	35	16	0	5	0	3
总计	100	49	3	13	2	9

注：New 为基因型未与 SITVIT 数据库比对上的菌株数。

表 3-9 52 株肺外结核临床分离株耐药表型与 Spoligotyping 分型的关系

基因分型	菌株数	MR	PDR	MDR	Pre-XDR	XDR	S
Beijing	28	1	8	2	4	1	12
T1	9	3	3	0	0	0	3
T3	1	0	0	0	0	0	1
S	1	0	0	0	1	0	0
New	13	5	1	0	1	0	6
总计	52	9	12	2	6	1	22

注：New 为基因型未与 SITVIT 数据库比对上的菌株数量。

（二）MLVA 分析结果

采用国际标准的 15 位点与中国疾病预防控制中心（CDC）建议的 15 位点进行

MLVA 分型，通过计算不同组合汉高指数，确定最终本地区分型位点。国际 VNTR-15 位点聚类将 100 株肺结核分离株分为 5 个基因群（Ⅰ群、Ⅱ群、Ⅲ群、Ⅳ群、Ⅴ群），其中Ⅰ群所占比例最大为 37.0%，Ⅱ群占 11.0%，Ⅲ群占 28.0%，Ⅳ群占 11.0%，Ⅴ群占 13.0%，全部为独特基因型，其分辨率为 1。国内 VNTR-15 位点组合可将该组菌株分为 97 个基因型，其中 95 株为独特基因型，其余 5 株可分为 2 簇，成簇率为 5.0%，其分辨率为 0.9992，见表 3-10。

表 3-10　100 株肺结核临床分离株各位点重复单位多态性分布

点名称	*h*	组数	不同 VNTR 位点重复次数（菌株数）
ETRA	0.630	6	0（1）、1（1）、2（16）、3（50）、4（30）、5（2）
ETRB	0.469	3	1（34）、2（64）、3（2）
ETRC	0.210	3	2（5）、3（7）、4（88）
ETRD	0.552	7	1（1）、2（28）、3（60）、4（1）、5（7）、6（2）、8（1）
ETRE	0.728	8	1（1）、2（1）、3（35）、4（30）、5（23）、6（4）、7（4）、8（2）
MIRU10	0.640	6	1（9）、2（44）、3（39）、4（4）、5（2）、6（2）
MIRU16	0.586	6	0（4）、1（1）、2（60）、3（13）、4（17）、5（5）
MIRU23	0.125	5	1（2）、2（1）、4（2）、5（93）、6（2）
MIRU26	0.838	10	0（2）、1（4）、2（2）、3（3）、4（2）、5（17）、6（15）、7（21）、8（21）、9（13）
MIRU27	0.409	2	2（15）、3（75）
MIRU39	0.517	4	1（1）、2（57）、3（39）、5（3）
MIRU40	0.669	7	1（3）、2（16）、3（51）、4（19）、5（5）、6（5）、8（1）
Mtub4	0.697	5	2（1）、3（33）、4（17）、5（39）、6（10）
Mtub21	0.737	6	1（10）、2（4）、3（37）、4（26）、5（21）、9（2）
Mtub30	0.504	3	2（48）、3（1）、5（51）
Mtub39	0.469	7	0（1）、1（1）、2（11）、3（4）、4（71）、5（5）、6（7）
QUB11B	0.824	8	0（3）、2（17）、3（15）、4（15）、5（22）、6（22）、7（5）、8（1）
QUB26	0.713	8	0（1）、2（5）、3（1）、4（5）、5（4）、6（24）、7（16）、8（44）
QUB4156c	0.521	5	1（6）、2（65）、3（6）、4（21）、5（2）

注：*h* 为等位基因多态性。

国际 VNTR-15 位点聚类将 52 株肺外结核分离株分为 3 个基因群（Ⅰ群、Ⅱ群、Ⅲ群），其中Ⅰ群占 25.0%，Ⅱ群占 19.2%，Ⅲ群所占比例最大为 55.8%；分为 47 个基因型，其中 43 株为独特基因型，其余 9 株分为 4 簇，成簇率为 17.3%，其分辨率为 0.9955。国内 VNTR-15 位点组合将该组菌群分为 46 个基因型，其中 42 株为独特基因型，其余 10 株分为 4 簇，成簇率为 19.2%，其分辨率为 0.9932，见表 3-11。

表 3-11 52 株肺外结核临床分离株各位点重复单位多态性分布

位点名称	*h*	组数	不同 VNTR 位点重复次数（菌株数）
ETRA	0.535	4	2（4）、3（16）、4（31）、5（1）
ETRB	0.363	2	1（13）、2（39）
ETRC	0.091	2	2（3）、4（49）
ETRD	0.291	5	2（43）、4（2）、5（5）、6（1）、8（1）
ETRE	0.569	5	2（3）、3（17）、6（2）、7（29）、9（1）
MIRU10	0.579	5	1（3）、2（24）、3（23）、4（1）、5（1）
MIRU16	0.287	3	0（4）、2（43）、3（5）
MIRU23	0.056	2	5（50）、6（2）
MIRU26	0.810	8	0（1）、1（1）、4（4）、5（11）、6（6）、7（12）、8（13）、9（4）
MIRU27	0.218	2	2（7）、3（45）
MIRU39	0.544	4	1（1）、2（32）、3（11）、5（8）
MIRU40	0.449	5	1（2）、2（9）、3（37）、4（2）、5（2）
Mtub4	0.626	6	0（1）、3（13）、4（3）、5（5）、6（28）、7（2）
Mtub21	0.784	6	1（8）、3（15）、4（16）、5（11）、6（1）、9（1）
Mtub30	0.463	2	2（20）、5（32）
Mtub39	0.401	5	2（7）、3（1）、4（39）、5（4）、6（1）
QUB11B	0.782	6	2（3）、3（8）、4（5）、5（11）、6（18）、7（6）
QUB26	0.635	8	1（1）、2（1）、4（1）、6（5）、7（19）、8（24）、10（1）、11（1）
QUB4156c	0.530	4	1（1）、2（32）、3（5）、4（14）

注：*h* 为等位基因多态性。

参考文献

曹晓慧，刘志广，赵秀芹，等. 2008. 220 株结核分枝杆菌北京临床分离株的基因分型研究. 中国人兽共患病学报, 24(5): 412-417.

车洋，董红军，于梅. 2011. MIRU 基因分型技术在结核病分子流行病学中的研究进展. 中国公共卫生管理, 27(5): 472-474.

黄丽萍，石荔. 2010. 结核分枝杆菌的株水平鉴定和基因分型技术研究进展. 中国呼吸与危重症监护杂志, 9(2): 216-219.

蒋毅，张丽水，赵秀芹. 2007. MLVA 技术用于福建 105 株结核分枝杆菌基因分型的初步研究. 中国人兽共患病学报, 23(1): 1-4.

刘飞鹰，刘志广，王喜文，等. 2007. Spoligotyping 对广西地区 208 株结核分枝杆菌临床分离株的基因分型. 中国人兽共患病学报, 23(12): 1226-1230.

刘梅，罗涛，杨崇广,等. 2015.不同可变数目串联重复序列组合鉴定结核分枝杆菌临床菌株分型的效果. 中华结核和呼吸杂志, 38(10): 746-750.

吕冰，高守一，万康林. 2010. 结核分枝杆菌分子分型技术研究进展. 中国人兽共患病学报,

26(5): 487-490.
梅建, 沈鑫, 查佳, 等. 2005. 上海市2000～2002年91株结核分枝杆菌分子流行病学分析. 中华流行病学杂志, 26(9): 707-710.
石荔, 范昕建, 万康林. 2007. 多位点可变串联重复序列技术用于西藏地区结核分枝杆菌基因分型的初步研究. 中华流行病学, 28(25): 477-481.
同重湘, 刘志广, 马建军, 等. 2010. 甘肃省228 株结核分枝杆菌临床分离株Spoligotyping分型研究. 实用预防医学, 17(4): 625-628.
王晓萌, 刘志广, 柳正卫, 等. 2008. 70株浙江省结核分枝杆菌临床分离株Spoligotyping基因分型研究. 中国预防医学杂志, 9(11): 946-749.
王晓萌, 吕冰, 柳正卫, 等. 2008. Spoligotyping和MLVA用于71株浙江省结核分枝杆菌临床分离株基因分型的初步研究. 中国人兽共患病学报, 24(12): 1090-1094.
许卫国, 虞浩, 杨丹丹. 2007. 数目可变串联重复序列用于江苏省168株结核分支杆菌株的基因分型研究. 南京医科大学学报(自然科学版), 27(12): 1509-1513.
Allix-Béguec C, Wahl C, Hanekom M, et al. 2014. Proposal of a consensus set of hypervariable mycobacterial interspersed repetitive-unit-variable-number tandem-repeat loci for subtyping of *Mycobacterium tuberculosis* Beijing isolates. Journal of Clinical Microbiology, 52(1): 164-172.
Brosch R, Gordon S V, Billault A, et al. 1998. Use of a *Mycobacterium tuberculosis* H37Rv bacterial artificial chromosome library for genome mapping, sequencing, and comparative genomics. Infection and Immunity, 66(5): 2221-2229.
Brudey K, Driscoll JR, Rigouts L, et al. 2006. *Mycobacterium tuberculosis* complex genetic diversity: mining the fourth international spoligotyping database (SpolDB4) for classification, population genetics and epidemiology. BMC Microbiology, 6: 1-17.
Casali N, Nikolayevskyy V, Balabanova Y, et al. 2012. Microevolution of extensively drug-resistant tuberculosis in Russia. Genome Res. 22: 735-745.
Chen L, Li NN, Zhiguang Liu ZG, et al. 2012. Genetic diversity and drug susceptibility of *Mycobacterium tuberculosis* isolates from Zunyi, one of the highest-incidence-rate Areas in China. J Clin Microbiol, 50: 1043-1047.
Desikan S, Narayanan S. 2015. Genetic markers, genotyping methods & next generation sequencing in *Mycobacterium tuberculosis*. Indian J Med Res, 141: 761-774.
Dong H, Liu Z, Lv B, et al. 2010. Spoligotypes of *Mycobacterium tuberculosis* from different Provinces of China. J Clin Microbiol, 48: 4102-4106.
Dou HY, Tseng FC, Lin CW, et al. 2008. Molecular epidemiology and evolutionary genetics of *Mycobacterium tuberculosis* in Taipei. BMC Infect Dis, 22: 170-173.
Dye C. 2006. Global epidemiology of tuberculosis. Lancet, 367: 938-940.
Ei PW, Aung WW, Lee JS, et al. 2016. Molecular strain typing of *Mycobacterium tuberculosis*: a review of frequently used methods. J Korean Med Sci, 31: 1673-1683.
Frothingham R, Meekero'Connell WA. 1998. Genetic diversity in the *Mycobacterium tuberculosis* complex based on variable numbers of tandem DNA repeats. Microbiology, 144(5):1189-1196.
Godfrey-Faussett P, Githui W, Batchelor B, et al. 1994. Recurrence of HIV-related tuberculosis in an endemic area may be due to relapse or reinfection. Tubercle & Lung Disease the Official Journal of the International Union Against Tuberculosis & Lung Disease, 75(3): 199-202.
Guo YL, Liu Y, Wang SM, et al. 2011. Genotyping and drug resistance patterns of *Mycobacterium tuberculosis* strains in five provinces of China. International J Tuberculosis Lung Disease, 15: 789-794.

Gutierrez MC, Brisse S, Brosch R, et al. 2005. Ancient origin and gene mosaicism of the progenitor of *Mycobacterium tuberculosis*. Plos Pathogens, 1(1):e5.

Kamerbeek J, Schouls L, Kolk A, et al. 1997. Simultaneous detection and strain differentiation of Mycobacterium tuberculosis for diagnosis and epidemiology. Journal of Clinical Microbiology, 35(4): 907.

Kiers A, Drost A P, Van S D, et al. 1997. Use of DNA fingerprinting in international source case finding during a large outbreak of tuberculosis in the Netherlands. International Journal of Tuberculosis & Lung Disease the Official Journal of the International Union Against Tuberculosis & Lung Disease, 1(3): 239-245.

Lemaltre N, Sougakoff W, Truffot-Pernot C, et al. 1998.Use of DNA fingerprinting for primary surveillance of nosocomial tuberculosis in a large urban hospital: detection of outbreaks in homeless people and migrant workers. Int J Tuberc Lung Dis, 2(5): 390-396.

Lim LK, Sng LH, Win W, et al. 2013. Molecular epidemiology of *Mycobacterium tuberculosis* complex in Singapore. 2006-2012. PLoS One. 8(12): e84487.

Luo T, Yang C, Pang Y, et al. 2014. Development of a hierarchical variable-number tandem repeat typing scheme for *Mycobacterium tuberculosis* in China.PLoS One, 9(2): e89726.

Maes M, Kremer K, van Soolingen D, et al. 2008. 24- Locus MIRU- VNTR genotyping is a useful tool to study the molecular epidemiology of tuberculosis among Warao Amerindians in Venezuela. Tuberculosis, 88: 490-494.

Magdalena J, Locht C. 1998. Specific differentiation between *Mycobacterium bovis* BCG and virulent strains of the *Mycobacterium tuberculosis* complex. Journal of Clinical Microbiology, 36(9): 2471-2476.

Mathema B, Kurepina NE, Bifani PJ, et al. 2006. Molecular epidemiology of tuberculosis: current Insights. Clincal Microbiology Reviews, 19: 658-685.

Reynaud Y, Zheng C, Wu G, et al. 2017. Bayesian population structure analysis reveals presence of phylogeographically specific sublineages within previously ill-defined T group of *Mycobacterium tuberculosis*. PLoS One. 12(2):e0171584.

Supply P, Allix C, Lesjean S, et al. 2006. Proposal for standardization of optimized mycobacterial interspersed repetitive unit-variable-number tandem repeat typing of *Mycobacterium tuberculosis*. J Clin Microbiol, 44(12): 4498-4510.

Yu Q, Su Y, Lu B, et al. 2013. Genetic diversity of *Mycobacterium tuberculosis* isolates from Inner Mongolia, China. PLoS One, 8(5): e57660-5765.

Zhang J, Mi LG, Wang YZ, et al. 2012. Genotypes and drug susceptibility of *Mycobacterium tuberculosis* isolates in Shihezi, Xinjiang Province, China. BMC Res Notes, 19: 309-312.

第四章　结核分枝杆菌全基因组测序

近几年，提取结核病患者样本病原体基因组信息的方式发生了重大转变。DNA 测序技术由复杂的手工操作时代发展到全自动的高通量快速测序时代，由最初复杂的化学法测定发展到先进的计算机自动化快速精确测序。目前新一代的单分子测序技术也日趋完善，DNA 测序技术的发展对研究结核病感染、耐药机制提供了新的技术途径，成为分析临床实际问题的有效技术工具。

1998 年，英国 Sanger 中心的 Cole 等完成了第一株结核分枝杆菌 H37Rv 的全基因组测序，相关文章 *Deciphering the Biology of Mycobacterium tuberculosis from the Complete Genome Sequence* 发表于 *Nature* 杂志上。随着第一株结核分枝杆菌全基因组序列的公布，开启了应用比较基因组学对结核分枝杆菌菌体结构及功能的研究进入后基因组时代，对深化了解结核分枝杆菌的生物学特性、致病能力和耐药机制具有重要作用，为开发新型的抗结核药物、抗结核疫苗，以及结核病耐药基因组分析均带来了深远影响。可以说 H37Rv 全基因测序的成功，是结核分枝杆菌研究领域中的里程碑。随着新技术的发展，测序成本降低，测序周期缩短，在未来十几年，越来越多的结核分枝杆菌全基因组序列会被公开，结核病相关的诸多问题也会得到一些新的观点，目前已经公布的全基因组测序结果已达数千株，随着互联网技术的发展与普及，BLAST、FASTA、CLUSTAL 等大型生物信息数据库系统得到了充分的完善，为结核分枝杆菌基因组学改变对结核分枝杆菌生物进化分类、毒力因子、药物作用靶点、耐药机制的研究提供了新的思路与方法，以及强有力的数据支撑平台。

第一节　测序技术的发展过程

结核分枝杆菌全基因组测序数据的快速增长一方面是依靠测序原理的发展，另一方面是依靠计算机技术发展带来的快速、高效、精确的检测模式。按照技术原理可以将测序技术划分为三个发展过程。

一、第一代 DNA 测序技术

1975 年，英国生物化学家 Frederick Sanger 发明了 Sanger 法测序技术，这是第一代测序设备的核心工作原理，因为该项技术的发明为 DNA 分析提供了新的技术途径，Sanger 由此获得了 1980 年的诺贝尔化学奖。Sanger 曾于 1958 年完整地测定了胰岛素的氨基酸序列，从而证明蛋白质具有明确的构造而获得了 1958 年的诺贝尔化学奖，他是唯一一个两次获得诺贝尔奖的生物科学家。

Sanger 双脱氧末端终止法用于测定 DNA 一级结构，其原理是采用核苷酸链终止剂双脱氧核苷酸来终止 DNA 的延长。由于它缺少形成 3′, 5′-磷酸二酯键所需要的 3-OH 基，一旦掺入到 DNA 链中，此 DNA 链就不能进一步延长。根据碱基配对原则，每当 DNA 聚合酶需要 dNTP 掺入到正常延长的 DNA 链中时，就有两种可能性：一是掺入 ddNTP，结果导致脱氧核苷酸链延长的终止；二是掺入 dNTP，使 DNA 链仍可继续延长，直至参入下一个 ddNTP。根据这一方法，就可得到一组以 ddNTP 结尾的长短不一的 DNA 片段。每一 dNTP 和 ddNTP 的相对浓度是可以调整的，可以使反应得到一组长几个到几千个碱基对的终止 DNA 产物，但终止并非在相同的核苷酸上，所以由此可以得到长度不同的 DNA 片段，利用聚丙烯酰胺凝胶电泳按泳带可读出 DNA 序列。

第一代 DNA 测序技术是指利用化学降解法、双脱氧链终止法，以及基于上述原理发展而来的各类 DNA 测序技术。第一代 DNA 测序技术是利用荧光标记和 Sanger 双脱氧链终止法的荧光自动化测序技术完成，目前荧光自动化测序仪仍被广泛应用于各科研机构。1998 年 Cole 等完成的第一株 H37Rv 全基因组测序便是使用第一代 DNA 测序技术完成的。

二、第二代 DNA 测序技术

第二代测序技术（second generation sequencing technology）的核心是边合成边测序（sequencing by synthesis），通过捕获新合成末端的标记来确定 DNA 的序列，目前第二代测序技术平台主要包括罗氏 454 公司的 FLX、Illumina 公司的 Solexa Genome Analyzer 及 ABI 公司的 SOLiD 测序系统。第二代测序技术较第一代测序技术而言，最显著的特征是高通量测序，能够一次性完成几十万到几百万条 DNA 分子的序列测定。多年来，测序方法的创新，以及分子生物学和自动化的发展提高了 DNA 测序的技术能力，同时减少了测序成本，使 DNA 的阅读数以百计长度的碱基对为单位，并大规模丰富基因数据库。罗氏 454 公司的 FLX 测序系统的测序片段长，高质量的读长（read）能达到 400bp，其原理是在 DNA 聚合酶、ATP 硫酸化酶、荧光素酶和双磷酸酶的作用下，将每一个 dNTP 的聚合与一次化学发光信号的释放偶联在一起，通过检测化学发光信号的有无及强度的大小来达到实时检测 DNA 序列的目的。

Illumina 公司的 Solexa 测序性价比最高，不仅设备的售价较另外两个测序系统便宜，而且运行成本也更为低廉。Illumina Genome Analyzer 测序的基本原理是边合成边测序，利用基因组 DNA 的随机片段附着到光学透明的玻璃表面（Flow cell），这些 DNA 片段经过延伸和桥式扩增后，在 Flow cell 上形成了数以亿计的簇（cluster），每个 cluster 是具有数千份相同模板的单分子簇，然后利用带荧光基团的 4 种特殊脱氧核糖核苷酸，通过可逆性终止边合成边测序（SBS）技术对待测的模板 DNA 进行测序。

ABI 公司的 SOLiD 测序精确度较上述两套测序系统高，也是目前第二代测序技术中精确度最高的测序系统。它的原理是用连接法测序获得基于"双碱基编码原理"的 SOLiD 颜色编码序列，随后的数据分析比较原始颜色序列与转换成颜色编码的参考序列（reference 序列），把 SOLiD 颜色序列定位到参考序列上，同时校正测序错误，并可结合原始颜色序列的质量信息发现潜在 SNP 位点。

在第二代 DNA 测序技术平台的推动下，一些生物学研究的新领域逐步涌现。真核生物的基因组 DNA 是以染色质的形式存在，因此，研究蛋白质与 DNA 在染色质环境下的相互作用是阐明真核生物基因表达机制的基本途径。基于新一代测序技术，科研人员可以利用染色质免疫共沉淀（chromatin immuno precipitation，ChIP）技术来阐明 DNA 与蛋白质的相互作用。ChIP 技术是研究体内蛋白质与 DNA 相互作用的重要工具，在过去的十几年已经成为表观遗传信息研究的主要方法。ChIP 技术不仅可以检测体内反式因子与 DNA 的动态作用，还可以用来研究转录因子和基因表达与组蛋白的各种共价修饰之间的关系。ChIP 技术的原理是利用新一代的高通量测序技术，在生理状态下将细胞内的 DNA 与蛋白质交联在一起，通过超声波将染色质打碎后，把要研究的目的蛋白质特异性抗体沉淀这种交联复合体，特异性地富集目的蛋白质结合的 DNA 片段，通过对目的片段的纯化与检测，从而获得蛋白质与 DNA 相互作用信息，并且获取全基因组范围内组蛋白各种修饰状态、转录因子结合位点的高分辨率分布图。

三、第三代 DNA 测序技术

第三代 DNA 测序技术原理主要分为两大部分：第一部分原理是单分子荧光测序技术，该技术的代表产品是美国螺旋生物（Helicos）的单分子测序（SMS）技术和美国太平洋生物（Pacific Bioscience）的单分子实时测序（SMRT）技术。利用荧光标记脱氧核苷酸，通过显微镜可以实时记录荧光强度的变化。当已被荧光标记的脱氧核苷酸掺入到 DNA 链时，它的荧光标记就会同时在 DNA 链上探测到。当与 DNA 链形成化学键后，它的荧光基团会被 DNA 聚合酶切除，从而造成荧光消失。这种荧光标记脱氧核苷酸并不会影响 DNA 聚合酶的活性，并且在荧光基因被切除之后，合成的 DNA 链和天然的 DNA 链完全一样。

第二部分原理是纳米孔测序，英国牛津纳米孔公司的测序系统便以该技术为基础。这种新型纳米孔测序法（nanopore sequencing）是利用电泳技术，借助电泳驱动力将单个分子逐一通过纳米孔来实现序列测定。由于纳米孔的直径非常细小，这种细小的孔径仅允许单个核酸聚合物通过，A、T、C、G 单个碱基的带电性质并不一样，通过电信号差异性的不同来测出通过该纳米孔的的碱基类别，完成序列的测定。第三代测序平台具有测序速度快、可以一次性完成数千碱基的检测、测序精度高、能够直接完成 RNA 序列检测等特点。

第二节　结核病的现状与比较基因组学的意义

一、结核病的现状

随着 20 世纪 50 年代抗结核药物的发现，其强有力的抗结核分枝杆菌作用使得结核病疫情得到了有效的控制。人们曾一度认为结核病是一种和天花一样能够被彻底消灭的传染病，但由于卫生监管力度的不足及抗结核药的不规范化使用，诱导并促进了耐药菌株的产生，使得结核病的治疗变得日益困难，特别是耐药及耐多药结核病（MDR-TB）和广泛耐药结核病（XDR-TB）的出现。2016 年 10 月 14 日，WHO 发布了数据涵盖 202 个国家和地区 99%人口及结核病病例的 2016 年结核病全球报告：2015 年，世界范围内估计有 1040 万新发病例，其中，男性 590 万、女性 350 万、儿童 100 万，估计有 48 万新发 MDR-TB 和 10 万耐利福平（RR-TB）病例，印度、中国和俄罗斯三个国家占所有这 58 万病例的 45%，这 58 万耐药病例中只有 12.5 万（20%）患者得到了治疗，2013 年 MDR-TB 病例队列的治疗成功率为 52%。2015 年有 140 万人死于结核病，另外有 40 万人死于人类免疫缺陷病毒(HIV)/TB 双重感染，2000～2015 年，15 年间全球避免了 4900 万结核病患者死亡，但目前诊断和治疗缺口仍然还很大，结核病的疫情仍然十分严重。迄今，结核病的耐药机制尚不完全清楚，多项研究都证实了基因突变是造成结核病耐药的主要原因。分析并研究结核病耐药相关基因，对早期发现耐药结核病患者、及时调整治疗方案、减少耐药结核病的传播具有重要的意义。结核分枝杆菌全基因组测序是通过高通量的测序方法及仪器对结核分枝杆菌 DNA 全基因组序列进行检测，分析出结核分枝杆菌完整的全基因组碱基信息（图 4-1）。把获得的信息与已知结核分枝杆菌标准菌株 H37Rv 进行对比，对比过程可以通过 BLAST 数据库完成（http://blast.ncbi.nlm.nih.gov/）。若对比结果与标准菌株存在差异，则认为该位点存在基因突变。通过比较不同细菌基因组间的基因改变的差异，可为研究基因改变后对基因功能、表达机制和物种进化的影响提供基因组学机制。获取结核分枝杆菌进化、致病因子、药物靶点等信息，通过研究结果向临床转化，可为临床结核病的诊治提供新的方法。

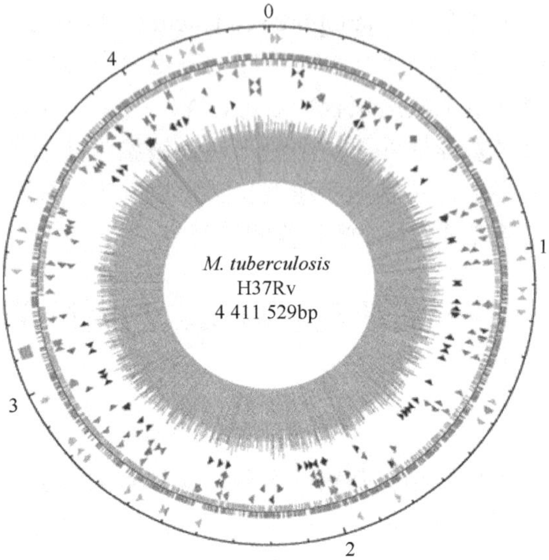

图 4-1　H37Rv 标准菌株全基因序列圈图

二、比较基因组学

比较基因组学是指在基因组测序及图谱的基础上，利用对某个基因组的研究所获得的信息去预测其他生物群类的基因的数量、位置及功能、表达机制和物种进化的学科。随着测序技术的更新加快，以及对结核分枝杆菌全基因组测序和生物信息技术的研究，将其应用于比较基因组学中，从而获得有关结核分枝杆菌相关的毒力因子、进化与分类、药物作用靶点等生物信息，将有助于了解人类历史长河中结核病从农耕文明到现代社会的遗传背景。人类历史上的重大事件都在肺结核致病菌的 DNA 上留下了印记，展示了结核分枝杆菌如何成为广泛抵抗抗菌药物的全球性杀手，将这些研究成果应用于结核病的临床诊断和治疗的实践中去，具有重大而深远的意义。

在结核分枝杆菌的研究领域中，目前已经有 5 株模式菌株完成了全基因组测序，它们分别是 H37Rv、CDC1551、牛型结核分枝杆菌 AF2122/97、鸟型结核分枝杆菌、麻风分枝杆菌。对临床结核病研究而言，H37Rv 及 CDC1551 具有重要意义。1998 年，英国 Sanger 中心的 Cole 等首次完成了结核分枝杆菌 H37Rv 全基因组测序，其基因组共有 4 411 529bp，约 3927 个开放阅读框，占整个基因编码容量的 90.9%，有功能蛋白质约占 40%，孤儿蛋白约占 20%。2001 年美国科学家完成了美国临床分离株 CDC1551，其与 H37Rv 极为相似，基因组大小为 4 403 836bp，约 4186 个开放阅读框，占整个基因组编码容量的 90.7%。2003 年牛结核分枝杆菌 AF2122/97 测序完成，其基因大小约为 4 345 492bp，约有

3920 个开放阅读框，占整个基因编码容量的 90.5%。不可思议的是，牛型结核分枝杆菌 AF2122/97 基因组与结核分枝杆菌基因组有 99.5%是相同的，但是遗传信息缺失已经导致了牛型结核分枝杆菌 AF2122/97 基因组的减小。结核分枝杆菌 G+C 含量明显高于其他普通细菌，人结核分枝杆菌 G+C 比例约为 65%。

三、结核分枝杆菌基因组序列比较

（一）不同来源结核分枝杆菌 H37Rv 菌株全基因组序列比较

大量结核分枝杆菌样本的全基因组序列数据的公布，使得人们对结核分枝杆菌有了更进一步的了解，目前结核分枝杆菌各个不同领域的研究也在广泛的开展。H37Rv 是实验室常用的标准菌株，当获取待研究结核分枝杆菌菌株的全基因组序列后，通常是与 H37Rv 标准菌株进行比较。但不同地区实验室来源的 H37Rv 基因组序列存在一定的差异。通过测序发现，来源于不同实验室的 H37Rv 菌株通常存在 5～10 个 DNA 序列的多态性改变，这种在基因组水平上由单个核苷酸的变异所引起的 DNA 序列多态性改变［单核苷酸多态性（single nucleotide polymorphism，SNP）］是 DNA 遗传变异中最常见的改变形式。有些 H37Rv 菌株还存在 IS6110 成分及重复序列的缺失，使常规的基因分型鉴定技术无法区分其与标准 H37Rv 基因型别之间的差异。H37Rv 菌株在传代过程中 IS6110 成分的丢失证实了 IS6110 在结核分枝杆菌基因进化过程中发挥着重要作用。由于使用的 H37Rv 菌株在发生持续的进化，因此不同来源的菌株可能因这种多态性变化而影响试验数据的对比。

（二）不同标准菌株之间的基因组比较

美国临床分离株 CDC1551 也是常用的标准菌株，其非常适合作为临床分离株的对照株。CDC1551 是在美国一次结核病暴发流行中分离获得的临床菌株，感染后的患者表现出较高的结核纯蛋白衍生物（purified protein derivative，PPD）皮试阳转率及较强的皮试反应。Fleischmann 等于 2002 年完成了 CDC1551 菌株的全基因组序列分析，并与 H37Rv 标准菌株进行全基因组比较。研究结果发现，两个菌株基因组间存在显著差异，这两个分离株全基因组比较后共存在 1075 个 SNP 差异，其中有 85%的 SNP 分布于编码区。SNP 在基因组中的分布差异性也非常显著，特别是 PE/PPE 家族，其发生突变明显高于其他区域。全基因组研究还发现，H37Rv 菌株中共有 37 个 CDC1551 菌株缺失的插入序列，这些插入序列导致 26 个开放阅读框受到影响。在 CDC1551 菌株中还发现了 49 个插入序列，这些序列在 H37Rv 菌株中并不存在，这些插入序列共影响到 35 个开放阅读框，另外有 14 个基因存在于这些插入序列之中。CDC1551 菌株中有 4 个拷贝的 IS6110，H37Rv 菌株中有

16 个拷贝的 IS6110，在这 16 个拷贝中，有 4 个拷贝缺乏其特征性的 3 个或 4 个碱基直接重复序列，而与其直接连接的序列在 CDC1551 菌株中已缺失。H37Rv 菌株编码膜蛋白的基因是两个相互连接的基因 *Rv2543* 和 *Rv2544*，二者的序列相似性达 87%，而 CDC1551 菌株在这两个基因中还插入了另一个基因，同 *Rv2543* 和 *Rv2544* 相似度分别是 88%和 84%。牛型结核分枝杆菌基因组同源区域中也有 3 个脂蛋白基因，其排列方式与 CDC1551 菌株相似。对这三种细菌的同源性比较发现它们在核苷酸上的差异度是相同的，同时也说明了这三种细菌在进化上是相同的，均起源于同一结核分枝杆菌先祖。

第三节 全基因组测序的意义

全基因组测序、生物信息技术的快速发展，为比较和分析结核分枝杆菌基因突变对其致病力的影响、靶点的发现、耐药机制的研究提供了技术支持平台。1998 年，由 Cole 等科学家率先完成结核分枝杆菌 H37Rv 标准菌株的全基因组序列，涵盖了约 4000 个基因，这些基因中 G-C 含量非常高，这个特点不同于其他细菌。他们通过对不同数据库的比较分析，精确地预测了约 40%基因编码蛋白质的功能，另外包含 44%的类似信息，约 16%的基因编码蛋白质功能尚不明确，其中有 10%的编码基因含有 PE、PPE 两个功能基因家族，PE 形成于多拷贝的多态重复序列 PGRS，而 PPE 的形成基于多态性串联重复（MPTR）序列。通过测序比对分析获得 PE 和 PPE 家族的遗传变异特性。2002 年，Cockle 等使用基因组比对方法获得了 8 个具有高度免疫原性抗原的基因 *Rv1983*、*Rv1986*、*Rv3872*、*Rv3873*、*Rv3878*、*Rv3879c*、*Rv1979c*、*Rv1769*，使它们成为诊断试剂或亚单位疫苗的潜力基因。同年，Fleischmann 等完成了结核分枝杆菌 CDC1551 菌株的全基因组测序，测序结果与 H37Rv 标准菌株进行比对，以明确 CDC1551 菌株潜在的与致病力、毒力、免疫因素相关的机制。通过研究发现，CDC1551 菌株和 H37Rv 标准菌株间存在显著差异，H37Rv 标准菌株包含了更多的影响开放阅读框架的插入序列。

2007 年，Brosch 等使用巴斯德卡介苗 1173P2（mycobacterium bovis BCG pasteur 1173P2）与卡介苗（BCG）进行基因组比对与转录分析。巴斯德卡介苗 1173P2 基因组全长 4 374 522bp，涵盖了 3954bp 编码基因，包括 58bp 双拷贝基因，形成了 DU1 和 DU2 两个联重复区域。Seki 等为了研究卡介苗的分子结构特点，将东京卡介苗 172（BCG Tokyo 172）的基因组序列与巴斯德卡介苗及其他结核分枝杆菌复合体进行比对，以研究其同源性相似程度。同时利用“BioEdit”和“BLAST”等工具对它们进行综合分析后发现东京卡介苗与巴斯德卡介苗的同源性最高。2008 年，Zheng 等完成了 H37Ra ATCC25177 菌株的全基因组测序，通过基因组学比对方法将其与 H37Rv 菌株和 CDC1551 菌株进行比对，目的在于分析结核分枝杆菌存在的毒力相关因素。研究结果显示，H37Ra 菌株与 H37Rv 菌株的基因组存在高度相似性。H37Ra 菌株和 H37Rv 菌株共有 198 个单核苷酸的变异（SNV）；H37Ra 菌株和 CDC1551 菌株之间有 119 个 SNV 是相同的。该研究进一步分析了结核分枝杆菌的致病因素，并为新药及药物作用靶点地研发提供新的方向。

2012 年，McGuire 等利用基因比对研究分析结核分枝杆菌基因组生物学信息，对其中可能致病的结核分枝杆菌复合体成员［H37Rv、H37Ra、F11（ExPEC）、巴斯德卡介苗 1173P、牛分枝杆菌 AF2122/97、结核分枝杆菌 Haarlem、结核分枝杆菌 CDC1551］进行全基因组比对分析，分析结果肯定了脂质代谢及其调节功能的重要性，揭示了饱和脂肪酸与不饱和脂肪酸基因组进化差异。通过使用基因组学比对分析结核分枝杆菌和类人猿共有代谢途径，部分结核分枝杆菌蛋白与宿主蛋白无显著相似性。Kushwaha 等认为，研究人兽共患疾病时，应把非同源性蛋白质（或酶）作为重要的研究目标，通过蛋白质之间作用网络分析获得非同源性蛋白质。H37Rv 标准菌株因与个体宿主间并没有共同的代谢酶，将成为最具潜力的研究靶标。

第四节　全基因组比对分析寻找结核分枝杆菌相关毒力因子

Behr 等科学家通过比对 H37Rv、牛型结核分枝杆菌、卡介苗（BCG）全基因组信息后发现，其与 BCG 基因组致病性结核分枝杆菌基因序列不同的区域共有 16 个，称为差异区域（region of differences，RD），分别命名为 RD1～RD16。RD1（region of difference，RD1）区域存在于所有结核分枝杆菌中（包括牛型结核分枝杆菌），无论是在临床分离菌株还是在实验室分离株中均表现出强有力的致病性，但其并不存在于卡介苗中，这说明 RD1 区域与结核分枝杆菌的毒力相关。RD1 邻近延长区域 ESAT-6（能早期分泌性抗原靶 6，6kDa 小分子蛋白）和伴侣蛋白 CFP-10 的基因以及 ESX-1 系统仅存在致病性分枝杆菌中，这些区域都与结核病致病性密切相关，克隆出 5 个结核分枝杆菌 RD1 区编码的具有高度敏感性和特异性的抗原蛋白组合用于痰涂阳和涂阴肺结核患者血清学诊断分子标志物（biomarker）。应用γ-干扰素释放试验检测活动性或 LTBI 形式的结核病。ESAT-6、CFP-10 在卡介苗中不存在，因此，目前已经将结核分枝杆菌 RD1 区编码的特异性抗原蛋白应用酶联免疫吸附试验（ELISA）和酶联斑点试验（ELISPOT）检测 IFN-γ释放水平作为结核病患者快速和准确的血清学诊断试剂盒（结核感染 T 细胞实验-IGRA 和 T-SPOT）。

Okkels 等研究表明，在结核病防治疫苗中，重组 BCG 较野生型 BCG 具有分泌 ESAT-6 的作用，能够提供更强的免疫保护。在 RD1 区域外，Rehren 等在 RD4～RD11 及 RD13 区域中共有 31 个基因在人型结核分枝杆菌中存在表达，在牛型结核分枝杆菌中无表达，如磷脂酶 C、ESAT-6、噬菌体、PE 蛋白家族等。目前已知 RD 区域功能基因涵盖了相关蛋白质生命活动过程，以及诊断性抗原和疫苗及所需的酶类，因此推测 RD 区域与结核分枝杆菌的潜伏感染相关。利用结核分枝杆菌全基因组比对分析结核分枝杆菌毒力相关区域及其编码的蛋白质，可能发现有价值的具有特异性诊断意义的新型抗原和结核病新型疫苗。

第五节　全基因组比对分析找寻耐药相关基因

由于耐药结核分枝杆菌的流行和传播，以及抗结核药物的不规范使用，诱导并促进了耐药结核分枝杆菌的产生和播散，使得结核病的治疗变得日益困难，特别是 MDR-TB 和广泛耐药结核病（XDR-TB），耐药结核病的治疗问题再度引起了人们的关注。基因突变是结核分枝杆菌耐药的主要分子机制。近年来，世界范围内广泛研究结核分枝杆菌耐药的分子生物学机制，越来越多与结核分枝杆菌耐药的相关基因已被确认，TBDReaM 数据库（http://www.tbdreamdb.com）中已经公布了大量已知结核分枝杆菌耐药基因，如 *KatG*、*rpoB*、*embB*、*rrs*、*rpsL*、*pncAGidB*、*gyrA*、*gyrB* 等。

为研究遵义地区广泛耐药结核分枝杆菌发生临床广泛耐药的基因组学机制，了解该地区广泛耐药结核分枝杆菌的基因分布特点，鉴别与耐药相关的新基因，作者对遵义医学院附属医院提供的两株临床表型为广泛耐药的结核分枝杆菌进行全基因组测序，利用比较基因组学的方法将测序结果与 H37Rv 标准菌株进行全基因组对比，鉴别出两例临床分离株共有的突变点，这些突变点的突变形式主要以点突变为主，包括少量的插入突变及缺失突变。根据碱基突变前后是否影响氨基酸的编码，我们着重分析了突变后造成氨基酸编码改变的非同义突变，使用 Polyphen 在线数据库预测这些非同义突变点改变后对所在基因编码蛋白质功能的影响，根据分析得出的结果，鉴别出 17 个与耐药相关的新基因。为进一步分析这些新基因与结核药耐药之间的关系，我们分析了这 17 个耐药新基因与一线、二线抗结核药物化学结构之间的相互关系，通过分析筛选出 4 个与抗结核药耐药密切相关的新基因，目前我们已初步分析了这些耐药新基因在 XDR-TB 中广泛存在，同时在敏感菌株中，这些耐药新基因并没有存在突变，这也说明了这些基因突变与结核分枝杆菌耐药密切相关，我们正通过大样本分析进一步验证这些新基因与耐药之间的关系，希望通过我们的研究能够进一步完善结核分枝杆菌基因突变与耐药之间的关系。

毕利军等完成了来自世界范围内不同国家的 161 株结核分枝杆菌的全基因组测序，通过对比分析发现了 72 个耐药相关的新基因、28 个基因间隔区，将这些基因的改变通过 STITCH 蛋白质-化合物数据库（http://stitch.embl.de/）进行分析发现与耐药存在着密切关联，该研究丰富和完善了结核病耐药基因数据库，为结核病新药的研发及疫苗的研制提供了新的方向。

第六节　全基因组测序在潜伏感染耐药机制中的研究

结核潜伏感染（latent TB infection，LTBI）通常是指体内（通常是肺）存在少量结核分枝杆菌，由于机体免疫功能良好而未出现结核病相关的症状。结核潜伏感染者结核纯蛋白衍生物（PPD）皮试可出现出阳性结果，但无结核病相关的临床症状，痰中找不到抗酸杆菌，影像学检查无异常，在多数情况下，结核分枝杆菌感染人体后，可在人体内潜伏终身而不发病。目前对 LTBI 的诊断标准尚没有统一的定论，潜伏感染的患者中会有少部分发展成临床结核病。Christopher B. Ford 等使用全基因组测序比较了活动、潜伏、复发结核病的猕猴动物模型体内的结核分枝杆菌突变情况。数据表明，在结核潜伏感染模型中，虽然结核分枝杆菌的生长速率缓慢，但这些潜伏感染模型体内的结核分枝杆菌与活动性结核病模型体内的结核分枝杆菌出现了相似的染色体突变数。因此该研究证明了结核分枝杆菌在潜伏持续感染中具有与活动性结核病患者体内结核分枝杆菌相同的突变能力，为异烟肼单一药物治疗结核潜伏感染成为异烟肼耐药的危险因素提供了新的解释。

在活动性肺结核中，患者机体内存在大量的细菌复制，需要使用多种药物联合治疗以快速杀灭细菌，控制疾病发展，同时预防耐药突变菌株的产生。与之相反，潜伏感染结核分枝杆菌被认为只存在少许的突变能力并且仅使用异烟肼单一药物进行抗感染治疗。最近流行病学研究发现，异烟肼治疗 LTBI 的单一疗法与导致异烟肼耐药相关，异烟肼是抗结核药物中最重要的药物之一，如果异烟肼发生耐药将直接影响整个抗结核治疗所需时间，同时药物治疗协同作用的减弱，可增加其他抗结核药物耐药的发生率。在结核分枝杆菌中，产生耐药是因为染色体突变和在感染过程中细菌具有不断突变的能力导致的。进一步明确细菌在感染中的突变能力，可以更好地预测活动性、潜伏性、复发性结核病中发生的耐药突变率。常规方法测量细菌突变率不能应用于体内的结核分枝杆菌。然而，高通量的全基因组测序使我们能够评估结核分枝杆菌突变能力，这个过程具有最小的误差和最大的特异度。非灵长类动物是模拟人类常见疾病的唯一动物模型，某研究中对不同感染状态的来自 9 只猕猴的 33 株结核分枝杆菌进行了高通量全基因组测序，这些临床分离株代表了三个不同感染状态，包括活动性感染、持续潜伏感染及潜伏后重新活动感染。通过这些分析，在潜伏感染模型中，结核分枝杆菌的突变率与在活动性结核病中相似，同时潜伏性感染单纯用异烟肼治疗可诱导异烟肼耐药菌株的产生，联合用药在抗结核治疗中是非常重要和必要的，不规范的用药可加重耐药菌株的产生，使得对结核病的治疗变得更加困难。这项研究说明不同感染状态病理模型均存在相似的突变率，潜伏感染患者的规范化治疗对减少耐药菌株的产生具有重要的意义。

全基因组测序作为一种全面、高效、准确的高通量深度检测技术手段，已经渗透到结核病多个研究领域，依靠这个工具促进了结核病研究的发展，随着测序的菌株越来越多，数据量也越来越庞大，给结核病新药的研发及新疫苗的开发带来了新的希望。

参 考 文 献

马苗苗, 钟春蕾, 石亚萍, 等. 2014. 结核分枝杆菌常见突变位点的克隆及应用. 临床医药文献, 1(9): 1478-1479.

宋雪梅, 李宏滨, 杜立新. 2006. 比较基因组学及其应用. 生命的化学, 26(5): 425-427.

姚南, 张万红. 2011. 结核分枝杆菌的休眠机制研究进展. 中国防痨杂志, 33(11): 766-768.

于亮. 2009. 新一代测序技术之三国时代(上): Illumina.生物通, 68: 5-7, 17.

于亮, 吴青. 2009. 新一代测序技术之三国时代(下): ABI.生物通, 68: 11-14.

Behr MA, Wilson MA, Gill WP, et al. 1999. Comparative genomics of BCG vaccines by whole-genome DNA microarray. Science, 284: 1520-1523.

Betts JC, Dodson P, Quan S, et al. 2000. Comparison of the proteome of *Mycobacterium tuberculosis* strain H37Rv with clinical isolate CDC 1551. Microbiology, 146 Pt 12: 3205-3216.

Brosch R, Gordon SV, Gamier T, et al. 2007. Genome plasticity of BCG and impact on vaccine efficacy. Proc Natl Acad Sci USA. 104: 5596-5601.

Cain CP, Toth CA, Noojin GD, et al. 1999. Threshoids for visibieiesions in the primate eye produced by uitrashort near-infrarediaser puise. Invest Ophthaimoi Vis Sci, 40: 2343-2349.

Carrère-Kremer S, Rubbo PA, Pisoni A, et al. 2016. High IFN-γ release and impaired capacity of multi-cytokine secretion in IGRA supernatants are associated with active tuberculosis. PLoS One. 11(9): e0162137.

Cattamanchi A, Dantes RB, Metcalfe JZ, et al. 2009. Clinical characteristics and treatment outcomes of patients with isoniazid-mono-resistant tuberculosis. Clin Infect Dis, 48: 179-185.

Chen L, Zhang DT, Zhang J, et al. 2014. Whole-genome sequences of two clinical isolates of extensively drug-resistant *Mycobacterium tuberculosis* from Zunyi, China. Genome Announcements, 2: e00910-14.

Cockle PJ, Gordon SV, Lalvani A, et al. 2002. Identification of novel *Mycobacterium tuberculosis* antigens with potential as diagnostic reagents or subunit vaccine candidates by comparative genomics. Infect Immun, 70: 6996-7003.

Cole ST, Brosch R, Parkhill J, et a1. 1998. Deciphering the biology of *Mycobacterium tuberculosis* from the complete genome sequence. Nature, 393: 537-544.

Fleischmann RD, Alland D, Eisen JA, et al. 2002. Whole-genome comparison of *Mycobacterium tuberculosis* clinical and laboratory strains. J Bacteriol, 184: 5479-5490.

Goldberg DE, Siliciano RF, Jr Jacobs WR. 2012. Outwitting evolution: fighting drug-resistant TB, malaria, and HIV. Cell, 148: 1271-1283.

Harris TD, Buzby PR, Babcock H, et al. 2008. Single-molecule DNA sequencing of a viral genome. Science, 320: 106-109.

Heather JM, Chain B. 2016. The sequence of sequencers: The history of sequencing DNA. Genomics, 107: 1-8.

Hillemann D, Rusch-Gerdes S, Richter E. 2009. Feasibility of the GenoType MTBDRsl assay for fluoroquinolone, amikacin-capreomycin, and ethambutol resistance testing of *Mycobacterium tuberculosis* strains and clinical specimens. J Clin Microbiol, 47: 1767-1772.

Liu Z, Qie S, Li L, et al. 2016. Identification of novel RD1 antigens and their combinations for diagnosis of sputum smear$^-$/Culture$^+$ TB patients. BioMed Research International, 2016: 7486425.

Okkels LM, MOiler EC, Schmid M, et al. 2004. CFP1O discriminates between nonacetylated and acetylated ESAT-6 of *Mycobaceterium tuberculosis* by diferential interaction. Proteomics, 4: 2954-2960.

Ouyang Z, Zhou Q, Wong WH. 2009. ChIP-Seq of transcription factors predicts absolute and differential gene expression in embryonic stem cells. Proc Natl Acad Sci USA, 106: 21521-21526.

Sanger F. 1949. The terminal peptides of insulin. Biochem J, 45: 563-574.

Schuster SC. 2008. Next-generation sequencing transforms today's biology. Nat Methods, 5: 16-18.

Seki M, Honda I, Fujita I, et al. 2009. Whole genome sequence analysis of *Mycobacterium bovis* bacillus Caimette-Gu6rin (BCG) Tokyo 172: a comparative study of BCG vaccinesubstrains. Vaccine, 27: 1710-1716.

Sougakoff W. 2011. Molecular epidemiology of multidrug-resistant strains of *Mycobacterium tuberculosis*. Clin Microbiol Infect, 17: 800-805.

World Health Organization (WHO). 2016. Global Tuberculosis Report 2016. New York: World Health Organization.

Xiong ZH, Zhuang YH, Li GL. 2005. Identification of differentialgenomic genes of *Mycobacterium tuberculosis* H37Rv andattenuated strain H37Ra by suppression subtractive hybridization. Yi Chuan Xue Bao, 32(9): 979-985.

Zhang H, Li D, Zhao L, et al. 2013. Genome sequencing of 161 *Mycobacterium tuberculosis* isolates from China identifies genes and intergenic regions associated with drug resistance. Nature Genetics, 45: 1255-1260.

Zheng H, Lu L, Wang B, et al. 2008. Genetic basis of virulence attenuation revealed by comparative genomic analysis of *Mycobacterium tuberculosis* strain H37Ra versus H37Rv. PLoS One. 3(6): e2375.

第五章　结核病实验室诊断方法

结核病是由结核分枝杆菌感染引起的慢性传染病，也是由单一病菌引起人类死亡人数最多的传染病。我国是全球结核病 30 个高负担国家之一，WHO 估算，我国每年结核病新发病例约 91.8 万，居世界第三位，仅次于印度和印度尼西亚，MDR-TB 患者居世界第二位（WHO，2016）。随着耐药结核分枝杆菌的出现和增多，使得一度得到有效控制的结核病死灰复燃，再次成为严重威胁全球公共健康的问题。全球结核病疫情严峻，可能与结核病早期诊断技术不理想有关。早期发现结核病患者是减少传染源、控制结核病传播的关键环节。而结核病的发现依赖结核病实验室检查，特别是细菌学检查，这是结核病确诊和治疗的主要依据。本章就结核病实验室诊断方法作简述。

第一节　结核分枝杆菌的微生物学检测方法

一、结核分枝杆菌涂片检查

（一）原理

结核分枝杆菌的细胞壁内含有丰富的脂质，包围在肽聚糖外面，所以结核分枝杆菌一般不易着色，要经过加热增加其流动性和延长染色时间来促使其着色。由于结核分枝杆菌中的分枝菌酸与染料结合后，很难被酸性脱色剂脱色，故名抗酸染色。活的结核分枝杆菌和死的结核分枝杆菌均可被染液着色。光学显微镜下结核分枝杆菌为细长稍弯曲、两端钝圆的杆菌，菌体长度多为 1.5～3.5μm，经萋-尼氏抗酸染色后在显微镜蓝色背景下呈红色杆状。一般阳性涂片预示每毫升样本中包含约 1 万个抗酸性杆菌或者更多。

（二）方法

（1）选择清洁无划痕的新玻片脱脂、干燥、编号。

（2）将痰标本中干酪样或脓样部分涂于玻片右 2/3 处，均匀涂抹成 2cm×2.5cm 大小的椭圆形痰膜，将玻片痰膜面朝上，60℃干燥箱干燥，45min 后取出。

（3）染色　将玻片放置在染色架上，火焰固定（5s 将玻片过火 4 次），加石炭酸复红染液，盖满玻片，火焰加热至出现蒸汽，脱离火焰，保持 5min。

（4）脱色　用流水自玻片一端轻缓冲洗染液，沥去玻片上的水，滴加脱色液，保持 1min。

（5）复染　滴加亚甲蓝复染液，流水冲洗（保持 30s 左右），玻片风干后镜检。

（6）涂片结果报告标准（萋-尼氏抗酸染色法）见表 5-1。

表 5-1　萋-尼氏抗酸染色法

判断标准	观察视野	抗酸杆菌数量
阴性	300 视野	0 条
+-	300 视野	1～3 条
+	100 视野	3～9 条
++	10 视野	1～9 条
+++	每视野	1～9 条
++++	每视野	＞10 条

（三）临床应用

涂片抗酸染色镜检是临床上最常用的检查方法之一，具有简单、快速、成本低、可重复等优点，对结核病的早期筛查及诊断起着重要作用。涂片检查不能区分患者感染的是结核分枝杆菌还是非结核分枝杆菌，也不能区分死菌和活菌，而且敏感性相对较低，阳性检出率不超过 40%，每毫升标本含 10^4 条以上抗酸杆菌才可显示阳性，需反复几次留取标本送检，在临床检测中有一定的局限性。

二、金胺 O 荧光染色

（一）原理

金胺 O 为盐酸氨基四甲基二氨基苯甲烷，是一种荧光染料，染液中加入了石炭酸作为媒染剂。结核分枝杆菌细胞壁内的分枝菌酸比酸性乙醇更容易溶解金胺 O，因此细胞能对抗脱色，用含有紫外光源的荧光显微镜检测，可看见黄绿色呈杆状略弯曲的结核分枝杆菌。即使某些长期服用药物患者的结核分枝杆菌的抗酸性被破坏，但荧光性仍保留，导致抗酸染色为阴性而在金胺 O 荧光染色中呈阳性（石巍和严开斌，2012）。

（二）方法

（1）选择清洁无划痕的新玻片脱脂、干燥、编号。

（2）将痰标本中干酪样或脓样部分涂于玻片右 2/3 处，均匀涂抹 2cm×2.5cm

大小的椭圆形痰膜，将玻片痰膜面朝上，涂好的玻片在紫外线灯下照射30min，室温下干燥。

（3）痰膜玻片加热固定，0.1%的金胺O染色液覆满玻片，放置15～20min。

（4）用自来水轻缓冲去初染液，在痰膜上端外缘滴加脱色液，脱色至无色，用流水清洗玻片。

（5）滴加0.5%高锰酸钾复染液覆满玻片1min，用自来水轻缓冲去复染液，将玻片沥干水分，晾干。

（6）显微镜检查结果报告 ①50视野内未发现抗酸杆菌，报告抗酸杆菌阴性（–）；②50视野内发现抗酸杆菌10～49条，报告抗酸杆菌（1+）；③每视野内发现抗酸杆菌1～9条，报告抗酸杆菌（2+）；④每视野内发现抗酸杆菌10～99条，报告抗酸杆菌（3+）；⑤每视野内发现抗酸杆菌大于100条，报告抗酸杆菌（4+）。

（三）临床应用

金胺O荧光染色法是近年来比较常用的一种检验方法，其背景为黑色或浅黄色，易于观察，节省时间，且不易导致视觉疲劳，有效提高了检验效率。与抗酸染色法比较，该法操作简便、快捷、检测成本低，能够显著提高弱阳性的检出率，减少假阴性，对那些病变活动性轻、排菌量较少的肺结核病患者，可以减少漏诊率。因带阳性电荷的荧光色素金胺O离子与环境中无关的阴离子也能结合发出荧光，造成检测时出现假阳性（刘志广等，2007），需要用40倍物镜或油镜再次观察确定形态，呈杆状或短棒状，方可确认为结核分枝杆菌。荧光易猝灭，无法长期保存，故荧光染色的片子应尽可能在24h内完成检测，尤其是在气温较高时，如果无法及时检测则应避光冷藏，以免造成假阴性。

三、结核分枝杆菌的培养

结核分枝杆菌培养是诊断结核病的金标准，灵敏度较抗酸杆菌涂片检查高，样本中结核分枝杆菌浓度达100条/ml即可被检测到。获得纯培养物进行菌复合群和种的鉴定、药物敏感性测定及其他生物学研究，特异性较高。结核分枝杆菌是一种专性需氧菌，不需要复杂的营养要求，在35～40℃均可生长，最适宜的生长温度为37℃，最适pH为6.4～7.0。甘油为其良好的碳源，天冬酰胺是最好的氮源。结核分枝杆菌单菌在固体培养基上生长至1mm的可视菌落大约需用4周时间甚至更长，其生长缓慢的特点成为细菌学诊断严重滞后于临床诊断的主要原因。

（一）培养基制备组分（表 5-2）

表 5-2　培养基基础液配方

成分	酸性培养基	改良培养基
谷氨酸钠	7.2g	7.2g
磷酸二氢钾（KH_2PO_4）	14g	2.4g
硫酸镁（$MgSO_4 \cdot 7H_2O$）	0.24g	0.24g
枸橼（柠檬）酸镁	0.6g	0.6g
鸡蛋液	1000ml	1000ml
蒸馏水	600ml	600ml
2%孔雀绿水溶液	20ml	20ml
甘油	12ml	12ml

（二）培养基制备步骤

1. 方法

（1）准备鸡蛋匀液　选取新鲜鸡蛋为佳，用刷子蘸温水和肥皂刷洗，然后把鸡蛋放到肥皂水里浸泡 30min，流水冲洗后在 70%乙醇中浸泡 15min，晾干，将新鲜鸡蛋逐个打入灭菌容器，搅拌器搅匀，用 2 层无菌纱布过滤鸡蛋液。

（2）将甘油及各种无机盐依次溶解于蒸馏水中，然后和鸡蛋匀液混合，最后加入 2%孔雀绿水溶液，充分摇匀后分装到培养瓶中，每支加量约 7ml。

（3）将培养瓶放在斜面架上，使培养基斜面占试管长度的 2/3，然后放入 85℃蒸汽凝固器中凝固 50min，取出冷却备用。

（4）将痰液、尿、组织、脓液等标本溶于 4%NaOH 中，消化 15min，振动摇匀，使标本充分液化，胸腹水及脑脊液等无菌标本可以直接接种。

（5）标本按顺序编号，在培养基斜面的背面标记患者姓名、接种日期及实验序号；用一次性吸管取上述标本沉淀 2～3 滴，分别接种于培养基斜面的上、中、下部，尽量使标本均匀分布，将接种标本的培养基管斜放入 35～37℃培养箱中。

（6）接种后第 3 天和第 7 天各观察一次，以后每周观察一次，每次观察后记录观察结果。

（7）结果报告（图 5-1）　①当培养基上无菌落生长时，报告结果为阴性；②当培养基上菌落生长面积不及斜面面积 1/4 时，报告实际菌落数；③当培养基上菌落面积占斜面面积 1/4 时，报告结果为 1+；④当培养基上菌落面积占斜面面积 1/2 时，报告结果为 2+；⑤当培养基上菌落面积占斜面面积 3/4 时，报告结果 3+；⑥当培养基上菌落布满培养基斜面时，报告结果 4+。

2. 临床应用

结核分枝杆菌培养操作简便，易于掌握，技术成熟，已有标准化的操作流程，

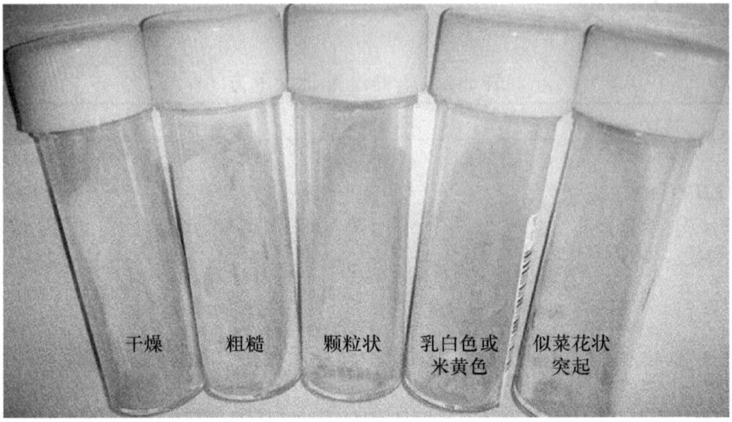

图 5-1　结核分枝杆菌在培养基上的形态（彩图请扫封底二维码）

严格按照标准化流程操作，大多数实验室检测结果都可达标，因此便于在基层医院开展和推广。结核分枝杆菌培养是目前诊断结核病最常用的细菌学检查方法之一，可为结核病的诊断、治疗提供宝贵线索，为临床诊断的常规检查。但该方法耗时长，阳性率不太高，导致其严重滞后于临床诊断，有待进一步改善。

四、结核分枝杆菌药物敏感试验

（一）原理

结核分枝杆菌药物敏感试验比例法，即在固体改良罗氏培养基中加入各种抗结核药物，分别将低浓度和高浓度的两种菌液接种到培养基上，根据细菌在培养基上的生长情况判断药物敏感试验的结果。

（二）方法

1. 含药培养基制备

在分装改良罗氏培养液前加入各种药物（表 5-3）。

表 5-3　含药培养基浓度

药物名称	所用溶剂	药剂储存浓度/（μg/ml）	培养基含药终浓度/（μg/ml）
噻吩-2-羧酸肼（TCH）	dH_2O	500	5.0
对硝基苯甲酸（PNB）	DMF	500	0.5
异烟肼（INH）	dH_2O	200	0.2
利福平（RFP）	DMF	4000	40.0
乙胺丁醇（EMB）	dH_2O	1000	2.0
链霉素（SM）	dH_2O	800	4.0

续表

药物名称	所用溶剂	药剂储存浓度/（μg/ml）	培养基含药终浓度/（μg/ml）
卷曲霉素（CPM）	dH_2O	4000	40.0
环丙沙星（CIP）	dH_2O	1000	2.0
左氧氟沙星（LVX）	dH_2O	1000	2.0
卡那霉素	dH_2O	3000	30.0
莫西沙星	dH_2O	1000	2.0
阿米卡星	dH_2O	3000	30.0
加替沙星	dH_2O	1000	2.0
对氨基水杨酸钠	dH_2O	1000	1.0
丙硫异烟胺	DMF	4000	40.0

注：DMF，二甲基甲酰胺。

2. 菌悬液制备

（1）取磨菌器、玻璃比浊管各 1 支，5ml 离心管 2 支，向比浊管及离心管中分别加入 0.5% Tween-80 生理盐水 1ml。

（2）于生物安全柜中操作，选取培养 2～4 周的结核分枝杆菌培养物，用接种环于培养基斜面各部位挑取适量菌落，加入有 10% Tween-80 溶液的磨菌器底部，将磨菌棒插入磨菌管，轻轻上下旋转磨菌棒进行研磨，使之呈奶酪样即可。

（3）制备 1mg/ml 菌悬液　从磨菌管中取适量菌液加入比浊管中，混匀，通过反复调整菌液量及生理盐水量后多次进行比浊，当麦氏浓度达到 1.0 即为 1mg/ml 菌悬液。

（4）制备 10^{-2}mg/ml 及 10^{-4}mg/ml 菌液　用 10μl 一次性接种环从 1mg/ml 菌悬液中挑取 1 环加入 1 支含 0.5% Tween-80 生理盐水 1ml 的离心管中，混匀后获得 10^{-2}mg/ml 悬菌液，再于 10^{-2}mg/ml 悬菌液中取一环加入另一支离心管中混匀获得 10^{-4}mg/ml 悬菌液。

3. 接种及培养

用一次性接种环各取 10^{-2}mg/ml 和 10^{-4}mg/ml 悬菌液 1 环，分别接种于两个含药培养基斜面上。先接种低浓度悬菌液，再接种高浓度悬菌液，接种完毕后标记。将以上接种好的含药培养基斜面向上放入 37℃培养箱培养，4 周后观察。

4. 结核分枝杆菌菌型鉴定

以改良罗氏培养基为对照培养基，具体鉴定方法见表 5-4。

5. 结核分枝杆菌药敏结果判定

（1）当菌落数少于 50 个时，报告实际菌落数。

表 5-4　结核分枝杆菌菌型鉴定

菌型	PNB 培养基	TCH 培养基	改良 L-J 培养基
牛型结核分枝杆菌	–	–	+
人型结核分枝杆菌	–	+	+
非结核分枝杆菌	+	+	+

注：+表示有菌落生长，–表示无菌落生长。

（2）当菌落数为 50～100 个时，报告结果为 1+。

（3）当菌落数为 100～200 个时，报告结果为 2+。

（4）当菌落数为 200～500 个时，报告结果为 3+。

（5）当菌落数大于 500 个时，报告结果为 4+。

6. 结核分枝杆菌药敏结果判断依据

若有细菌生长，按以下标准观察记录结果。

（1）计算耐药百分比：

$$\text{耐药百分比}=\frac{\text{含药培养基上生长的菌落数}}{\text{对照培养基上生长的菌落数}}\times 100\%$$

若耐药百分比大于 1%，则认为受试菌对该抗结核药耐药；若耐药百分比小于 1%，则报告敏感。

（2）质量控制　①若高稀释度菌液（10^{-4}mg/ml）在对照培养基（改良罗氏培养基）上生长的菌落数少于 20 个，则应从对照管传代培养，重复试验；②每批试验以结核分枝杆菌参考菌株（H37Rv 标准株）10^{-3}mg 检测含药培养基的质量。

（三）临床应用

结核病的治疗往往是根据临床经验来选择化疗方案，如果结核分枝杆菌存在耐药性，则会使整个疗程大大延长，甚至对临床治疗效果及耐药结核病的控制产生不利影响。结核分枝杆菌药物敏感试验可以检测菌株在体外对临床常用抗结核药物的敏感性水平。了解耐药菌株的流行情况，针对患者的耐药情况选择敏感药物组成高效标准化疗方案，可以为临床制订更好的化疗方案提供依据，减少结核病耐药风险。

五、噬菌体药敏法

（一）原理

噬菌体在适宜条件下感染标本中活的结核分枝杆菌，将其 DNA 注入结核分枝杆菌菌体内，大量增殖，最后裂解结核分枝杆菌，释放出子代噬菌体。然后加入指示细胞（一种快速生长的结核分枝杆菌，能被噬菌体感染），子代噬菌体感染指示细胞，24h 内在琼脂板上形成清晰的噬菌斑。若标本中无活的结核分枝杆菌，未感染细菌的噬菌体则被随后加入的噬菌体杀灭剂灭活。该方法可区别结核分枝杆菌是活菌还是死菌，在这一点上明显优于其他快速诊断方法。

（二）方法

（1）痰、脓液等标本需用 4%NaOH 液化，然后用液体培养基离心洗涤 2 次，在沉淀中加入 1ml 液体培养基，37℃培育 24h。

（2）吸取结核分枝杆菌噬菌体 100μl 加于反应管中混匀，37℃温育 1h。

（3）每次检测设阳性对照、杀毒剂对照和阴性对照。阳性对照中加入 100μl 噬菌体和 1∶100 万稀释的指示细胞 1ml，杀毒剂对照和阴性对照中加 100μl 液体培养基，不加噬菌体，温育 1h。

（4）取出测试管，在各管中分别加入 100μl 杀毒剂，混匀，室温静置 5min。

（5）各测试管中分别加入 1ml 指示细胞和 7ml 液体培养基，混匀后倒入无菌培养皿中，然后加入等量融化好的琼脂，旋转混匀，静置，37℃培养 18～24h。

（6）结果观察　杀毒剂对照和阴性对照中无噬菌体菌斑出现，阳性对照中可见菌斑，说明试验结果可靠，观察待检样品结果。①当菌斑数目＜10 个时，报告结果为阴性；②当菌斑数目为 11～20 个时，报告结果可疑；③当菌斑数目≥20 个时，报告结果为阳性。

（三）临床应用

噬菌体药敏法是一种间接检测标本中结核分枝杆菌活菌的快速诊断方法。该方法特异性和敏感性高，耗时短，10^2 个/L 以上的活菌即能被检出，仅需 48h 就能获得结果。噬菌体药敏法相对安全环保，实验操作结束时标本中所有的结核分枝杆菌都被裂解，降低了实验室工作者被感染的风险。该方法不受患者机体免疫反应低下的影响，适用于结核分枝杆菌涂片漏诊患者、肺外结核病患者、HIV 高危人群等。但多种因素可影响噬菌体药敏法结果的灵敏度及准确性，如噬菌体浓度及活性、感染时间和温度、杀菌剂浓度、混匀情况等。有研究显示，该方法检测涂片阳性标本的敏感性只有 29%～87%，临床应用结果差异较大，在诊断结核病方面还存在一定的争议。

六、流式细胞术

随着现代科技的高速发展，流式细胞术应运而生，它整合了流体力学技术、电子物理技术、计算机技术、单克隆抗体技术等，通过快速检测荧光、光吸收、光散射等来定量检测细胞DNA含量、细胞体积、表面抗原、病毒颗粒、脂质体、细胞器、细菌等重要参数，从而快速判断其生物学性质，并分类收集。流式细胞术通过乙酰乙酸荧光素染色法应用于结核分枝杆菌药物敏感性试验。乙酰乙酸荧光素是一种无极性酯，本身不发出荧光，它可穿透结核分枝杆菌的细胞壁和细胞膜，被细胞质中的酶水解释放出荧光素。活的结核分枝杆菌细胞质中非特异性酯酶多，流式细胞仪检测到的荧光信号强。死菌和被抗结核药物抑制的结核分枝杆菌因缺乏活性酯酶，不能或仅能水解少量的乙酰乙酸荧光素，产生很少游离荧光素，因而流式细胞仪检测到的荧光信号弱或无。流式细胞术通过该原理来判定结核分枝杆菌的药物敏感性。该方法检测结核分枝杆菌的耐药性具有快速简便、灵敏度高的优点，有望成为临床常规检测项目。

第二节　结核分枝杆菌的分子生物学检查

细菌学是结核病诊断的金标准，涂片镜检经济、方法简便，但灵敏度和特异性不高；结核分枝杆菌培养虽敏感性高，但耗时长，不能满足临床需求。随着分子生物学技术的不断发展，基因诊断技术逐渐进入人们的视野，因其具有较高的敏感性、特异性，已在临床中展现出广泛的应用前景。分子生物学检测方法一般包括三个步骤：①样品DNA的提取；②根据相应耐药位点设计引物、通过聚合酶链反应（polymerase chain reaction，PCR）扩增与耐药性有关的基因片段；③对扩增产物进行耐药性分析。在此，我们简单介绍一些与结核分枝杆菌检测相关的分子生物学技术。

一、Gene-Xpert结核分枝杆菌/利福平耐药实时荧光定量核酸扩增技术

（一）原理

Gene-Xpert 结核分枝杆菌/利福平耐药实时荧光定量核酸扩增（Xpert MTB/RIF）检测技术利用全自动一体化半巢式实时荧光定量PCR仪专用试剂盒对被检者的痰液、淋巴结穿刺液等标本进行结核分枝杆菌及其耐药性的检测。其针对结核分枝杆菌的 *rpoB* 基因81bp的利福平耐药决定区序列设计引物、探针，通过5条分子信标探针检测结核分枝杆菌特有的 *rpoB* 基因上与利福平耐药相关的利福平耐药决定区（RRDR区域），通过检测该基因是否突变来判断结核分枝杆菌是否对利福平耐药。有研究表明Xpert MTB/RIF检测结核分枝杆菌与传统金标准结核分枝杆菌培养法的检测结果有较高的一致性（邹远妩等，2015；李辉等，2014）。

（二）方法

（1）在前处理管和 Cartridge 反应盒上标记受检者姓名及序号。

（2）取 1ml 液体标本放置到带有螺旋盖的前处理管中。

（3）在前处理管中加入相当于标本 2 倍体积的标本处理液。

（4）将前处理管剧烈摇动 10～20 次或在漩涡振荡器上震荡 20s 左右，直至无肉眼可见块状标本存在。

（5）前处理管在室温下静置 5～10min 时进行质检，再剧烈摇动 10～20 次，静置 15min 时打开 Cartridge 反应盒，取 2ml 处理后样品由加样孔缓慢加入反应盒中。

（6）打开计算机和 GeneXpert 检测仪的电源开关，运行 GeneXpert 操作软件，仪器开始进行自检，待模块进展出现“可用”后，开始测试。

（7）在自检过程中，软件出现“数据库管理”和“存档”提示，点选“否”。

（8）在 GeneXpert Dx 系统窗口的工具栏点击“创建测试”。

（9）依次出现“扫描患者 ID”和“扫描样品 ID 条形码”对话框，均点选“取消”。

（10）计算机界面出现“扫描检测盒条形码”，使用扫码器扫描反应盒正面的识别码，软件将全自动填写所需要的信息。

（11）在患者 ID 和样品 ID 栏中手动输入患者姓名（病例序号）及标本号，点击“开始测试”。

（12）软件自动指定待运行模块，此时该模块顶部绿色指示灯亮起并开始闪烁。打开顶部指示灯闪动的模块，将 Cartridge 反应盒放入其中，关上模块，检测开始。

（13）反应结束后，在 Xpert Dx 系统窗口的工具栏点击“查看结果”。

（三）临床应用

Xpert MTB/RIF 可以针对多种类型标本进行检测，包括痰液、肺泡灌洗液、浆膜腔积液、脓液及病变组织经研磨处理后的溶解液等。在痰少、无痰和痰涂片阴性的肺结核患者的支气管肺泡灌洗液的 Xpert MTB/RIF 检测具有突出的优势（Khalil and Butt，2015）。Xpert MTB/RIF 将传统 PCR 检测所需的样品制备、DNA 提取、核酸扩增、目标序列的检测、结果判读等全部步骤结合在一起（王怡心等，2015），最大限度提高了检测灵敏度。整个过程中手工操作部分仅需 5min，其余过程在封闭的仪器内自动完成。纯化 DNA 标本只需 5 个基因拷贝即可被检出，痰标本中结核分枝杆菌浓度只需达到 131cfu/ml 即可被检出，且与非结核分枝杆菌无交叉反应。Xpert MTB/RIF 具有高效快速、操作简单、技术要求低、生物安全性高、敏感性好和特异性高等特点，该技术在结核性脑膜炎、结核性胸膜炎、淋巴结结核、骨结核等肺外结核病及儿童结核病的诊断方面具有较高的敏感性和特异性。因此，Gene Xpert 可作为一种既敏感又省时的检测结核病的技术（Iram et al., 2015）。但该平台仪器昂贵，需使用配套的试剂，实验成本较高，且只能检测利福平耐药基因，限制了其在实验室的推广使用。

二、聚合酶链反应

聚合酶链反应（PCR）是体外酶促合成特异 DNA 片段的一种方法，其原理是模拟体内核酸复制过程，由高温变性、低温退火（复性）及适温延伸等反应组成，多次循环后使目的 DNA 以指数方式迅速扩增。近年来，随着 PCR 技术的日趋成熟，它以快速省时、特异性强、灵敏度高和无培养依赖性等特征在结核分枝杆菌检测方面显示出独特的优势，尤其是在镜检为阴性的情况下作用更为重要，已被广泛用于结核病的实验室诊断。除此之外，PCR 技术在分子生物学领域应用广泛，如在 DNA 探针的制备、构建 cDNA 文库、未知基因序列研究等方面，临床医学中还将其应用于各种病原体的检测、发现新的病原体、遗传病和肿瘤的诊断等方面。虽然 PCR 技术的操作并不复杂，但是技术质量要求很高，扩增气溶胶污染、靶序列染色 DNA 污染、引物特异性不高、扩增抑制因素、标本前处理与 DNA 提取方法、非结核分枝杆菌感染、操作技术人员技术水平、试剂盒是否规范化、标准化等是影响 PCR 结果可信度的关键。

（一）实时荧光定量 PCR 技术

实时荧光定量 PCR 技术（quantitative real-time PCR）是在 PCR 反应体系中加入荧光基团，利用荧光信号累积实时检测 PCR 扩增反应中每一个循环产物的荧光信号，最后通过标准曲线对未知模板进行定量及定性分析的方法（钟江华等，2011）。与传统 PCR 技术相比，荧光 PCR 技术有以下几个方面的优点：提供定量的分析结果，最大限度降低交叉污染的可能性，检测时间短，不需做后续的电泳等复杂操作，并且检测结果敏感性高、特异性好。目前，实时荧光定量 PCR 技术已被广泛应用于临床诊断、药物研发、基础科学研究等领域，其主要包括分子信标荧光定量 PCR 技术、开放的荧光定量 PCR 检测、双探针实时定量荧光 PCR 技术、高分辨率溶解曲线分析方法等。

1. 分子信标荧光定量 PCR 技术

分子信标是一种在靶基因不存在时形成的一段空间结构呈发夹形的单链 DNA，发夹两臂由 GC 含量较高的、与靶序列无关的互补序列构成，荧光报告基团和荧光淬灭基团位于两臂末端。当分子信标处于自由状态时，荧光报告基团和淬灭基团相互靠近，两者之间发生荧光共振能量转移（fluorescence resonance energy transfer，FRET），淬灭基团吸收报告基团发射的荧光，由荧光报告基团产生的能量通过红外线（不是可见光）的形式释放出来。当有靶序列存在时，分子信标与靶序列结合伸展成线性分子，荧光报告基团与淬灭基团分开，FRET 消失，荧光报告基团被激发而发出荧光信号。该方法适合检测点突变，但突变位点相邻较近时检测效果不佳，且探针是根据已有突变碱基设计的，容易错过新的突变位点（张敏等，2010）。

2. 开放的荧光定量 PCR 检测

开放的荧光定量 PCR 检测方法采用开放的检测平台，对不同的目的核酸根据需要进行检测（刘芳等，2011）。在 PCR 平台选择上，如果对检测速度和灵敏度有要求，国外有报道（Espy et al.，2006）建议采用 SmartCycler 和 Lightcycler2.0，20～40min 即可完成检测，其灵敏度高于模块类荧光定量 PCR 仪。

3. 双探针实时定量荧光 PCR 技术

Taq-Man MGB 双探针实时 PCR 技术核心是利用 *Taq* 酶的 $5' \rightarrow 3'$外切酶活性，切断探针，产生荧光信号。探针的 3′端标记荧光泯灭基团，5′端标记荧光报告基团，由于探针与模板是特异性结合，所以荧光信号的强弱就代表了模板的数量。该类探针碱基序列较短，适合在 A+T 含量较高的 DNA 区域设计探针，因此是分析单碱基突变的有效工具。*Taq*-Man MGB 双探针实时 PCR 技术结合了 MGB 探针的特异性强和实时 PCR 快速灵敏的优点，从标本采集到判断结果只需几小时，操作简便、敏感度高、特异性好、结果准确，且整个实验的扩增检测均在一个密闭体系中进行，减少了样本与扩增体系和环境之间的交叉污染（鞠晓红和冯宪敏，2012）。

4. 高分辨率熔解曲线分析法

高分辨率熔解曲线分析法是通过实时监测升温过程中双链 DNA 荧光染料与 PCR 产物的结合情况，单核苷酸位点碱基不同会使双链 DNA 的 T_m 值发生变化从而双链 DNA 在升温过程中先后解开，形成不同的熔解曲线形状。单核苷酸多态性位点如果不匹配，双链 DNA 产物随着温度的升高而逐渐解链，生成单链 DNA，荧光染料从局部解链的 DNA 释放，可将荧光值绘制成熔解曲线，从荧光强度与时间曲线上可以判断是否存在单核苷酸多态性位点。高分辨率熔解曲线分析能有效区分不同的耐药位点与不同基因型，具有简单、方便、经济、高通量、不损伤 DNA 的优点，而且具有高灵敏度、高特异性，分析后可直接纯化测序。但由于高分辨率熔解曲线分析技术对样品间温度均一性要求很高，因此只能用于某些特定型号的 PCR 仪。

（二）终点 PCR 检测法

终点 PCR 检测法有比色法和核酸杂交法，两种方法都要通过 PCR 技术对目标 DNA 进行扩增。扩增完成后，比色法利用精密的光学测量仪器对扩增产物的颜色或浑浊度进行分析，从而得出结果。核酸杂交法则通过荧光物质、同位素等标记的探针对扩增产物进行检测，判定是否含有结核分枝杆菌。终点 PCR 检测法具有一定的局限性，它在目标核酸扩增完成后才开始借助一定的手段进行目标核酸的检测，不像实时荧光定量 PCR 能够实时监控目标核酸的扩增情况，也无法准确定量核酸的拷贝数（刘芳等，2011）。

（三）多重 PCR 技术

多重 PCR 技术又称多重引物 PCR 或复合 PCR 技术。其原理、所用试剂及操作流程与普通 PCR 相同，不同的是它在同一 PCR 反应体系中加多对引物，可同时扩增出多个核酸片段，主要用于单一致病因子等的鉴定。随着 PCR 技术的发展，多重 PCR 技术已经取代了较为烦琐的 Southern 印迹杂交来检测基因的突变或缺失。多重 PCR 方法具有较好的特异性和灵敏性，而且实现了一管多检的要求，是一种省时省力又可避免污染的检测方法，为临床提供更多更准确的诊断信息。但是，与常规的 PCR 技术相比，由于多重 PCR 技术涉及多对引物，技术难度大，随着引物对数的增加，也增加了错配扩增产物的机会。因此，需要根据实验的要求、目的及所设计的引物等因素，对反应条件进行优化，对多重 PCR 中的各种影响因素进行组合、调整，以寻找到一个最优的扩增条件，从而可以进行高度特异性的多重 PCR，这对病原微生物的基因检测和临床诊断方面有着十分重要的意义（刘志杰等，2011；鞠晓红和冯宪敏，2012）。

（四）环介导等温扩增技术

环介导等温扩增技术（loop-mediated isothermal amplification，LAMP）是一种新的核酸扩增技术，它针对目标 DNA 的 6 个区域（上游和下游各 3 个区域）设计 4 种具有 3 个串联序列的特异性引物，在一定温度条件下（60～65℃），由链置换型 DNA 聚合酶催化，经 4 次四链置换后，得到 LAMP 环状扩增的起始结构，然后以此为模板扩增靶基因，扩增效率高，通过扩增产物来判断靶基因序列，基因扩增和产物检测可一步完成。该方法特异性高，已经成功应用于重症急性呼吸综合征（severe acute respiratory syndrome，SARS）、禽流感等疾病的检测中。在结核领域，有报道用该法检测痰液、脑脊液、尿液、胸腔积液中的结核分枝杆菌。研究表明，LAMP 检测结果与涂片镜检分级具有良好的相关性（鞠晓红和冯宪敏，2012）。

三、基因芯片技术

基因芯片技术又称为 DNA 芯片技术，是近年来在生命科学领域迅速发展的一项高新技术，它集微加工技术、微电子技术和 PCR 技术于一体，在固体芯片表面构建微型生物化学分析系统，将特异的探针，即 DNA 按照一定的顺序固定在玻璃片上，与标记过荧光的 PCR 扩增产物通过碱基配对原理进行杂交，然后使用共聚焦激光扫描探测系统对图像进行扫描分析，若可以匹配则表达杂交信号，若不能匹配或不能完全匹配则没有杂交信号或杂交信号较弱，通过计算机进行数据分析比较杂交信号的强弱来判断是否存在突变。该方法可用于基因表达谱分析、新基因发现、基因突变、多态性分析、基因组文库作图、疾病的诊断和预防、药物筛选、基因测序等，以实现对细胞、DNA 及其他生物组分的准确、快速、大信息量的检测。基因芯片技术具有样本用量少、信息量大、可重复性好、高通量、高效率、微型化、自动化、防污染等特点（沈玉祯，2013）。目前基因芯片技术应用于结核病方面可以鉴定结核分枝杆菌菌种和分析耐药基因突变位点，以检测结核分枝杆菌的耐药性，还能鉴定非结核分枝杆菌。有研究表明，基因芯片技术在确定新的药物靶位中展现出希望，为新药的探索提供了新的方向（周杨等，2011）。但由于该方法检测成本高、芯片制备复杂等限制了其在临床实验室的大规模应用。随着分析仪器和软件技术的不断改进，基因芯片一定会在多重耐药检测领域发挥非凡的作用。

四、DNA 序列测定

DNA 测序技术已于 20 世纪 70 年代中期趋于成熟，该技术利用高分辨率聚丙烯酰胺变性凝胶电泳分离不同长度的核酸片段，将待测基因进行 PCR 扩增并将产物纯化，提取 DNA 片段来进行测序，最后与其标准菌株的同一片段进行比较来判断其是否为结核分枝杆菌及是否发生突变。目前所用的 DNA 测序方法主要为双脱氧链终止测序法和化学裂解法。双脱氧链终止测序法又称为酶促反应法，该方法又因技术的进步分为三种不同的操作方法：1977 年 Sanger 发明的经典双脱氧法（Sanger 法）、标记/终止法和热循环测序法（周杨等，2011）。DNA 测序不但能够用于突变基因的筛选，而且能快速准确地确定突变基因的部位及分布，目前在结核病诊断方面可检测 5 种一线抗结核药（利福平、异烟肼、链霉素、乙胺丁醇和吡嗪酰胺）和二线喹诺酮类的耐药基因（周杨等，2011），是目前检测基因突变可靠有效的方法，为结核病的诊断和鉴别诊断提供准确的病原学依据。但就目前的技术来说，DNA 测序操作比较复杂，费用也比较昂贵，限制了其临床推广和使用，该技术较多用于科学研究。

五、焦磷酸测序技术

焦磷酸（PPi）测序技术是一种以检测 DNA 合成过程中核苷酸掺入所产生的焦磷酸为基础的实时 DNA 测序技术。该技术依靠 4 种酶（DNA 聚合酶、三磷酸腺苷硫酸化酶、萤光素酶和三磷酸腺苷双磷酸酶）及 2 种底物［5′-磷酰硫酸（APS）和荧光素］完成。在测序反应中每次加入一种 dNTP，若与模板 DNA 配对，dNTP 在 DNA 聚合酶的作用下与引物的 3′端形成共价键，释放 1 分子 PPi。PPi 在三磷酸腺苷硫酸化酶的催化下与 APS 结合生成 ATP。ATP 驱动荧光素向氧化型荧光素转化，从而发出可见光信号。反应中的 ATP 和未配对的 dNTP 逐渐被降解，光信号消失，再次加入下一种 dNTP，进入下一个循环，如此反复，合成 DNA 链，通过对信号峰的判读得出碱基序列。焦磷酸测序技术可用于结核分枝杆菌菌种鉴定及结核分枝杆菌耐药基因检测。Bravo 等（2009）利用该技术检测了利福平、异烟肼、氧氟沙星的耐药性。2012 年，Engstrom 等利用焦磷酸测序技术对利福平、异烟肼、乙胺丁醇、阿米卡星、卡那霉素、卷曲霉素、氧氟沙星 7 种抗结核药物进行耐药性检测，结果表明该法检测 MDR-TB/XDR-TB（extensively drug-resistant tuberculosis）具有较高的特异性与灵敏度。此外，焦磷酸测序技术还具有快速准确、低成本、高通量、自动化和检测报告时间更短等优势，具有较高的应用价值。

六、RNA 扩增技术

RNA 扩增技术的基本原理是使用间接转录扩增技术，将结核分枝杆菌特异性核糖体 RNA（rRNA）作为模板，扩增产物与特异性 cDNA 探针杂交，利用化学发光仪检测被标记的 rRNA。rRNA 在结核分枝杆菌中的含量较 DNA 高，具有种属特异性，一旦菌体死亡，rRNA 则立即降解，因此检测 RNA 可进行结核分枝杆菌的种属判断及鉴别活菌。

除以上阐述的分子生物学检查方法外，还有恒温扩增检测技术、DNA 微阵列方法、新型全自动猝灭探针 PCR 方法、巢氏 PCR 技术等，都是基于 PCR 技术衍生或改进的，各自具有自身的优势，但由于技术要求高或仪器设备昂贵等因素，很少用于临床检测，主要用于科研，在此就不做介绍。

第三节　抗原抗体检测方法

一、结核分枝杆菌抗原检测

结核分枝杆菌抗原检测法可用于结核病的早期辅助诊断和治疗的疗效评价（戴振华，2014），具有操作简便快速、经济实用和应用广泛等优点，通常采用 ELISA 法，用 BCG、PPD 或完整的菌体抗原等免疫动物获取抗血清，纯化后制备检测结核抗原所用的抗体，将抗体包被在固相载体上，与待测标本中的抗原结合形成抗原-抗体复合物，最后加入酶标记的结核抗体，形成抗体-抗原-酶标抗体复合物，酶使底物显色，颜色的深浅反映结核抗原量的多少。该法有几个缺陷：①结核分枝杆菌抗原结构复杂，与其他菌种存在一定的交叉，容易造成结果假阴性；②临床标本中含有较高的细胞成分和蛋白质，不易检测到结核分枝杆菌抗原；③结核分枝杆菌特异性抗体制备困难。

二、结核分枝杆菌抗体检测

结核分枝杆菌抗体检测的基本原理是抗原抗体反应，即利用已知抗原测定未知抗体的方法。检测方法主要有酶联免疫吸附试验、斑点免疫金渗滤试验、斑点免疫层析试验、免疫印迹技术、免疫聚合酶链反应、淋巴细胞分泌抗体试验等。较常用的为斑点免疫金渗滤试验，这是一种快速检测方法，主要用于检测 IgG 抗体，操作简单，无需精密仪器，金标记物比酶稳定，易于存放，便于实验室推广应用。检测所用抗原包括糖脂抗原、抗原 85 复合体、ESAT-6 及溶脂酶蛋白等多种蛋白质，由于采用的抗原不同，检测的灵敏度和特异度也有差异。结核分枝杆菌抗体检测是儿童结核病、肺外结核、结核性胸腹膜炎、涂阴肺结核等结核病诊断的重要辅助检查手段（普毅等，2014）。目前实验室较常用的结核感染 T 细胞试验（T-spot）和 IFN-γ释放试验就是上述方法的延伸，在临床检测中已展现出良好的应用前景。

参 考 文 献

戴振华. 2014. 结核分枝杆菌抗原定量检测技术的建立及其初步评价. 北京: 中国人民解放军军事医学科学院学位论文.

甘辛, 刘波, 陈玲, 等. 2013. 核酸薄膜技术快速检测结核分枝杆菌 *rpoB* 基因片段及其突变. 临床检验杂志, 3(31): 164-167.

胡彦, 陈娟娟, 王小中. 2016. 结核分枝杆菌实验室诊断方法及评价. 实验与检验医学, 34(2): 177-182.

鞠晓红, 冯宪敏. 2012. 结核分枝杆菌诊断方法研究进展. 中国人兽共患病学报, 28(4): 393-397.

李辉, 谭耀狗, 李洪敏, 等. 2014. 利福平耐药实时荧光定量核酸扩增技术的诊断效果的对比研究.中国防痨杂志, 36(6): 472-476.
栗方芝, 李娜娜, 石亚萍, 等. 2014. 两种 IGRA 检测方法诊断结核分支杆菌潜伏感染的效能分析. 中外健康文摘, 1(11): 26-27.
林冲, 陈玲. 2015. 结核病实验室诊断技术新进展. 临床医药文献, 2(35): 7535-7536.
刘芳, 李亮, 畅志强. 2011. 结核分枝杆菌诊断方法的研究进展.中国国境卫生检疫杂志, 34(1): 66-68.
刘倩倩, 石亚萍, 栗方芝, 等. 2014. 群聚集场所人员结核分枝杆菌潜伏感染状况分析. 世界最新医学信息文摘, 14(28): 51-53.
刘志广, 魏云芳, 赵秀芹, 等. 2007. 抗结核分枝杆菌 38k11 抗原单克隆抗体的制备及荧光抗体检测方法的建立.中国人兽共患病学报, 23(5): 459-461.
刘志杰, 李如举, 曾智勇, 等. 2011. 多重 PCR 反应的影响因素及其优化. 黑龙江畜牧兽医, 7(上): 26-28.
孟伟民. 2016. 结核病实验诊断的研究现状. 世界最新医学信息文摘, 16(38): 42-43.
普毅, 白圆圆, 雷金, 等. 2014. 结核抗体检测在小儿结核病诊断中的应用.中国卫生产业, 19: 24-25.
沈玉祯. 2013. 结核病实验室诊断技术. 齐齐哈尔医学院学报, 34(4): 563-565.
石巍, 严开斌. 2012. 不同品牌血液分析仪检测结果的比对分析. 国际检验医学杂志, 33(5): 597-598.
石亚萍, 彭文锋, 马苗苗, 等. 2014. T-SPOT.TB 检测在人群聚集场所结核潜伏感染中的应用. 临床医药文献, 1(6): 1293-1294.
田斌, 王孝君, 文岚, 等. 2016. Xpert MTB/RIF 检测系统对肺结核临床诊断病例的应用价值.中国人兽共患病学报, 3(2): 798-801.
王霄, 文强, 岳健博, 等. 2016. GeneXpert Mtb/RIF、抗酸染色及培养在浅表淋巴结结核诊断中的比较研究. 遵义医学院学报, 39(3): 275-278.
王怡心, 陈雄豪, 林惠玲, 等. 2015. Xpert MTB/RIF 技术在基层实验室结核病诊断中的应用研究. 分子诊断与治疗杂志, 7(3): 176-178.
张靖, 周兴悦, 张厚亮. 2016. 结核病实验室诊断进展.中国城乡企业卫生, 6(3): 34-35.
张敏, 彭建涛, 顾士民. 2010. 结核分枝杆菌耐药检测方法的研究进展. 医学综述, 16(18): 2846-2849.
钟江华, 张光萍, 柳小英. 2011. 实时荧光定量PCR技术的研究进展与应用. 氨基酸和生物资源, 33(2): 68-72.
周杨, 欧喜超, 乐军, 等. 2011. 基因芯片诊断耐多药结核病的临床多中心研究.中华检验医学杂志, 9: 793-799.
宗兆婧, 刘梅, 陈杨, 等. 2012. 核酸薄膜技术快速检测结核分枝杆菌 *katG* 突变的研究. 中国实验诊断学, 10: 1809-1812.
邹远妩, 刘尚武, 朱蕾, 等. 2015. Xpert TB/RIF 检测结核分枝杆菌及其耐药性在结核病辅助诊断中的临床价值. 临床肺科杂志, 20(3): 568-570.
Bravo LT, Tuohy MJ, Ang C, et al. 2009. Pyrosequencing for rapid detection of *Mycobacterium tuberculosis* resistance to rifampin, isoniazid, and fluoroquinolones. J Clin Microbiol, 47: 3985-3990.
Detjen AK, Keil T, Roll S, et al. 2007. Interferon-gamma release assays improve the diagnosis of

tuberculosis and nontuberculous mycobacterial disease in children in a country with a low incidence of tuberculosis.Clin Infect Dis, 45(3): 322-328.

Engstrom A, Morcillo N, Imperiale B, et al. 2012. Detection of first-and second-line drug resistance in *Mycobacterium tuberculosis* clinical isolates using Pyrosequencing. J Clin Microbiol, 50: 2026-2033.

Espy MJ, Uhl JR, Sloan LM, et al. 2006. Real-time PCR in clinical microbiology: applications for routine laboratory testing. Clin Microbiol Rev, 19(1): 165-256.

Iram S, Zeenat A, Hussain S, et al. 2015. Rapid diagnosis of tuberculosis using Xpert MTB/RIF assay——report from a developing country. Pak J Med Sci, 31(1): 105-110.

Khalil KF, Butt T. 2015. Diagnostic yield of bronchoalveolar lavage gene Xpert in smear-negative and sputum-scarce pulmonary tuberculosis. J Coll Physicians Surg Pak, 25(2): 115-118.

World Health Organization (WHO). 2016. Global Tuberculosis Report 2016. New York: World Health Organization.

第六章　结核病的诊断

第一节　病史、症状和体征

一、病史

肺结核的密切接触史对结核病的诊断具有十分重要的意义，对就诊患者应详细询问、记录其接触的结核病患者的病情、涂片抗酸染色镜检、抗酸杆菌培养结果、治疗方案、接触密切度等情况。笔者临床接诊的一名 12 岁女孩，有咳嗽、咳痰、盗汗、低热等症状，详细询问病史后得知其父亲既往明确诊断为 MDR-TB，对异烟肼、利福平、乙胺丁醇、左氧氟沙星、莫西沙星、环丙沙星耐药；我们将该女患者初步诊断为 MDR-TB，考虑其同样对上述几种药物耐药，采用二线药物对其进行抗结核治疗，同时进行结核分枝杆菌培养及药敏试验，2 个月后药敏结果显示对上述药物耐药，这就避免了因使用一线药物而延误对病情的治疗，由此可见病史采集的重要性。张天豪（2009）的研究显示，对于涂阳患者，其家庭密切接触者具有更大的可能被检出肺结核。

二、症状

各型结核病的临床症状多种多样、不尽相同，但有共同之处。症状在结核病早期发现、诊断、治疗中有重要的意义。

（一）肺结核的局部症状

结核病的基本病变有炎性渗出、增生和坏死，临床症状有咳嗽、咳痰、咯血、胸痛、胸闷和呼吸困难等，这些症状为局部症状的共同点。

（1）咳嗽、咳痰　咳痰是肺结核的主要症状。病变主要是渗出及干酪性坏死，导致肺组织破坏、溶解，从而形成痰液，引起咳嗽与排痰。肺结核患者多为白色黏液痰，空洞性肺结核、毁损肺肺结核患者及肺结核合并肺部感染时可表现为剧烈咳嗽，咳大量脓痰。气管支气管结核时，由于气管、支气管受到肿大淋巴结压迫，或是合并支气管淋巴瘘，多表现为刺激性咳嗽、少痰或无痰的症状。结核性胸膜炎患者因病变涉及胸膜，可表现为反射性咳嗽、少痰甚至无痰的症状。结核性脓胸的患者，一般情况下无明显的咳嗽、咳痰症状，当合并支气管胸膜瘘时，患者处于特定体位时可出现阵发性咳嗽，伴有大量的脓痰。年龄大于 65 岁的患者出现持续咳嗽的症状要更普遍；对于 65 岁以下的人来说，剧烈咳嗽有一定的诊断意义（Cheng et al.，2015）。

（2）咯血 近一半的肺结核患者会出现咯血症状，多数为痰中带血丝等少量咯血，多为病变累及邻近的毛细血管或小血管。随着疾病的发生发展，当病变部位累及大血管时则可出现中等或大量咯血，严重时甚至出现失血性休克、窒息等症状。空洞性肺结核，若病变侵及空洞内 Rasmussen 瘤时，咯血量较大。支气管结核合并有支气管扩张时，可表现为反复咯血；支气管动脉破裂时，则咯血量较大。

（3）胸痛 病变累及胸膜时，可表现为胸膜性胸痛，一般情况下胸痛部位较为固定，且为持续性，可随呼吸运动、咳嗽、大声说话而加剧，结核性胸膜炎患者早期多有胸痛的表现。部分患者疼痛部位不固定，与上述运动也无明显关系，此种情况大多为神经反射引起的疼痛。

（4）胸闷、呼吸困难 肺组织病变部位广泛时可出现胸闷、呼吸困难的症状，如干酪性肺炎，体力性劳作后症状可加重。结核性胸膜炎患者随着胸腔积液的增多，胸痛症状逐渐减轻，经治疗后，胸水减少，此时胸闷、呼吸困难症状可得到缓解，但因胸膜发生粘连，可再次出现胸痛。

（二）肺结核的全身症状

肺结核的全身症状主要有发热、盗汗、乏力、食欲减退、消瘦、女性月经失调等，甚至出现性格改变、结节性红斑、血细胞减少等症状。相当一部分结核病患者早期可无明显症状，甚至有些患者因发热、咳嗽、咳痰症状而被误诊为“感冒”。

（1）发热 发热是肺结核患者最常见的症状，多为潮热，即午后开始发热，次日晨以前退热。结核病患者发热常有三种类型：低热型常见于轻型结核病患者，体温在 37.5～38℃；不规则热型多见于慢性排菌者，体温在 38～39℃；高热型常见于重症结核患者，体温在 39℃以上。

（2）盗汗 盗汗是自主神经系统功能紊乱所致的症状，以入睡后汗出异常、醒后汗泄即止为特征，是结核病的全身中毒症状之一。盗汗可分为轻、中、重三型：轻型盗汗的患者，多数在入睡已深，或在清晨 5: 00 或在醒觉前 1～2h 时汗液易出，出汗量较少，出汗部位多为头、颈、腋部位；中型盗汗的患者，多数在入睡后不久便有出汗，常见部位为胸背、手心、足心等；重型盗汗的患者，入睡后不久或刚闭上眼即将入睡时即有汗液大量涌出，甚至浸湿被褥，可见全身盗汗。

（3）乏力 结核病是消耗性疾病，患者即使不做任何劳作，仅在休息时也感全身乏力，并常伴有食欲下降、消瘦、疲劳不适等症状。

（4）女性月经失调　女性结核病患者可出现月经失调，甚至闭经。

（5）性格改变　多出现在小儿结核病患者，表现为烦躁、哭闹、易怒等，成人患者也可有此症状。

（6）结核超敏综合征　结核超敏反应多发生在青年女性。部分结核病患者会出现血沉增快、四肢关节痛等症状，但抗链球菌溶血素“O”、类风湿因子均为阴性，关节无明显肿胀畸形，这种情况称为“结核性关节炎”，抗风湿治疗无效，抗结核治疗有效。有些患者下肢胫前伸侧、踝关节附近会反复发生结节性红斑、环形红斑，特征为多发性、可融合、周围组织水肿等。有些结核病患者可出现疱疹性结膜炎、角膜炎。

（7）血液系统的变化　大部分结核病患者血常规可表现为淋巴细胞增高，白细胞可正常或偏高；少数患者血常规可出现白细胞减少或全血细胞减少等类白血病反应。

（三）肺结核的体征

肺部体征因病变性质、范围不同而有差异，病变范围小时，不易查到阳性体征；病变范围较大时，体查可有叩诊呈浊音、语颤增强、肺泡呼吸音低和湿啰音等肺部实变征。早期患者可无明显的体征；晚期患者肺部形成纤维条索时，局部收缩使胸膜塌陷和纵隔移位，气管向患侧移位。结核性胸膜炎患者早期有胸膜摩擦音，形成大量胸腔积液时，胸壁饱满，叩诊浊实，语颤和呼吸音减低或消失。

（四）肺外结核的症状及体征

肺外结核常见的有肠结核、结核性腹膜炎、淋巴结结核、骨与关节结核、结核性脑膜炎、结核性心包炎等。

肺外结核除发热、盗汗、乏力、消瘦等一般全身症状外，各有其特征性的局部症状。肠结核最常见的局部症状是腹痛、大便习惯改变、腹部肿块、营养不良。结核性腹膜炎常见的局部症状是腹痛、腹水、腹部肿块，结核毒血症、高热也是该病的主要症状。淋巴结结核是结核分枝杆菌侵入淋巴结所致的慢性疾病，可表现为淋巴结肿大，窦道、溃疡形成，肿大的颈部淋巴结引起的局部压迫导致声嘶、呃逆等。骨与关节结核目前认为是由结核分枝杆菌侵入导致的一种迟发型超敏反应，关节肿胀、关节功能障碍、冷脓肿或窦道、疼痛、关节畸形、神经功能障碍是骨与关节结核的特点。结核性脑膜炎多有脑膜刺激征、脑神经损害、脑实质损害、颅内压增高、自主神经系统受损及脊髓受损的表现。结核性心包炎可表现为心包填塞、压迫邻近器官的症状，若心包增厚则导致缩窄性心包炎、心功能不全，出现心包摩擦音、左肺下叶不张等体征。

第二节　影像诊断

近年来尽管影像学检查及诊断技术不断发展，影像学检查联合痰菌检查对结核病的诊断准确率得以提高，影响学检查但对菌阴活动性肺结核及影像学征象不典型的肺结核的诊断仍然有较高的误诊率。

通过胸部影像学检查，可以确定肺结核病变部位、范围及性质，同时可评价治疗效果与转归。胸部正侧位X线是常规检查方法，结核病变好发于上叶尖后段、下叶背段。电子计算机断层扫描（CT）图像无重叠，空间与密度分辨率高，对于发现和显示常规胸片重叠或隐匿部位的病变敏感度高，如肺尖、肺底、心脏后和脊柱旁两侧等，常用于对肺结核的诊断及鉴别诊断，也可用于引导穿刺活检、引流、介入性治疗及术前评估等。

一、肺结核常见CT征象与病理学基础

肺结核的基础病理改变为渗出、增殖和干酪坏死。根据结核分枝杆菌的毒力、菌量和被感染时宿主的免疫水平，往往多种病理改变同时存在，但以某种病理改变为主。随宿主免疫水平的波动，病理改变可以转化。近年来，肺结核的病理和影像学对照研究取得了显著进展，目前认为肺小叶中心结节是活动性肺结核的基本影像学征象之一，也是肺内多种征象形成的基础。

（一）小叶中心结节

小叶中心结节为活动性肺结核的基本征象之一，病理表现为细支气管内及其邻近组织的干酪样坏死与肉芽肿性炎症。肺结核的小叶中心结节直径一般为2～4mm，密度中等，界限清楚。小叶中心结节主要分布在肺小叶核心，结节距胸膜面、肺裂、小叶间隔有一定距离，其与气道病变、肺泡、肺泡间质的解剖关系密切。随着病情的变化，小叶中心结节可发生多种形态变化。在结核病进展时，小叶中心结节可增大、融合，形成直径5～8mm边缘模糊的结节；当病情好转时，小叶中心结节可完全吸收或形成增殖性结节与瘢痕等。有文献报道，在肺结核病变中，阶段分布的小叶中心结节影像检出率达82%～95%，见图6-1。

（二）树芽征

树芽征（tree-in-bud）是结核分枝杆菌经支气管播散的早期征象与典型征象。在高分辨率CT（high resolution CT，HRCT）上，树芽征表现为小叶中心结节及分支结构，形似树枝发芽，故称之为树芽征，其中的小叶中心结节直径2～4mm。

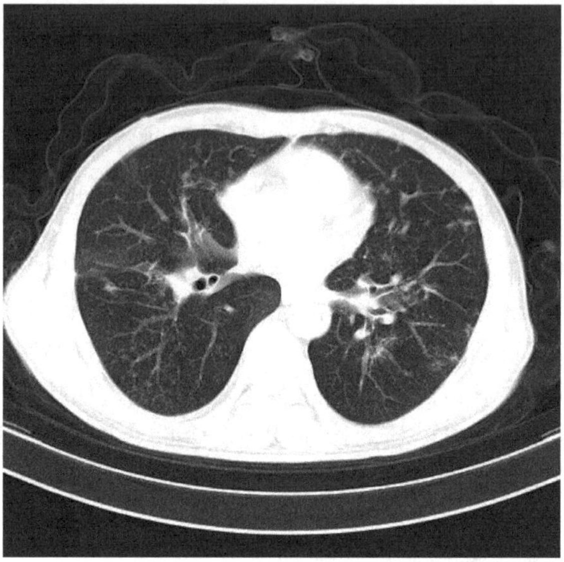

图 6-1　小叶中心结节

树芽征的病理基础为小叶内细支气管管腔充满干酪样坏死物质、黏液等，阻塞细支气管，并伴有细支气管扩张和管壁增厚等。它是结核分枝杆菌经支气管播散的一种特征性影像表现，一般发生在7级或9级以下的细支气管，故只有在CT/HRCT上才能够显示。树芽征中的小叶中心结节多表现为中等密度，边缘清晰；当发生融合、增大时，边缘模糊，周围可伴有磨玻璃密度影。该征象多在肺野边缘部出现且显示清楚，同时伴有近心端的气道异常。在活动性肺结核中，树芽征的检出率为 60%～80%，多见于涂阳肺结核或空洞性肺结核，是判断肺结核活动性的可靠影像学依据。然而，树芽征并非肺结核特有，也可见于其他肺部疾病，如感染性疾病（支气管扩张、支气管肺炎、真菌感染等）、吸入外来物质及特发性疾病（如全细支气管炎）等。

树芽征可视为肺结核支气管播散的早期征象。在其进展过程中，树芽征中的结节影体积增大、边缘模糊，病灶可进一步融合、扩大，形成小叶性实变，此时多伴有渗出性磨玻璃影；病情好转时，树芽征可完全吸收或部分残留呈致密微结节影。Nam 等（2012）比较了 36 例慢性活动性毁损性肺结核与 78 例慢性非活动性毁损性肺结核的影像特征，结果发现空洞破坏、非分支性小叶中心结节、树芽征、气腔结节及其余肺叶的空洞更常见于慢性活动性毁损性肺结核中，提示树芽征是判断结核病变活动性的重要 CT 征象。因此，认为树芽征是判断慢性毁损性肺结核活动性的最有特征性的征象（图 6-2）。

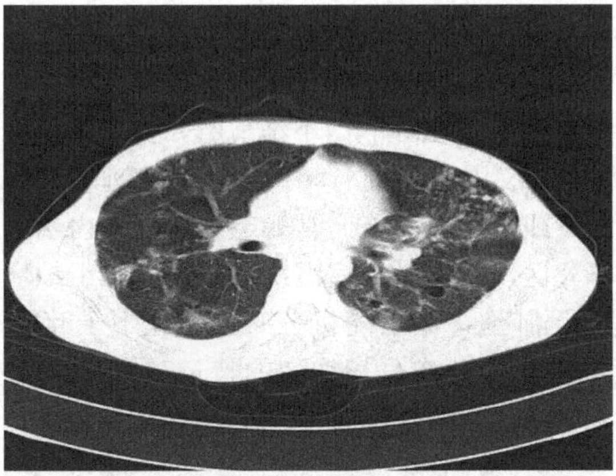

图 6-2　树芽征

（三）模糊结节

模糊结节一般是指直径 5～8mm 边缘模糊的结节影。其先前被认为是“腺泡结节”（增殖结节），但研究证实模糊结节在病理上不同于传统“腺泡结节”，认为模糊结节是由小叶中心结节发生融合和扩大形成的，因此“腺泡结节”概念不能真实反映肺结核这一病理演变特点。随着肺结核病情进展，模糊结节还可进一步扩大或融合形成小叶性肺实变。模糊结节是小叶中心结节向肺实变演变过程的中间类型，提示病变处于进展状态。当病情好转时，该结节可形成边界清晰的致密结节影，但一般不能完全吸收（图 6-3）。

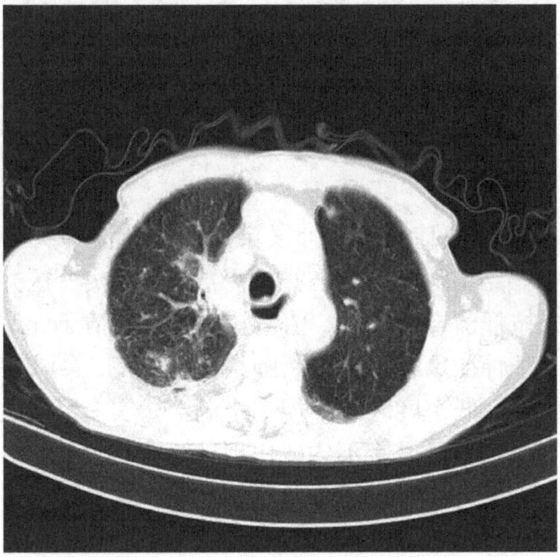

图 6-3　右肺下叶多发结节形成

（四）弥漫粟粒样结节

粟粒样结节是指直径 1～3mm 的微小结节影。弥漫粟粒样结节可发生于血行播散性肺结核患者中，尤其是急性血行播散者，其病理机制为血液中的大量结核分枝杆菌滞留于小血管或从小血管（通常为毛细血管）内逸出时发生的结核肉芽肿结节。其中心为坏死区，周围是上皮组织细胞和纤维组织环。粟粒样结节始发于肺泡间质，后蔓延至肺泡，结节随机分布，胸膜下于叶间裂处也可见到小结节，典型者其密度、大小和分布呈三均匀的特点，有时可见小叶间隔增厚等改变，见图 6-4。

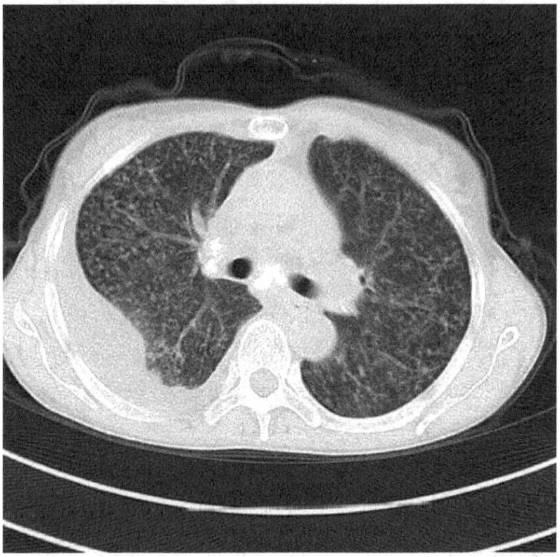

图 6-4　双肺弥漫粟粒样结节

（五）肺实变

肺实变主要包括小叶性肺实变、肺段实变和大叶性肺实变。局灶性肺结核实变主要由多发小叶中心结节病变融合与扩展形成，其肺实变区并非全部发生干酪样坏死，只有当结核分枝杆菌毒力较强、菌量较大时，病情迅速进展并直接发生干酪样坏死性病变。以下几种征象有助于判断肺结核性实变：①实变区密度较高，其内发生溶解坏死，形成液性低密度区和不规则空洞；②实变区内支气管扩张、狭窄或中断；③CT 增强扫描，实变区密度不均或出现环形强化及含液支气管征，见图 6-5。

（六）磨玻璃密度影

肺部磨玻璃密度影（ground glass opacity，GGO）是指 CT 上表现为密度轻微

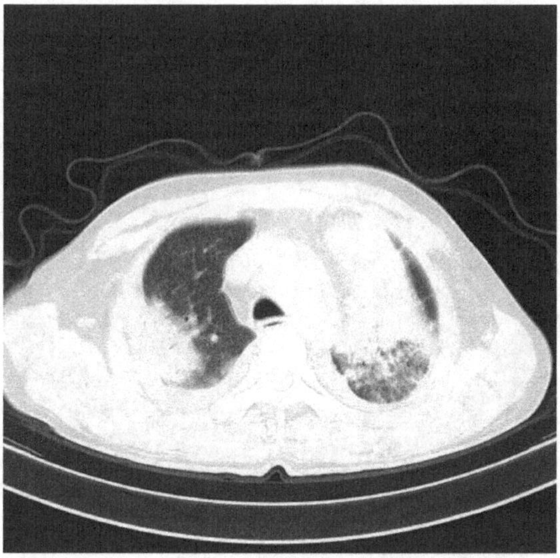

图 6-5　双肺实变影

增高，且不掩盖其内的肺血管纹理者。该征象表现具有一定的特征性，但无特异性，许多肺间质与肺实质病变均可以出现 GGO 征象，前者的主要病理改变为肺间质纤维化或肺泡炎，后者主要是由于肺泡腔内气体被不同病理性物质不完全填充所致。此外，肺部通气血流障碍性疾病也可以出现 GGO，反映了肺血流量的增加，表现为病变区动静脉血管纹理增粗。

GGO 为活动性肺结核常见征象之一，多提示病变处于进展、合并感染或出血阶段，多分布于模糊结节、肺实变及空洞病变周围区域。国外研究报道，GGO 在活动性肺结核中检出率为 95%。国内研究发现，该征象在涂阴肺结核、涂阳肺结核的检出率分别为 85.9%和 92.2%（路希伟等，2007）。经过积极抗结核治疗，结核病灶周围的渗出性 GGO 征象多可以完全吸收。少数肺结核患者完成治疗后，在纤维化病变周围仍可检出 GGO，且数月无变化，多提示肺泡早期间质纤维化的发生，见图 6-6。

（七）空洞

空洞（cavity）是指肺部干酪样坏死病变发生液化后，经引流支气管排出而形成的透亮区。空洞是肺结核常见而重要的征象，多见于继发性肺结核。原发性肺结核也可形成空洞，但相对少见。病理上，多数空洞壁包括三层结构，其外层为纤维层，中层为肉芽组织层，内层为干酪坏死层，三层之间无明显界限，不同进展状态的空洞壁中各层的厚度不同。

按照肺结核空洞的组织结构成分，空洞分为以下三种类型。①浸润干酪空洞：

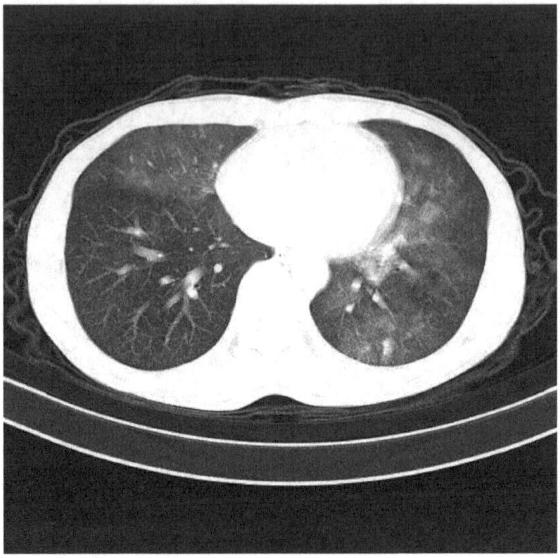

图 6-6　双肺 GGO

浸润性病变内发生干酪样坏死后形成的空洞，洞壁较薄，主要由增生的结核肉芽组织构成。②纤维干酪空洞及干酪空洞：为结核球或干酪病灶内发生的空洞，洞壁有较厚的干酪层及较薄的结核性肉芽组织和纤维包膜。③纤维空洞：空洞壁主要由纤维组织构成，内壁多光滑；由于纤维组织的收缩与牵拉，空洞形成不规则。

此外，按肺部空洞壁的厚度，空洞可分为薄壁空洞、厚壁空洞、无壁空洞。薄壁空洞是指空洞壁厚度≤3mm，张力性空洞是薄壁空洞的一种特殊类型，主要由小叶性干酪样坏死排空及小气道不全阻塞和活瓣作用，使空洞内压力增高所致，表现为多发圆形的或类圆形的薄壁空洞，洞壁多小于 1mm。厚壁空洞是指洞壁＞3mm，以活动性肺结核、急性肺脓肿及周围型肺鳞癌多见，可伴有气液平面，内壁可出现结节。无壁空洞多指无法确定外壁的空洞，主要见于干酪性肺炎及大片纤维干酪病灶内，呈大小不一、形态不规则的单发或多发含气腔，又称为虫蚀样空洞。国内有学者总结肺结核可以出现的空洞包括：蚕食空洞（无壁空洞）、薄壁空洞、干酪厚壁空洞、纤维空洞（洞龄超过 1 年，洞壁以纤维组织为主）和硬壁空洞（洞龄超过 3 年，洞壁以大量纤维组织及玻璃样变为主）。

活动性肺结核的空洞病变易发生支气管播散，为继发性肺结核多发性和多形态性的病理基础。经抗结核治疗后一些厚壁空洞干酪样坏死物质排出，空洞缩小甚至闭合形成纤维灶、结节或球形病灶；部分慢性空洞受周围纤维组织牵拉和空洞壁硬化等影响，可形成薄壁净化空洞，即空洞开放性愈合（图 6-7）。

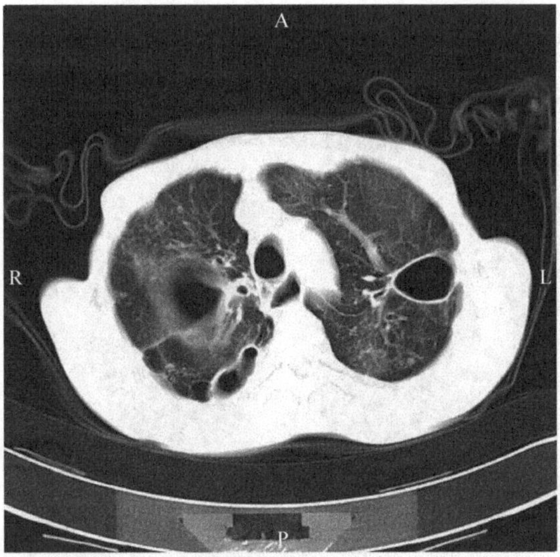

图 6-7　双肺多发空洞形成

L，左；R，右；A，前；P，后

（八）气道壁增厚与扩张

气道壁增厚在 HRCT 上表现为气道壁的厚度大于同级正常气道，气道壁增厚有时可伴有扩张，典型者可呈“双轨征”表现，一般亚段及亚段以上气道可清楚显示，对亚段以下的小气道（主要指管腔直径小于 2mm）的显示易受 CT 分辨率和肺实变等因素的影响，有时显示效果不理想。有时在树芽征、分支线样阴影和空气潴留征（air-trapping）等基础上，可间接对小气道损伤作出判断与评价。

由于结核分枝杆菌易发生支气管播散，所以肺结核患者的气道损伤较常见。文献报道，在活动性肺结核中，HRCT 检查对于气道壁增厚与扩张的检出率为58%～79%。路希伟等（2007）报道，气道壁增厚在涂阳肺结核中的 CT 检出率为84.4%，在涂阴肺结核中的检出率为 69.6%，涂阳肺结核组在主支气管，叶、段和亚段支气管气道损害的发生率均高于涂阴肺结核组，其中亚段支气管气道最易受累，其在涂阴肺结核组、涂阳肺结核组分别为 54.3%和 75.6%，提示涂阳肺结核的气道损害更为严重。

文献报道，肺结核病例中有 10%～20%合并支气管结核。进一步研究表明，大气道病变发生率在涂阳肺结核组为 24.4%，涂阴肺结核组仅为 1.1%，说明涂阳肺结核患者的近心侧较大气道的损害更为突出。其 HRCT 表现为较长范围的气道黏膜增厚，管壁环形或不规则增厚，多伴有管腔狭窄和塌陷，可累及多级气道，常伴有纵隔与肺门淋巴结肿大。随着肺结核病变的进展，气道壁发生不可逆损害，可形成继发性支气管扩张或狭窄等（图 6-8）。

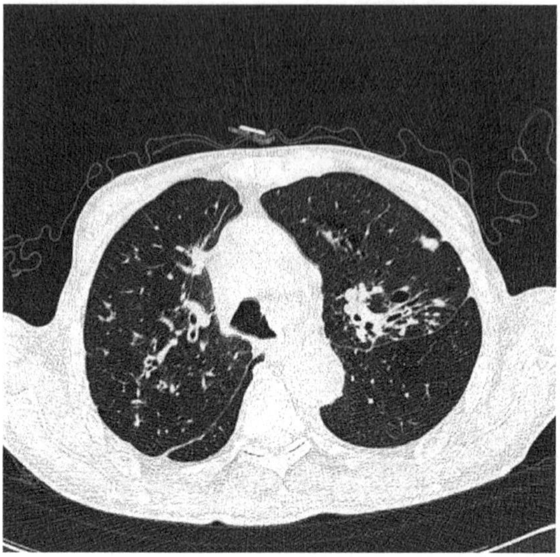

图 6-8　双肺多发性支气管扩张

（九）间质性病变

部分肺结核患者 CT 表现以间质病变为主，甚至活动性肺结核也如此，主要包括小叶间隔增厚和小叶内间质异常，前者多发生于气道播散区，可能与小叶中心结节的增大和融合累及到肺小叶结构有关，其检出率约为 33.4%，经过治疗后可大部分吸收。肺结核小叶内间质异常可能具有一定特征性，主要出现在急性粟粒型肺结核和少数继发性肺结核病灶中，HRCT 表现为小叶内弥漫性分布的细线影，可伴有微结节和 GGO，边界较清晰，主要分布在两上肺，具有融合趋势，当病变多发时，其形态和性质大致相同，具有同源性。HRCT 表现与病理改变具有良好的对应性，表现为肺泡上皮增生和毛细血管基底膜增厚（图 6-9）。

（十）淋巴结肿大

胸内淋巴结肿大也是肺结核常见的征象之一，主要包括肺门和纵隔淋巴结肿大。通常以淋巴结短径大于 1.0cm 为增大的标准。但短径小于 1.0cm 的淋巴结也可发生反应性增生或干酪样坏死。肿大的淋巴结在 CT 上可表现为淋巴结均质肿大、中心液性低密度、中心脂肪密度和淋巴结钙化等，后三者多提示为良性结核性病变。结核性淋巴结炎，当淋巴结直径小于 2cm 时不易发生干酪样坏死；直径大于 2cm 时，其中心常发生干酪样坏死。病理上，肿大淋巴结的外围部分为肉芽组织形成的纤维环，中心部分为融合性干酪样坏死灶。活动性淋巴结结核 CT 增强后多表现为周边环形强化或花边状融合病灶，中央坏死不强化，见图 6-10。

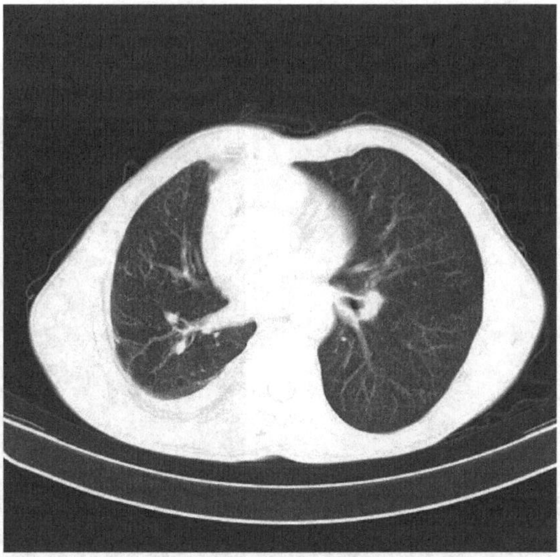

图 6-9　双肺间质性病变

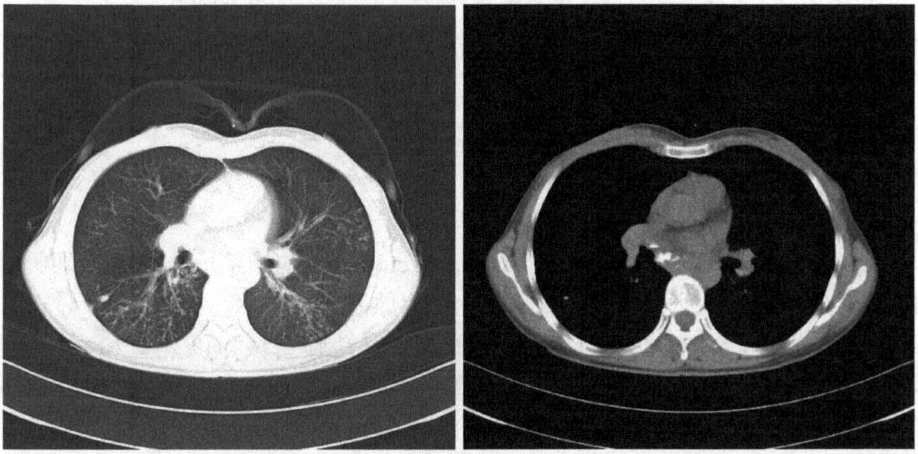

A. 肺窗　　B. 纵隔窗

图 6-10　右侧肺门淋巴结增大伴钙化

（十一）胸腔积液

结核性胸膜炎可以出现胸腔积液，有时可与肺结核同时发生。胸腔积液在 CT 上表现为胸腔后部沿胸廓内缘走形的新月形液性低密度影，有学者将液性低密度区占据胸腔前后径的后 1/3 视为少量积液、中 1/3 视为中量积液、前 1/3 视为大量积液。大量积液时患侧肺组织明显受压，体积缩小，称为压缩性肺不张。当积液进入叶间裂并发生胸膜粘连时，可出现梭形或球形阴影，易与肺内病变混淆。病史较长的结核性胸膜炎易发生胸膜粘连、增厚及包裹性积液；当合并气胸和支气管胸膜瘘时，胸腔内可见液气平面，见图 6-11。

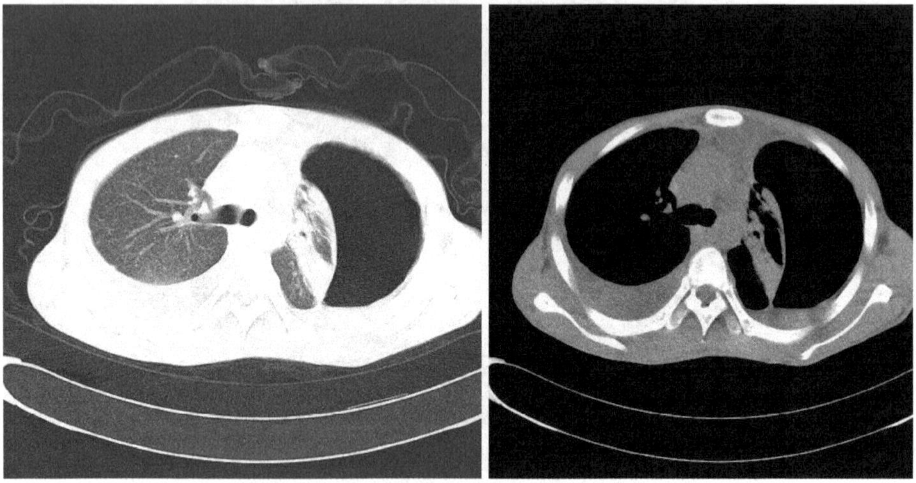

A. 肺窗　　B. 纵隔窗

图 6-11　双侧胸腔积液并左侧液气胸

二、不同类型肺结核的影像学表现

（一）原发性肺结核

原发性肺结核（primary pulmonary tuberculosis）是指结核分枝杆菌经呼吸道或其他途径首次侵入人体到达肺部而发生的原发感染性疾病。当结核分枝杆菌第一次侵入人体后，有 5%～15%发展成为原发性肺结核，以儿童和青年多见，其中青年占 20%。2000 年全国流行病调查显示，0～14 岁儿童的肺结核感染率为 9%。近年来，流动人口的肺结核病呈高患病率趋势，应引起重视。成年人也可以感染原发性肺结核，占 8%～10%，原发性肺结核有 5%～15%可发展为临床活动性肺结核。原发性肺结核又可分为原发综合征和胸内淋巴结结核两种类型（图 6-12）。

1. 原发综合征

原发综合征（primary complex）是由肺内原发结核病灶、肺门肿大淋巴结和连接两者之间的淋巴管炎三者共同组成的。人体初次感染结核分枝杆菌是否发病取决于机体免疫功能状态、结核分枝杆菌毒力和数量。如果既往没有受结核分枝杆菌感染，并且机体免疫力低下，结核分枝杆菌经过呼吸道进入肺部，即在肺组

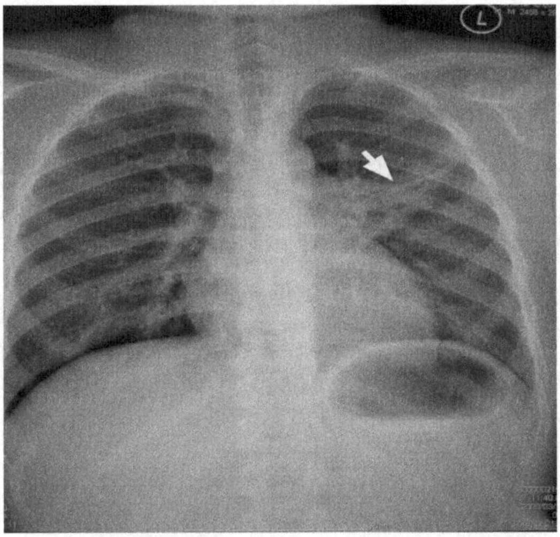

图 6-12　原发综合征

L，左侧；白色箭头指“原发性综合征影像学改变”

织内生长繁殖，首先形成渗出性或实变病灶（所谓 Ghon 灶），其中央为坏死灶，周围有上皮样组织细胞与散在的多核巨细胞环绕；以右肺多见，多位于右肺上叶的底部和下叶的上部，如果病灶靠近肺外带则胸膜易受累及。初始感染病灶形成后 4～8 周会产生变态反应，在原发病灶周围出现炎症性反应，大约 2 周后病灶周围炎症吸收，继之演变为结核增殖性病灶，其内主要包含淋巴细胞、类上皮细胞和朗格汉斯巨细胞（Langerhans cell，LC）等，随后病灶中央发生干酪样坏死。少数原发病灶的结核分枝杆菌可进入血流，发展为血行播散性肺结核。

在原发病灶形成过程中，结核分枝杆菌沿着淋巴管道首先到达同侧相应的肺门和纵隔淋巴结，形成淋巴结性淋巴管炎和淋巴结炎。此时机体处于高敏状态，炎症反应和干酪样坏死进展迅速，淋巴结增大显著。由于气管旁和支气管淋巴结之间有淋巴管相连，不仅病灶同侧淋巴结受累增大，对侧淋巴结也可受累增大，但多以肺部原发病灶同侧淋巴结肿大为主。

临床上，原发性肺结核多起病缓慢，部分患儿可无明显的呼吸道症状，但婴幼儿可急性起病，表现为突然高热，2～3 周后降温但呈持续低热。多数患儿表现以全身结核中毒症状为主，即长期不规则低热、食欲不振、盗汗、乏力等，部分患儿还可出现发育迟缓、营养不良、消瘦、贫血等。当淋巴结明显肿大可出现相应的压迫与刺激症状及体征，如刺激性干咳、喘鸣、声音嘶哑、呼吸困难等；压迫上腔静脉可引起胸部与颈部静脉怒张。少数患者可出现结核变态反应引起的过敏反应，如结节性红斑、疱疹性结膜炎、游走性关节痛等。体检有时可触及颈部淋巴结肿大。

Yoon 等（2012）比较了活动性肺结核累及下叶基底段与累及上叶尖段或尖后

段的不同点，回顾了 986 例诊断为活动性肺结核患者的 CT 影像，其中局限于基底段者有 21 人，60 人仅累及尖段或尖后段，发现肺实变、淋巴结病及胸腔积液更多见于基底段活动性肺结核，而小结节更多见于尖段或尖后段结核，提示树芽征是基底段及尖段或尖后段活动性肺结核最常见的表现，与尖段或尖后段的结核相比，下叶的基底段结核更多为原发性肺结核的表现，即表现出实变、纵隔及肺门淋巴结肿大、胸腔积液等。

虽然原发性肺结核最多见于儿童，但近年来，成人的患病率也不断增加，且与儿童有所不同，以肺部实变更为多见（占 90%），而淋巴结肿大少见（仅占 10%～30%），同时胸腔积液发生率（30%～40%）也较儿童（10%）多见。

原发综合征的影像学表现如下所述。

（1）X 线表现　肺部 X 线平片依然是原发性肺结核常用的检查方法，随着传统 X 线检查的数字化，如计算机 X 线摄影（CR）、数字 X 线摄影（DR）等，进一步提高了 X 线图像的质量，降低了辐射剂量。在 X 线平片上，典型的原发性肺结核已经较少见，但具有一定特异性，其影像学表现为肺部浸润性原发病灶、条索状淋巴管炎和肺门肿大的淋巴结，构成所谓的“哑铃征”。

原发病灶好发于两肺的上叶（占 50%），以右上肺多见，且多位于肺野外带的胸膜下（故可引起胸膜炎）。X 线表现为大小不等的云絮状或斑片状阴影，密度不均，边缘模糊，有时原发病灶较小、密度较低，或被肋骨等结构遮挡而不易显示，有时也可形成大片状致密实变影，易被误诊为大叶性肺炎，少数可见病灶内低密度空洞。原发性肺结核具有自限性，随着机体免疫应答的建立，其原发病灶，尤其是小灶性病变可以自行愈合，绝大多数形成瘢痕愈合或发生钙化。淋巴管炎表现为原发病灶与同侧肺门肿大淋巴结之间的一条或多条线样及条索状略高密度影，或显示为相应的支气管血管束增粗、模糊；多数情况下淋巴管炎可自行消退，呈一过性，X 线检查很难显示。淋巴结炎则表现为同侧肺门阴影增大增浓，并向肺野内突出，边缘可模糊或清晰，可同时伴有右上纵隔及对侧纵隔淋巴结肿大；当明显肿大的淋巴结压迫邻近支气管时，可合并阻塞性炎症或阻塞性肺不张，在儿童较易发生。

胸腔积液在原发性肺结核中较为常见，据国内资料统计，20%～25%原发性肺结核伴有胸膜渗出性积液，略高于国外报道。有时原发性肺结核中，胸腔积液可作为独立征象出现，而肺内无任何其他表现；也可以出现在原发性肺结核病灶发生之前，视为肺内结核病变的前驱征象。

（2）CT 表现　CT 图像具有密度分辨率高和肺部结构不重叠等优点，在原发性肺结核的显示和诊断中具有明显的优势及重要的价值。CT 图像上可清晰显示肺内原发病灶及 X 线平片不易显示的淋巴管炎，并有助于显示肺部原发病灶内的小空洞，以及可能伴发的支气管播散、胸膜改变等。原发性肺结核的淋巴结肿大以右侧肺门或右上纵隔常见，有时可出现双侧肺门淋巴结肿大，其增大的体积在 5 岁以下患儿更大；形态上呈结节状或多个融合及分叶状，其形态学表现与 X 线表现相似；CT 增强扫描有助于显示肺门与纵隔淋巴结数量及内部结构改变，表现为中等强化或周边环形强化，中央坏死无强化。

2. 胸内淋巴结结核

胸内淋巴结结核（tuberculosis of intrathoracic lymph node）包括肺门淋巴结结核和纵隔内各部位淋巴结结核，后者以支气管旁和隆突下多见。发病机制：①肺内原发病灶的结核分枝杆菌沿着肺内或支气管血管束周围的引流淋巴管到达相应的肺门和纵隔淋巴结而致病；②结核分枝杆菌感染后，在肺内不形成明显的原发病灶，而经过引流淋巴管直接感染肺门或纵隔淋巴结。在儿童原发性肺结核中，由于肺部原发灶的良性转归和吸收较快，更多见到的是以肺门和纵隔淋巴结肿大为首发征象，属于原发性肺结核临床亚型。

肺门淋巴结结核以单侧肺门淋巴结肿大为常见，继之可引起多组纵隔淋巴结肿大，其主要病理改变为融合性肉芽肿性炎症，或中央干酪样坏死，周围环绕纤维组织，尤其是直径大于 2cm 的淋巴结更容易发生干酪样坏死，多个受累的淋巴结可融合成肿块样改变，这也是 CT 增强扫描时出现淋巴结环形及分隔样强化的病理基础。纵隔淋巴结结核可由肺门淋巴结结核扩散、蔓延所致，也可独立发病。例如，肺门处干酪样坏死的淋巴结破入邻近气管-支气管可以形成淋巴结气管-支气管瘘，进而引起肺内继发性支气管播散性肺结核。大约 1 年后，约 36%的肺门和（或）纵隔淋巴结可以发生钙化。

Mukund 等（2011）总结了青少年中临床诊断为肺结核或胸片提示肺结核患者的增强扫描后淋巴结受累情况，对增强后受累淋巴结的位置、程度、大小、增强特征及钙化情况进行分析。结果发现，96.7%（88/91）的患者有纵隔或肺门淋巴结肿大，最常见的位置是气管旁（84.1%）及锁骨下（76.1%）。最常见的强化方式是不均匀强化。56.8%的患者淋巴结呈簇集状，43.2% 分布离散。84.1% 的患者淋巴结周围脂肪层模糊。治疗后，87.4%的患者淋巴结变小。治疗后所有淋巴结分布离散且密度均匀，周边脂肪层清晰。尽管淋巴结具有不同的表现及增强方式，簇集及周围脂肪层模糊提示为活动性结核。

胸内淋巴结结核的影像学表现如下所述。

（1）X 线表现　当肿大的肺门或纵隔淋巴结直径较小时，X 线平片可显示正常。当淋巴结直径较大时，若为肺门淋巴结结核，则表现为患侧肺门影增大、密度增加，可见外突的结节或肿块影，多数外缘清楚，部分可以模糊不清。若为纵隔淋巴结结核，则表现为相应纵隔部位的增宽或局限性外突，有时外缘呈分叶状，边缘清楚。当发生钙化时，X 线平片可清楚显示其位置、形态与大小，呈明显高密度影。

（2）CT 表现　CT 是发现和诊断胸内淋巴结结核的重要影像学方法。诊断肺门和纵隔淋巴结增大的标准为短径大于 1cm，但有时短径小于 1cm 的淋巴结也可能发生结核病变，通过 CT 增强有助于确诊。肺门淋巴结结核以单侧受累多见，根据其边缘是否规则、清晰分为两种类型。①肿瘤型。单个或多个肿大的淋巴结互相融合形成肺门处团块影，可呈分叶状，边缘清楚，密度均匀；CT 强化可出现均匀强化或中央无强化、周边强化的环形或分隔样强化，强化区代表富含血供的肉芽肿及纤维组织，非强化区代表淋巴结内无血供的干酪样坏死物。②炎症型。肺门处肿大的淋巴结及其周围的炎性病变融合成团块状影，其边缘模糊不清，中央密度较高。

肺门肿大的淋巴结压迫或破溃并侵蚀支气管时可引起管壁增厚、狭窄或闭塞，导致相应叶或段的不张，以儿童与青年患者的右上肺叶较多见。影像学表现为不张的肺叶体积明显缩小，呈三角形或楔形致密阴影，其边缘清楚，尖端指向肺门，但肺门处无明显肿块，可有钙化或低密度影，受累支气管完全闭塞，与中央型肺癌的表现有所不同。

纵隔淋巴结结核可单独发生，也可与肺门淋巴结结核同时发生，可为一组或多组淋巴结受累，其中以右侧支气管和隆突下最为常见，而前纵隔淋巴结受累较少。如果为多发淋巴结受累，常常发生融合，形成较大的软组织肿块。受累淋巴结也可发生钙化，由干酪样坏死组织的钙盐沉积所致，呈点状或层状，提示良性病变。同时 CT 增强对纵隔淋巴结结核的诊断有重要价值，较为特征性的表现为淋巴结周围的环形强化，融合性淋巴结结核表现为多房或分隔样强化，但直径较小的孤立性淋巴结结核可表现为较均匀性强化。严重时淋巴结结核可穿透支气管壁引起淋巴结支气管瘘，含结核分枝杆菌的干酪样坏死物经气道导致肺内播散。

根据 CT 表现还可以判定淋巴结结核病变的活动性，其典型 CT 表现为增强扫描图像上中央不强化的低密度、周边环形或分隔样强化，显示率约为 51%，有利于临床制定有效方案。

诊断要点与鉴别诊断为：胸内淋巴结结核常见于右侧气管旁、右侧肺门及隆突下等区域，而前纵隔淋巴结受累最少见。受累淋巴结可孤立、部分融合或完全融合，其靠近肺部的外缘可以清晰（肿瘤型）或模糊（炎症型）。淋巴结核内钙化影有助于其定性诊断。增强检查时，受累淋巴结可以出现较均匀的强化，但更多见的是周边环形强化或分隔强化，中央呈无强化坏死区；有时表现为多房或分隔样强化、明显融合的肿块状影，并伴有邻近肺的病灶，酷似恶性肿瘤，应注意鉴别。

（二）血行播散性肺结核（粟粒型肺结核）

1. 急性血行播散性肺结核

（1）X 线表现　早期急性血行播散性肺结核在普通 X 线胸片上可能显示正常或仅仅表现为肺纹理增强、模糊，肺野透光度降低，呈现出临床症状重、X 线表现轻的特点。在发病 2 周或 3 周后，可出现两肺弥漫分布的小结节状阴影，直径多在 1～3mm，称为粟粒样结节，呈圆形或类圆形，密度较均匀，两肺分布较均匀或上中肺野较密集，当病变进展时病灶可逐渐增大至 3～5mm。在 X 线胸片上呈现出双肺野透光度降低、磨玻璃样改变，可部分遮盖肺纹理而显示不清晰。有研究报告，X 线胸片对粟粒型肺结核的检出敏感度仅为 59%～69%，特异度为 97%～100%。经过系统和积极的治疗，2～10 周病灶开始逐渐吸收，6～7 个月可完全吸收，小部分可融合向浸润性肺结核发展。

（2）CT 表现　多层螺旋 CT 与 HRCT 技术具有高空间分辨力和高密度分辨力等优势，在急性血行播散性肺结核的早期发现和及时诊断方面明显优于 X 线平片，因此，当怀疑急性血行播散性肺结核时应进行胸部 CT 扫描，应以肺窗观察为主。CT 肺窗图像上即可清晰显示弥漫的微小结节病灶及不同程度的肺间质改变，检出率高达 90%以上。典型的急性血行播散性肺结核的 CT 表现有"三均匀"特点，即从双肺尖到肺底的弥漫性均匀分布；病灶大小较为均匀，呈 1～3mm 粟粒样结节影；病灶的密度均匀，薄层或 HRCT 显示更为清晰。但在纵隔窗 CT 图像上一般不能显示肺内粟粒样结节影，有时可见纵隔淋巴结略肿大。

急性血行播散性肺结核的结节分布具有随机性的特点，在血管束、细支气管分支、小叶间隔、叶间裂及胸膜下均能检出小结节的存在。早期的急性粟粒型肺结核一般不合并小气道损害，但随着病情的进展可引起小气道病变，导致支气管内播散。当老年人发生急性粟粒型肺结核时，影像学往往表现为多样性，较少见"三均匀"特点。

2. 亚急性与慢性血行播散性肺结核

（1）X 线表现　当结核分枝杆菌少量多次进入血流时，病变表现为新老交替的特点。X 线胸片表现为结节大小不一、密度不均和分布不均的"三不均匀"特点，多以双肺上叶分布多且致密，中肺野次之，下肺野最少；近期播散的肺部的新病灶呈边缘模糊的渗出阴影，多位于肺脏的下部；早期播散至肺内的病灶可出现钙化或纤维条索阴影，多位于肺尖或锁骨下区；有的结节可融合形成肺实变、空洞及支气管播散病灶，此时痰结核分枝杆菌检出率较高。

（2）CT 表现　亚急性或慢性血行播散性肺结核的 CT 表现与 X 线平片类似，即呈现"三不均匀"的特点，但显示病灶性质、部位及范围更加清晰、直观和准确。病灶的分布表现为中上肺野多、下肺野少的特点；病灶大小明显不一致，既可出现粟粒大小的结节，也可形成大结节或肿块及实变病灶，有时可出现空洞与支气管播散。各病灶的密度也可呈高低不均、多样化改变，既有钙化、纤维化，也有实变、渗出及磨玻璃密度影，有时可伴有肺外其他部位结核病变。

（三）继发性肺结核

1. 浸润性肺结核

（1）X 线表现　浸润性肺结核是较常见的继发性肺结核类型，多见于成年人，病灶好发于两肺上叶的尖段、后段（约占 80%）和两肺下叶背段（约占 15%），少数也可发生于肺下叶的基底段或其他部位；病灶可以局限，也可累及多个肺段或双肺。病灶多呈斑片状或大片状，密度不均、边缘模糊；病灶内可见低密度透亮区，即空洞影，可表现为薄壁空洞、厚壁空洞或张力性空洞等；可伴有支气管播散、胸腔积液等。

（2）CT 表现　CT 有助于显示浸润性肺结核病灶的多态性与多样性特点，可表现为渗出性磨玻璃样影和致密实变影、增殖病灶等，随着病变的演变与进展，还可以出现干酪样坏死、纤维化病灶和钙化等。CT 对于各种空洞和小钙化灶的显示更为敏感，有助于诊断。活动性肺结核常可见同侧或对侧肺脏的支气管播散病灶，CT 表现为多发结节影或树芽征等。CT 对了解有无肺门淋巴结和纵隔淋巴结肿大及发现少量胸腔积液具有重要价值。CT 随访检查还有助于观察浸润性肺结核病灶的病理演变及治疗转归等。

2. 干酪性肺炎

（1）X 线表现　以干酪样病变为主的继发性肺结核主要包括干酪性肺炎和结核球等。前者是指累及肺段以上的大范围的干酪样坏死性炎症，后者又称为干酪球或结核瘤。

干酪性肺炎又称为结核性大叶性肺炎，是继发性肺结核中急重的一种类型。常在大量结核分枝杆菌入侵、毒力强、机体变态反应增强和免疫力低下的情况下发生，常易引起单发或多发小空洞及支气管播散病灶。早期干酪性肺炎的实变区密度均匀或浓密不均，无空洞及气道播散病灶，痰菌多阴性，与肺炎鉴别困难。待病情进展时，结核性实变病灶随即发生干酪样坏死和液化溶解，其密度不均，可出现多发低密度区。X 线平片上表现为肺段或肺叶的致密实变影，轮廓较模糊，与大叶性肺炎的表现类似，但病灶密度更高，其内常可见大小不等、形态不整的透光区，即虫蚀样空洞或无壁空洞，需要采用高电压摄影或体层摄影才能显示得更为清晰；有时在病灶的内侧或对侧肺野可见结节或斑片状支气管播散病灶。

（2）CT 表现　CT 扫描更有助于显示干酪样病变累及的范围、病灶内部的多发虫蚀样空洞及其他肺叶的支气管播散病灶等改变。小叶性干酪性肺炎多呈小叶性分布，以上肺多见，周边有时可见磨玻璃样影；大叶性干酪性肺炎可累及肺段或整叶，其内可出现多发类似虫蚀样无壁空洞，代表干酪样坏死的多源性；与普通大叶性肺炎相似，有时也可见到空气支气管征，但可伴有实变区内支气管扩张、狭窄和中断，类似枯树枝样改变，提示气道发生不可逆损坏。肺结核干酪样病灶进展过程中出现空洞意味着播散的开始，也就是说在干酪样坏死物排空时结核分枝杆菌就开始发生气管播散了，一般沿支气管树呈节段性分布，多发生在干酪样病灶周围，也可发生于对侧肺野，但一般患侧多于健侧，上肺先于下肺。CT 可表现为树芽征，为节段性分布的直径 2～4mm 的小叶中心结节或分支状结构影，也可表现为直径为 5～8mm 的边缘模糊的结节影。CT 上发现的支气管播散灶对肺结核的诊断与活动性的判断具有重要作用，此时患者痰涂片也多呈阳性。重症干酪性肺炎由于出现大面积干酪样坏死，经抗结核治疗很难吸收，CT 表现以肺实变病灶机化、肺体积缩小和肺叶变形为特点，是毁损肺形成的主要原因之一，此时胸廓可有不同程度的塌陷。

3. 结核球

结核球（tuberculoma）是以干酪样病变为主的继发性肺结核中的一种特殊形态，病理上具有较明确界限的被纤维膜包裹的干酪样病灶，包膜由上皮组织细胞、多核巨细胞和不等量的胶原组成。结核球形成的机制包括：①干酪样坏死物质被纤维组织包裹而形成的类球形病灶；②结核性空洞病灶的引流支气管被阻塞，其内被干酪样物质填充；③数个结核性肉芽组织发生干酪样坏死融合而成，也称为肉芽肿性结核球，较少见；④由较大支气管结核病变发展成支气管扩张，其内有干酪样坏死物质充填，周围被纤维组织包裹。一般来说，被纤维包裹的干酪样结核病灶的直径≥2cm 时称为结核球，而＜2cm 时称为纤维干酪结节，结核球的直径以 3cm 左右较多见，大于 5cm 十分少见。这些干酪样病灶虽然含菌量极少，但不一定完全愈合，少数可能发生液化、破溃而导致病灶恶性发展，通过支气管播散。结核球增大与缩小的动态变化一般缓慢，常需要数月或 1～2 年才有轻度增大或缩小。

（1）X 线表现　结核球在胸部 X 线平片上主要有以下几个方面表现。①好发部位。以两肺上叶的尖、后段及下叶的背段多见，右肺多于左肺，多为单发，但可以多发。②形态。形态多规则，以圆形或类圆形多见，直径大小以 2～4cm 多见。③边界征象。边界清晰，少数可出现浅分叶或毛刺征。④内部征象。密度中等，多数较均匀，但部分可出现钙化或空洞。⑤周围征象。周围肺野有时可见卫星病灶，邻近胸膜可伴有粘连、增厚等改变。

（2）CT 表现　CT 扫描可以更加清晰全面地显示结核球的特征及相应表现，对于较小的结核球或结核结节行 HRCT 扫描也非常必要。根据结核球的 CT 表现，可将其分为典型结核球和非典型结核球两大类。

典型结核球的 CT 表现包括以下几个方面。①好发部位。多见于肺上叶的尖、后段及下叶的背段，但也可发生于肺脏任何部位。②病灶数目。大多数为单发，少数可有两个或多个病灶。③范围。大多数结核球的直径为 2～4cm，少数可超过 5cm，有报道最大直径超过 8cm。④形态。多呈圆形或椭圆形。⑤边缘。光滑整齐，可有浅分叶，一般无明显毛刺。⑥内部结构。多数病灶呈中等偏高密度，且较均匀，但可以出现钙化与小空洞。⑦钙化。20%～30%的典型结核球可出现钙化，表现为病灶完全钙化，或出现分层状、环状、同心层状、结节及斑块状钙化，其中分层状、环状或同心层状钙化对结核球最具诊断价值。⑧空洞。多为小空洞，呈裂隙状或小圆形，结核球内的小空洞多邻近胸膜，并出现在近心侧，在邻近层面常可发现气道壁增厚或略扩张的引流支气管，这种溶解、排空现象既可以发生在结核球新近形成过程中，也可以出现在长期稳定的病变中，甚至出现在大部分钙化的病变中。⑨卫星病灶。卫星病灶是指结核球周围肺野出现散在的斑点或条索状病灶，多为纤维增殖或钙化灶，典型结核球大多可见卫星病灶，也是与其他病变鉴别的重要征象，但应掌握卫星病灶的特点，勿将阻塞性炎症及血管影等结构视为卫星病灶。⑩周围改变。有时可见病灶周围肺结构及胸膜等改变，如支气管引流、支气管血管束增粗、胸膜肥厚及钙化等。⑪增强扫描。多数结核球在 CT 增强时无明显强化，仅少数可出现周边环形强化，而强化环以内的大部分病灶均无强化。大体病理显示结核球周边有纤维组织与肉芽组织包裹（其内可见较丰富的微血管结构），内部为干酪样坏死物质。

非典型结核球是指病灶的影像学表现更加复杂，出现许多类似恶性肿瘤的征象，是临床上极易误诊为肺癌的那部分结核球。非典型结核球的 CT 表现主要体现在以下几个方面。①形态。类圆形、不规则形或各种怪异的形态。②边缘。可出现较多的“假恶性征象”，如深分叶、毛刺征或棘突征等。③周围结构。可出现支气管血管集束征与胸膜凹陷征，而钙化与卫星病灶少见。④CT 增强。部分病灶的全部或大部分可出现轻中度的强化，类似肺癌强化的特点，可能与病灶内含有较多肉芽成分有关。国外学者将结核球的 CT 增强表现分为 4 期，即完全无强化、周围强化、包膜强化和广泛强化，反映了结核球处于不同病理转归时期的特点，后者与周围型肺癌鉴别十分困难。有研究显示，HRCT 对结核球病灶的小钙化、小空洞、浅分叶、胸膜增厚粘连及胸膜凹陷征等显示率明显高于普通 CT 扫描。

值得注意的是，有些肺结核病灶虽然在 CT 上表现近似球形，但其病理构成、CT 表现规律与真正的结核球并不相同，有学者将其命名为“球形结核”，即指在 CT 图像上表现为近似球形的结核病灶。其 CT 表现分为 4 型：①球形干酪性肺炎。

以干酪样坏死为主，伴肉芽组织包裹，形态不规则，边缘毛糙，可出现厚壁环形强化。②结核肉芽肿性病灶。为结核增殖灶，以慢性肉芽肿病变为主，形态规则或不规则，边缘清楚，可出现全部均匀强化或厚壁强化。③纤维干酪结节。形态较规则，边缘光滑锐利，多出现钙化或裂隙征，多无强化或出现薄壁环形强化，周边可见多样化和多期性伴随病灶。④球形空洞灶。形态规则或不规则，空洞内部不光整，壁可强化或无强化，多见卫星病灶。

4. 空洞性肺结核与慢性纤维空洞性肺结核

（1）X 线表现　继发性肺结核出现空洞病变既可以发生在急性期，也可以出现在慢性期，后者也称为慢性纤维空洞性肺结核，主要由浸润性肺结核演变而来。干酪样病灶发生液化坏死，与支气管相通是空洞形成的条件，早期形成的空洞外壁的边缘模糊或呈虫蚀样空洞，随着干酪样病变周围的纤维组织增生，形成包裹，成为空洞的外壁。典型的肺结核空洞 X 线平片诊断率在 80%以上，同时该类型肺结核 X 线影像具有复杂多样性，往往在空洞性病变基础上还可以见到干酪样病变、纤维化、钙化、胸膜增厚及支气管播散等多种病理改变的影像同时存在；好发部位依然是肺上叶尖、后段及下叶背段，空洞可以单发也可以多发，形态各异；慢性纤维空洞性肺结核在空洞的周围常伴有较多的纤维修复改变及支气管扩张与播散病灶，由于病灶纤维化收缩，肺门上提，纹理呈垂柳状，纵隔移向病侧，邻近肺组织或对侧肺呈代偿性肺气肿，常伴发慢性气管炎、支气管扩张、继发肺感染、肺源性心脏病等。更严重者肺广泛破坏、纤维增生，导致肺叶或单侧肺收缩，形成“毁损肺”。周围结构可被牵拉而向病灶处移位，形成“垂柳征”。结核性空洞内气液平面相对少见，一般出现于合并感染和咯血的病例。

（2）CT 表现　CT 图像无重叠，分辨力高，更易于显示和检出继发性肺结核病灶中各种类型的空洞性病变。急性空洞多表现为形态和大小不一的透亮影，内壁凹凸不平，少见液平；洞壁可薄可厚；空洞可单发也可多发；外壁可较清楚也可不清楚而伴有较多渗出、干酪与增殖等病变，有时近心侧可见引流支气管影。慢性空洞可以表现为薄壁或厚壁的类圆形或不规则空洞，常为多发，内壁光滑，外壁清楚，周围常伴有较多纤维化、钙化及胸膜粘连肥厚等慢性病变；由于大量纤维组织的牵拉，部分空洞可出现三角形、方形等怪异形态，同时可见牵引支气管扩张、肺气肿、肺门与纵隔结构的移位。

（四）结核性胸膜炎

1. X 线表现

干性胸膜炎由于蛋白质渗出物较少，X 线检查常无异常发现。当局部胸膜产生粘连与肥厚时（2～3mm），可出现局部透亮度减低，膈肌天幕状阴影及肋骨局部胸膜肥厚等改变。膈胸膜粘连可出现患侧膈肌运动受限或肋膈角轻度变钝。有时广泛严重的干性胸膜炎可出现肋间隙变窄、纵膈移位或膈肌固定等征象。渗出性胸膜炎根据胸腔积液量的多少、部位及状态可分为游离性胸腔积液与局限性胸腔积液。

（1）游离性胸腔积液　游离性胸腔积液是指液体未被局限或限制在胸膜腔的任何部位，它能够随着患者体位的变动而自由改变其分布，并符合液体重力分布的规律。根据积液量的多少，游离性胸腔积液可分为少量、中量、大量。

①少量胸腔积液：是指积液量在 250～300ml 以上时，立位 X 线胸片上可见患侧肋膈角变浅、变钝，但膈肌形态与轮廓仍然存在。如果进行胸部透视检查，可见随着呼吸运动，膈肌的运动正常。

②中量胸腔积液：是指液体量超过少量胸腔积液，但液平面不超过第二前肋下缘水平。X 线胸片上表现为积液的上缘呈外高内低的弧线阴影，上部密度较低，下部呈较高密度的均匀致密影，膈肌形态与轮廓完全消失。

③大量胸腔积液：是指积液影高点超过第二肋下缘者。X 线胸片上表现为患侧胸腔大量的均匀致密阴影，肋间隙增宽，纵隔阴影向健侧移位。有时仅可见患侧胸腔的肺尖处少许透亮影。

（2）局限性胸腔积液。

①包裹性积液：是指胸膜腔的脏层与壁层胸膜粘连，导致胸腔液体被局限性包裹在粘连的胸腔内，多发生于下部胸腔的侧壁与后壁，也可发生于纵隔侧或前胸壁。在切线位 X 线胸部平片上表现为基底紧贴侧胸壁并凹向肺内的半圆形或“D”字形致密影，其内密度均匀，边缘光滑锐利，其上下缘与侧胸壁形成钝角，在非切线位上可表现为肺野内片状略高密度影，边缘不清；或表现为肺内类圆形致密影，边缘较清，易与肺部占位性病变混淆。

②叶间积液：是指胸腔积液局限在叶间胸膜，其 X 线表现因液体积聚在不同的叶间而有所不同。水平叶间积液在正侧位 X 线胸片上均表现为横行的边缘光滑的梭形阴影。发生在斜裂的叶间积液，正位 X 线胸片难以鉴别，侧位 X 线胸片可表现为沿叶间裂走行、边缘光滑的梭形致密阴影。

③肺底积液：是指胸腔内的液体积聚在肺底与膈肌之间的胸膜腔内，多为单侧发生，其影像学表现可随体位的变化而不同。在站立位的正位 X 线胸片上可见患侧肺下缘“膈肌”影升高，但其最高位于外 1/3 处（正常位于内 1/3）；当卧位摄片时，由于液体弥散至一侧胸腔内，致使该侧肺野密度普遍增高，而真正的膈肌位置显示正常。

2. CT 表现

CT 对胸腔积液的显示十分敏感，积液量在 15～20ml 即可检出，而 X 线胸部平片积液量在250ml以上时才能检出。少量游离性胸腔积液表现为沿后胸壁内侧的弧线状与新月形液性均匀致密影，凹面向前，CT值多为0～20Hu，如果积液内蛋白质等成分增加时CT值可进一步升高，脓液CT值在30Hu左右，血液CT值在69～80Hu。当胸腔积液增加达到中等量时，可表现为半月形的液体均匀致密影，其内侧可见线条状较高密度的胸膜影或受压的肺组织影；大量的胸腔积液可见肺组织压迫向内形成不同程度的膨胀不全性致密阴影。在横断面CT图像上，有学者根据游离性胸腔积液的厚度占同侧胸腔前后径的比例而进行定量，该比例小于1/3为少量积液，大于1/3且小于2/3为中量积液，大于2/3为大量积液。

结核性渗出性胸膜炎发生胸膜粘连时可导致不同类型的局限性胸腔积液，常见者包括叶间积液与包裹性积液等，根据其发生的部位、形态和密度，通过CT均可作出明确的诊断，有时可见包裹性积液密度较高，类似于软组织密度，内部可见钙化，但CT增强时内部无明显强化。叶间积液多呈梭形或椭圆形，长轴与叶间裂走行一致，但有时发生在水平裂的叶间积液可表现为不规则形状或片状阴影，易误诊为肺内病变，利用CT重建技术有助于鉴别。对于粘连性局限性肺底积液，因其下肺压缩成新月形或线形阴影，也可以提示诊断。

由于结核发病率增加，不典型肺结核也明显增多。CT在不典型结核的影像诊断及CT介入诊断中也发挥明显作用。陈智慧等回顾分析53例经临床和病理证实的影像表现不典型肺结核CT资料，31例段性实变型仅10例能正确诊断为结核；孤立结节或肿块型14例影像均不能肯定为结核；肺门及纵膈淋巴结肿大8例均与肺癌和恶性淋巴结难以鉴别。笔者认为除结合临床、CT增强、动态观察诊断外，CT穿刺对不典型结核诊断来说也是一个不错的选择。

对于肺外结核的影像学表现，本书未涉及。

第三节 结核菌素试验的诊断价值

结核菌素试验即纯蛋白质衍生物（purified protein derivative，PPD）试验，是国内外诊断与鉴别诊断结核病的一种重要手段。结核菌素是伟大科学家Koch发现的，并于1890年在第10届医学会上公布（王德理，1992）；1928年美国P.B.Seibert从结核分枝杆菌培养液中制成了一种PPD；1958年丹麦研制成了更纯、浓度更高的纯蛋白质衍生物结核菌素（PPD-RT23），为WHO推荐制剂（彭卫生等，2003）。结核菌素试验属于Ⅳ型迟发变态反应原理的一种皮肤试验，感染过结核分枝杆菌的机体，会产生相应的致敏T淋巴细胞，对结核分枝杆菌具有识别能力。当再次遇到少量的结核分枝杆菌或结核菌素时，致敏T淋巴细胞受相同抗原再次刺激会释放出多种可溶性淋巴因子，如移动抑制因子、趋化因子、凝基因子、皮肤反应因子等，使血管通透性增加，巨噬细胞在局部集聚，导致浸润，在48～72h内，局部出现红肿硬结的阳性反应。若受试者未感染过结核分枝杆菌，则注射局部无变态反应发生。

虽然结核菌素试验结果并不能直接反映结核感染的轻重，试验反应越强，对结核病的诊断越重要，且对儿童、青少年的诊断意义较大，因为年龄越小，自然感染率越低；3 岁以下婴幼儿且未接种过卡介苗（BCG）者，若 PPD 试验呈现阳性反应，提示体内有活动性结核病灶；较大年龄儿童、成人反应阳性，提示受检者曾经感染过结核分枝杆菌，强阳性提示体内有活动性病灶。PPD 试验受许多因素的影响，可出现假阳性、假阴性的情况。结核病同时伴有营养不良、HIV、癌症、免疫抑制剂使用者及重症结核病的患者，PPD 试验可呈阴性或弱阳性；由于结核分枝杆菌感染机体后，需要 4～8 周才建立变态反应，故此期间 PPD 试验可呈现阴性结果。非结核分枝杆菌、结核菌素复强作用等，可出现假阳性结果（钟纪荣，2004）。总结见表 6-1。

表 6-1 PPD 试验的意义

阳性	结核分枝杆菌感染者；婴幼儿阳性、儿童或成人强阳性可考虑为活动期
阴性	未感染结核分枝杆菌者
假阳性	非结核分枝杆菌感染者，结核菌素复强作用（已接种 BCG 或受过结核分枝杆菌感染，因注射引起的非特异性刺激，同一部位重叠试验）
假阴性	结核分枝杆菌感染在 4～8 周以内者，重症结核病患者，肿瘤患者，免疫抑制剂使用者，HIV 感染者，营养不良者，等等

PPD 试验判断一般在 48～72h 以内，方法为：测量皮肤硬结直径，取平均值：（长径+横径）/2；评判标准见表 6-2。

表 6-2 PPD 试验评判标准

平均值	≤4mm	5～9mm	10～19mm	≥20mm	局部水泡或淋巴管炎
反应	阴性	弱阳性	阳性	强阳性	强阳性
符号	—	+	++	+++	+++

第四节 IFN-γ释放试验

常用的 IFN-γ释放试验（interferon gamma release assay，IGRA）方法有两种：一种是酶联免疫吸附法（ELISA），通过 ELISA 法检测体外释放的特异性 IFN-γ，判断是否存在结核分枝杆菌感染；另一种是酶联免疫斑点法（enzyme-linked immunospot，ELISPOT），通过检测外周血中结核分枝杆菌致敏的 T 淋巴细胞数量（斑点数量）判断是否感染结核分枝杆菌。研究表明，以 T 细胞免疫为基础的体外 IGRA 在结核分枝杆菌感染检测中有较高的特异性和敏感性（Diel et al.，2010），欧美国家已将 IGRA 作为结核病临床检测的常规方法，且该方法被广泛应用于临床（Arend et al.，2007）。

一、IGRA-TB

（一）原理

IFN-γ 检测试剂盒利用 RD1 区的早期特异性分泌蛋白靶抗原 6 蛋白（early secretory antigenic target 6，ESAT-6）、结核分枝杆菌培养滤液蛋白-10（culture filtrate protein 10，CFP-10）及结核菌素蛋白衍生物（PPD）为刺激物，ESAT-6、CFP-10 是结核分枝杆菌特有的蛋白质，在卡介苗与大多数非结核分枝杆菌中不存在，其刺激外周血单核细胞，释放 IFN-γ，然后再采用 ELISA/ELISPOT 检测 IFN-γ 表达水平，最后根据 IFN-γ 表达水平来诊断潜伏性结核分枝杆菌感染及结核病。我国作为卡介苗普遍接种的国家，该方法在鉴别结核分枝杆菌、卡介苗及非结核分枝杆菌感染中具有重要意义，对潜伏结核分枝杆菌感染中诊断具有较高的敏感性与特异性。

（二）方法

IGRA 方法包括标本采集、血清分离及 IGRA 测定。

（1）标本采集与上清分离。

（2）室温平衡试剂盒，3000r/min 离心 1min，观察培养管底液体量是否正常；抽取患者静脉血 4～5ml 置于肝素抗凝管，颠倒混匀，标记采血时间，1h 内送检。

（3）接收标本后检查血液是否足够 4ml，是否有血凝块，检查完毕后编号，在 N、T、P 管上标记患者姓名及序号。

（4）轻轻颠倒混匀标本 3～5 次，依次向 N、T、P 管中准确加样混匀全血 1ml，加样后轻柔颠倒混匀 3～5 次。

（5）将培养管放置于试管架，标上放入时间，37℃温箱孵育（22±2）h；培养结束后，取出 3000r/min 离心 10min，分离血浆待检。

（6）离心后吸上清液于消毒 EP 管中，吸取 50μl 于–20℃条件下存放备用；测定 IFN-γ。

（7）平衡试剂盒至室温，约 30min，按照标准品上标记的量，准确加入去离子水或蒸馏水复融冻干校准品，静置 10min，倍比稀释成另外 5 个浓度，见图 6-13。

（8）每孔加入样品稀释液 20μl 及待测样品（标准品）50μl，轻轻敲击检测孔。

（9）贴上封口膜，37℃温育 60min。

（10）保留孔中液体每孔加入酶标试剂 50μl。

（11）更换封口膜，37℃温育 60min。

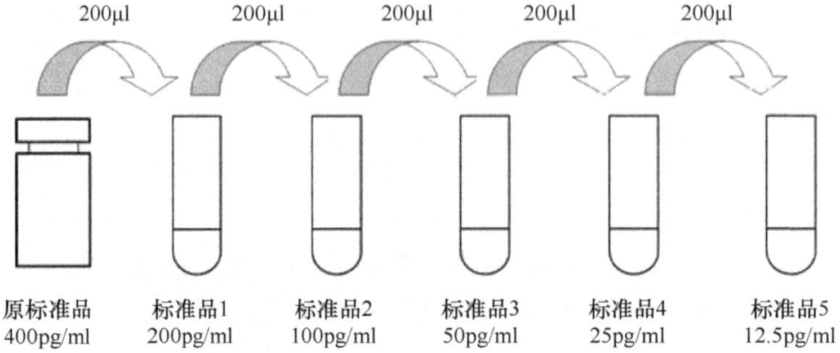

图 6-13　IGRA 标准曲线稀释程序

（12）使用配制好的洗液洗涤 5 遍，每孔加入 A 液、B 液各 50μl。

（13）更换封口膜，37℃温育 15min；然后每孔加入终止液 50μl。

（14）标准曲线的制备：以标准品浓度为纵坐标，测得的 OD 值为横坐标做标准曲线，根据厂家提供的计算公式计算样品浓度值，见图 6-14。

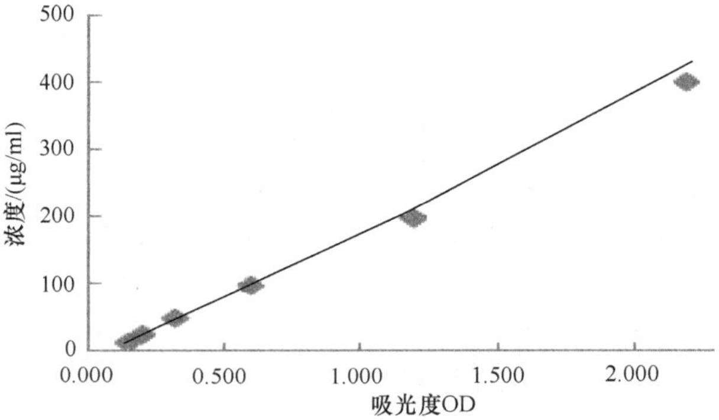

图 6-14　IGRA 标准曲线图

（15）结果测定及判读：以 450nm 测定波长，600～650nm 参考波长读取吸光度值。首先观察标准曲线（图 6-14），标准曲线合格后再把样本 OD 值输入软件中测浓度，最后根据计算数值判断结果，判断标准见表 6-3。

表 6-3　IGRA 结果判断标准

N	P-N	T-N	结果判读	结果解释
≤400	任何值	≥14 并且≥N/4	阳性	感染结核分枝杆菌（结核活动期或潜伏感染）
	≥20	＜14	阴性	未感染结核分枝杆菌
	≥20	≥14 但＜N/4	阴性	
	＜20	＜14	不确定	不能确定是否感染结核分枝杆菌
	＜20	≥14 但＜N/4	不确定	

注：N，阴性对照管；T，检测管；P，阳性对照管。

（三）临床应用

结核分枝杆菌感染 T 细胞血清 IFN-γ 检测，采用双抗体夹心 ELISA 方法检测临床可疑患者血标本中 IFN-γ 的含量，国外有研究表明，IFN-γ 释放试验在诊断儿童结核病中有高的敏感性和特异性，显著优于结核菌素皮肤试验（tuberculin skin test，TST）（Laurenti et al.，2016）。IGRA 阳性结果不受卡介苗和大多数非结核分枝杆菌的影响，减少了假阳性结果的发生，因此，IGRA 可作为临床早期、快速、可靠的结核病重要辅助诊断技术，值得应用和推广。IGRA 阴性结果在非结核性肺部疾病诊断中具有鉴别诊断价值，在涂阳肺结核和涂阴肺结核患者中出现假阴性结果，可能与下列原因有关：重症结核导致机体免疫功能下调，淋巴细胞活性减低；结核感染抑制骨髓造血功能，使外周血淋巴细胞绝对数量减少；患有免疫缺陷综合征或接受免疫抑制剂治疗期间的肺结核病患者；合并肺癌、血液系统恶性肿瘤、严重的糖尿病和重度营养不良等肺结核患者机体免疫应答能力较低；抗酸杆菌染色阳性可能为非结核分枝杆菌感染误诊为结核分枝杆菌感染及患者年龄（Bae et a1，2016）等。

二、结核感染 T 细胞检测试剂盒（T-SPOT）

（一）原理

结核分枝杆菌侵入机体后，首先引起固有免疫反应——被巨噬细胞吞噬。被感染的巨噬细胞凋亡后，释放出大量特异性抗原，可被树突状细胞加工提呈给特异性的 CD4、CD8 细胞，引发获得性免疫，产生记忆细胞。当机体再次受到相同抗原刺激时，记忆细胞迅速分化为效应 T 细胞，合成和分泌 TL、IFN 等细胞因子。

Behr 等发现，H37Rv 具有所有 BCG 菌株和绝大多数环境分枝杆菌所不存在的区域，定义为 RD，包括 RD1～RD16。RD1 包括 9 个开放阅读框，rv3875、rv3874 编码 ESAT-6/CFP-10，能刺激 T 细胞产生强烈的 IFN-γ 反应，因此被作为致病性结核分枝杆菌感染的标志物。用 IFN-γ 特异性抗体捕获经结核抗原刺激的外周血单个核细胞培养后所产生的 IFN-γ，并以酶联斑点显色方式表现出来，根据斑点的数量来确定细胞分泌细胞因子的情况，每个斑点代表一个结核抗原致敏的效应 T 淋巴细胞，从单细胞水平评价细胞的免疫功能。如果受试者被结核分枝杆菌感染，标本中就存在结核抗原致敏的效应 T 淋巴细胞，经过培养分泌细胞因子 IFN-γ，通过包被在孔底部的细胞因子抗体，捕获结核抗原致敏的效应 T 淋巴细胞分泌的 IFN-γ，可在底部形成点状聚集，根据斑点的多少来判断有无感染。

（二）方法

1. 样本要求

（1）肝素抗凝采血管采集（无需空腹）。

（2）血量要求　一般患者 5ml 以上；免疫力低下患者 8ml 以上；2 岁以下儿童 3ml 以上。

（3）室温（15～25℃）保存与运输，不得冷冻与冷藏。

（4）样本采集后 4h 内送检。

（5）近期曾输血或做过 PET-CT 的患者，建议 2 周后再进行检测。

（6）运输过程中防止颠簸，避免样本溶血，溶血样本不能进行检测。

2. 实验操作流程及注意事项

1）第一天（要求全程在Ⅱ级生物安全柜中进行无菌操作）

（1）细胞外周血单个核细胞（PBMC）提取　将 5ml 外周血在 15ml 离心管中用 1640 培养液稀释至 10ml，加入 3～4ml 淋巴细胞分离液至另一 15ml 离心管中，将稀释好的血液小心缓慢加入到淋巴细胞分离液上层，在 18℃、1000*g* 条件下离心 22min。使用无菌吸管将分离得到的 PBMC 层吸至另一无菌 15ml 离心管中。

（2）细胞洗涤　将收集得到的 PBMC 细胞悬液中加 1640 培养液稀释至 10ml，颠倒混匀，在 18℃、600*g* 条件下离心 7min；弃上清液，使用移液器将沉淀的细胞吹打混匀，用 1640 培养液加至 10ml，颠倒混匀，在 18℃、350*g* 条件下离心 7min。

（3）细胞计数及细胞稀释　弃上清液，加入 500μl 的 AIM-V 培养液，使用移液器充分吹打混匀，细胞计数仪计数或显微镜计数，使用无菌 1.5ml 离心管配制成终浓度为每 100μl 中含有 25 万个单个核细胞的细胞悬液。

（4）加样　在每个样本的板条上按顺序加入：50μl AIM-V（阴性对照）、50μl 抗原 A、50μl 抗原 B、50μl PHA（阳性对照）。

按上述顺序，在 4 个孔中分别加入已制备好的终浓度细胞悬液 100μl。

（5）过夜培养　将培养板放入 37℃、5% CO_2 浓度培养箱中培养 16～20h。

2）第二天（洗板、显色、结果判读）

（1）第一次洗板　从培养箱取出培养板，倒弃细胞液，用 1×PBS 洗板 4 次，每次加入 200μl 的 1×PBS，放置 30s，倒弃，使用滤纸拍板。

（2）加酶标二抗孵育　每孔加入 50μl 新鲜配制的酶标二抗工作液，在 2～8℃

条件下孵育 1h。

（3）第二次洗板　取出培养板，倒弃酶标二抗，用 1×PBS 洗板 4 次，每次加入 200μl 的 1×PBS，放置 30s，倒弃，使用滤纸拍板。

（4）显色　每孔加入 50μl 显色液，避光显色 7～12min。

（5）终止显色　蒸馏水或自来水终止显色 3 次或 4 次，使用滤纸拍板，自然干燥之后进行结果判读，干燥后的板条可在干燥避光条件下长期保存。

（6）结果判读　根据抗原 A 孔或抗原 B 孔的斑点数判读结果，见图 6-15。

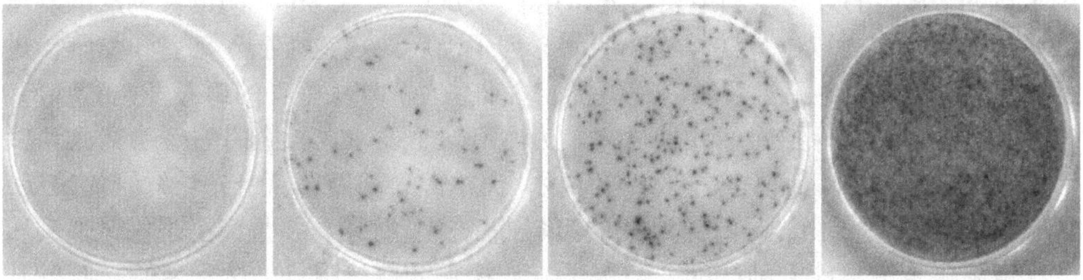

阴性对照　　A孔　　B孔　　阳性对照

图 6-15　T-SPOT 试验结果

当阴性对照孔斑点数为 0～5 个时：抗原 A 孔或抗原 B 孔斑点数减去阴性对照孔斑点数≥6，为“阳性”。

当阴性对照孔斑点数为 6～10 个时：抗原 A 孔或抗原 B 孔斑点数≥2×阴性对照孔斑点数，为“阳性”。

如不符合上述标准且阳性对照孔正常时，检测结果为“阴性”。

阴性结果：提示患者体内不存在针对结核分枝杆菌特异的效应 T 淋巴细胞。

阳性结果：提示患者体内存在针对结核分枝杆菌特异的效应 T 淋巴细胞。

（三）临床应用

T-SPOT 技术的检测物包括静脉血、痰液、支气管肺泡灌洗液、胸腹水、脑脊液等，目前应用最多的是静脉血，其次为胸腹水。T-SPOT 分离外周血单个核细胞并洗涤，去除受试者外周血中药物、背景 IFN-γ和试剂耗材的内毒素，并且对受试者细胞数进行标准化，检查结果基本不受免疫状况的影响，具有较好的特异性和敏感性，同一受试者不同时间的检查结果可以进行对比。T-SPOT 在活动性结核和潜伏性结核感染的鉴别、评估结核发病风险方面具有一定的指导意义，已被越来越多的国家认可并应用于临床检测。基于以上优点，T-SPOT 技术具有较好的临床应用价值和推广前景。

第五节　支气管镜检查与支气管肺泡灌洗技术

一、支气管镜检查

（一）支气管镜检查

支气管镜检查由德国科学家Gustav Killian于1897年率先应用于临床。他使用Kirstein发明的灯头，利用反射光，用长25cm、直径8mm的铜管制成的食道镜第一次从气道内取出骨性异物，从而开创了硬质内窥镜能插入气管和支气管进行内镜操作的先河。由于硬质内窥镜不能弯曲，检查时从患者的口腔开始到咽部、气管叶段开口必须保持直线才能进入。为达到这个要求，检查时患者头需大角度后仰，痛苦极大，因而很多患者不能耐受，无法配合检查。随着光导纤维的发展，1964年日本发明了由光导纤维制成的可弯曲的支气管镜，并且应用于临床。硬质内窥镜观察范围只能到肺段的开口水平，直视下活检范围只能达到两侧上叶叶开口水平，两侧下叶达到段开口水平。而支气管镜由于其可弯曲，对各叶均能延伸到段开口水平，甚至能达到亚亚段的开口水平；同时检查时对患者不再有苛刻要求，减少了患者检查时的痛苦，因此不但扩大了检查范围，也更容易让患者接受该项检查，更有助于诊断疾病，故支气管镜检查得到了大幅度普及。随着科技的发展，又出现了电子支气管镜、荧光支气管镜、窄谱支气管镜、超声支气管镜、电磁导航支气管镜、硬质共聚焦显微支气管镜等，支气管镜检查应用越来越广泛。

支气管镜检查对位于气管、段以上支气管内的病变可以通过肉眼直接观察，观察管腔的走行方向是否有扭曲；管腔粗细程度，是否受到外压、是否有狭窄；各级支气管分叉是否受压、饱满；气管、支气管黏膜是否有光泽；是否有充血、水肿、糜烂、溃疡、增厚、瘢痕；可视范围内是否有新生物，新生物的形态如何；表面有无坏死物覆盖；基底是否有浸润，范围大小；新生物表明是否有明显充血，组织是否脆，是否容易出血；还可观察管腔内分泌物颜色、量，是否带血，是血丝还是血痰，或全血及出血部位等。除肉眼观察外，还可以直视下活检、刷检、灌洗等，取得病理学、细胞学、微生物学、分子基因水平的诊断，并可进行标记物的检查。对于肺部弥漫性及周缘型肺内局灶性病变，可通过经支气管镜透壁肺活检技术（TBLB），或从病变相对应的叶或段开口进行灌洗或盲目刷检，也可在电视透视下定位，对肺内外围病变进行活检、刷检等各种检查，同样对取到的标本进行病理学、细胞学、微生物学、分子基因水平或标记物的检查。另外，行支气管镜检查对患者也是一个刺激，进行支气管镜检查后，再进行细菌学或细胞学检查，其阳性率均会提高。因此，目前呼吸科对肺内病变确诊困难者或怀疑气管、支气管存在病变者，均进行支气管镜检查。支气管镜检查已经成为诊断肺结核非常实用、有效的手段。

（二）支气管镜在诊断肺部结核病中的价值

1. 菌阴肺结核的诊断

痰抗酸杆菌检查是诊断肺结核的重要依据，但有半数以上患者可能无痰或反复涂片检查阴性。由于病灶不典型，因此容易误诊误治。虽然痰检是一项简易的诊断方法，但痰涂片阳性率低，痰培养时间长，给诊治带来困难。因此采用支气管镜检查，不仅能直接提供查找抗酸杆菌和结核分枝杆菌培养的标本，观察支气管肺部病变的范围、程度，而且由于支气管镜检查对肺及支气管的刷检等机械性刺激，使术后痰液增多，有利于结核分枝杆菌的检出，起到了痰菌阴变阳的“激惹作用”。另外，通过支气管镜检查，不但可以直接从病灶取材查结核分枝杆菌，还可以作病理学细胞学检查，可以与非特异性炎症、支气管扩张及肺癌等疾病进行鉴别，从而显著提高确诊率；还能通过对支气管镜肺泡灌洗液查 GeneXpert 及标记物等的测定，协助诊断。

对于影像学诊断结核，临床表现咳嗽明显，尤其是青年女性、中老年男性的患者，即使痰涂片阴性，临床也应高度警惕支气管结核，应及时行支气管镜检查。对可疑肺结核患者及时行支气管镜检查，并作刷检、活检、肺泡灌洗、镜检后连续 3 天晨痰检查，可提高肺结核确诊率，有助于肺结核的早期诊断和早期治疗。因此，支气管镜是诊断菌阴肺结核的有效手段之一（Kim et al., 2009；彭渝，2015）。

2. 支气管结核的诊断

支气管结核（bronchial tuberculosis）是指发生在气管、支气管黏膜和黏膜下层的结核病。支气管结核是随着支气管镜的应用而逐步被认识的，该病多伴有肺部结核病灶，但不伴肺部病灶的在临床也能碰到。在普通 X 线胸片上不能显示单纯支气管结核病变，并且在胸部 CT 检查时，由于断层的缘故，也可能不能发现支气管结核病变。而支气管镜可以在直视下发现支气管黏膜糜烂、溃疡、表面脓性分泌物，甚至管腔狭窄，进而明确诊断支气管结核。

支气管结核的主要并发症为支气管管腔狭窄、阻塞性肺不张，治疗越晚，发生率越高。因此，改善支气管结核预后，关键在于早期诊断和及时有效地抗痨治疗。鉴于支气管结核延诊率高，认为对于新近出现咳嗽，尤其是刺激性或犬吠样咳嗽，伴或不伴痰中带血，经积极抗炎无效者，应将支气管镜检查列为常规检查。

（三）肺结核、支气管结核患者支气管镜检查的适应证和禁忌证

1. 适应证

（1）原因不明的咳嗽，难以用吸烟或气管炎解释或原有的咳嗽在性质上发生了变化。

（2）原因不明的咯血或血痰、喘鸣、声带麻痹、呼吸困难。

（3）经影像学检查发现支气管内、肺部有占位、阻塞性肺炎、肺不张、局限性肺气肿等。

（4）双肺弥漫性病变、纵隔淋巴结肿大。

（5）肺结核患者抗结核治疗后，影像学检查有明显吸收，但患者咳嗽、咯血症状无好转。

（6）肺结核患者咳嗽、气促、呼吸困难等临床症状与肺部病灶范围、严重程度不相符。

（7）肺结核患者抗结核化学治疗后，肺内病变吸收好转，但咳嗽等症状仍无明显改善。

（8）肺结核患者治疗过程中出现患侧病灶增多、增大，出现支气管播散病灶、张力性空洞。

（9）多维重建技术等，提示气管、支气管内壁粗糙、不光滑，或伴有叶、段支气管狭窄及闭塞。

（10）痰中找到抗酸杆菌而肺部无结核病灶。

（11）拟行肺部手术，术前需检查了解病变位置、范围。

2. 禁忌证

（1）一般情况极差、体质十分虚弱者，选择支气管镜检查应慎重。

（2）患有严重心脏病，心功能不全或严重心律失常、不稳定性心绞痛、血压高于160/100mmHg①者，或近一个月内曾发生急性心肌梗死的患者。

（3）主动脉瘤，有破裂危险。

（4）有严重的呼吸衰竭、肺动脉高压等的患者。

（5）肝肾功能严重异常者。

（6）严重的出凝血异常。

（7）近期曾发生大咯血的患者，哮喘急性发作者。

（8）不能配合操作者。

---

① 1mmHg = 1.33322×10^2 Pa。

（四）支气管镜检查操作规程

1. 支气管镜检查前

术前详细了解病史、查体及辅助检查，特别是X线检查，明确检查部位；术前应做血压、血常规、凝血功能、心电图等检查；有呼吸功能不全者应查血气分析或肺功能测定；询问是否有地卡因、利多卡因过敏史和异常出血史；了解患者有无口腔、牙齿及鼻腔病变，有活动义齿时应在检查前取出；术前4h禁食，2h禁饮水，但有严重基础疾病患者术前应按时服药，危重症患者应预留静脉通道；准备氧气、肾上腺素、止血药等抢救药物（唐神结等，2011）。

2. 基础麻醉

一般镇静可用咪达唑仑5～10mg或鲁米那钠0.1g术前10min肌肉注射。目前镇静剂不是术前常规应用，仅对特别紧张者和进行治疗时应用。对于阿托品的术前应用专家意见也不完全统一。术前10min肌肉注射阿托品0.3mg可以减少气管、支气管分泌物及支气管痉挛，方便检查，但术前是否使用阿托品对检查影响不大，而且支气管镜检查术后2h内不能喝水，应用阿托品后患者会有明显的口腔干燥感，很不舒服，故而多数学者不主张术前常规应用阿托品，目前仅对分泌物特别多的患者或镜下治疗的患者才注射阿托品。

3. 麻醉

《诊断性可弯曲支气管镜应用指南》（2008年版）推荐如下。

（1）如无禁忌证，提倡给予受检者镇静剂　镇静剂：使用短效苯二氮䓬类镇静药咪唑安定，由于其半衰竭期短（约2.5h），以及镇静和麻醉作用间的安全范围较宽等优点，已成为内镜操作中清醒镇静的首选药物。具体用法：①60岁以下患者的初始剂量为2.5mg，在操作开始前5～10min给药，药物约在注射后的2min起效；②给药宜采用滴注的方法，静脉注射咪唑安定应缓慢，约为1mg/30s；③如果操作时间长，必要时可追加1mg，但总量不宜超过5mg；④年龄超过60岁的患者、衰弱及慢性病患者药量应酌减，对这些患者初始剂量应减为1～1.5mg，也在操作前5～10min给药，根据需要可追加0.5～1mg，但总量不宜超过3.5mg。

（2）行鼻部麻醉时，2%利多卡因凝胶的效果优于利卡因喷雾。

（3）行咽喉部麻醉时，2%～4%的利多卡因雾化吸入较环甲膜穿刺注射更容易被患者接受。

（4）经支气管镜注入利多卡因时，应尽量减少其用量　成人利多卡因的总用量应限制在8.2mg/kg（按体重70kg的患者计算，2%的利多卡因用量不超过29ml）。对于老年患者、肝功能或心功能损害的患者，使用时可适当减量。

4. 支气管镜检查

支气管镜检查时患者通常采取仰卧位，也可以用坐位。患者取仰卧位时，肌肉放松，比较舒适，相对不太紧张，并可预防晕厥，对处理检查中发生的意外也比较方便，更宜于老年、体弱、精神紧张者检查，且操作者比较方便。采用坐位，患者出现意外时处理稍有麻烦。

检查中必要时可用多参数心电监护监测，做好心肺复苏的准备。术者将支气管镜插入患者鼻腔，沿咽后壁滑入喉部，找到会厌与声门观察声带活动度；声门张开时迅速送入气管，观察气管管腔然后直达隆突，观察隆突形态、活动度及黏膜情况，再将支气管镜插进一侧主支气管，先检查健侧，后检查患侧。根据检查中所见情况决定是否需进一步行活检、刷片、灌洗或治疗。

（五）支气管结核镜下的表现

关于支气管结核的支气管镜下分型，目前尚缺乏统一标准。国外有学者曾提出“四型”、“七型”及“九型”的分型标准。我国学者根据支气管结核的组织病理学特征及其转归，同时综合国外文献，提出对支气管结核治疗方案的选择及转归判断更具指导意义的“五型、两类”的分型标准（唐神结等，2011）。

所谓“五型”，即：Ⅰ型，炎症浸润型；Ⅱ型，溃疡坏死型；Ⅲ型，肉芽增殖型；Ⅳ型，瘢痕软化型；Ⅴ型，管壁软化型。其支气管镜下的具体表现如下所述。

Ⅰ型：病变以充血及水肿为主。表现为气管、支气管黏膜的充血、水肿，病变局部的黏膜表面可见一些灰白色的粟粒状结节，气道管腔由于黏膜及黏膜下组织的肿胀而有不同程度的狭窄，此期病变支气管黏膜处的刷检涂片有较高比率的抗酸杆菌检出率，属结核病变的早期组织改变。

Ⅱ型：病变以局部溃疡及坏死为主。表现为病变区域在充血、水肿的基础上，局部出现了边缘不整、深浅不一的溃疡，溃疡表面常有灰白色的干酪样坏死组织覆盖，溃疡的深度随病变程度而异。轻者仅局限于黏膜层，重者也可深达黏膜下层，并可导致气管、支气管软骨的破坏，病变区域触之易出血，属结核病变损伤的明显期。此时，抗酸杆菌的检出率较高。由淋巴结结核形成支气管瘘所致的支气管结核多表现为此型。

Ⅲ型：病变以局部肉芽组织增生为主。表现为气管、支气管黏膜的充血、水肿减轻，黏膜的溃疡面开始修复，病变明显处可见肉芽组织增生，并将气管部分阻塞。此时的组织学改变处于结核性损伤向修复期过渡阶段，活检常可见到较典型的类上皮细胞、多核巨细胞及朗格汉斯巨细胞。

Ⅳ型：病变以瘢痕形成、管腔狭窄或闭塞为主。属结核性病变的愈合期，正常的气管、支气管黏膜组织被增生的瘢痕纤维组织所取代，病变累及的支气管由于瘢痕组织增生加之瘢痕的挛缩常导致管腔狭窄，重者可导致管腔的闭塞。此时的结核性病变多已稳定或痊愈，刷检找抗酸杆菌检查多为阴性，组织活检也多无异常发现。

Ⅴ型：表现为受累处气管、支气管软骨环的缺失或断裂，管腔因气管、支气管的塌陷而出现不同程度的阻塞，尤以呼气相或咳嗽等胸内压增高时明显，病变段远端支气管可出现不同程度的支气管扩张。此类患者就诊时，结核性病变多已稳定或痊愈，可表现为反复非特异性感染。

Ⅵ型：纵隔或肺门淋巴结结核破溃入气道形成支气管淋巴结瘘。淋巴结结核破溃前期表现为局部支气管因淋巴结结核外压、侵袭导致黏膜充血、水肿、粗糙及管腔狭窄；破溃期表现为淋巴结破入支气管，局部溃疡形成，白色干酪样坏死物溢入支气管管腔，瘘口周围组织充血水肿；破溃后期表现为炎症消失，组织修复，瘘口肉芽肿形成，瘘口愈合闭塞，局部遗留有炭末沉着。

疑似肺结核患者早期行支气管镜检查，可提高确诊率。支气管结核镜下除常见的表现之外，有些改变对诊断也有一定的参考价值。例如，在气管、支气管内有黑斑，特别是在气管、支气管分岔处有多片黑斑的患者，提示患者以前曾患过肺结核或纵隔淋巴结结核的可能性大。研究发现，20%～60%的炭末沉着性纤维化症患者存在结核分枝杆菌感染，并认为该病是因胸部淋巴结炎症引起的色素沉积和相邻气道狭窄所致。也有人认为，炭末沉着性纤维化症与患者的生物性燃料的暴露有关，但大多数病例的致病原因仍不清楚。支气管管腔内出现瘢痕或扭曲时，也提示患过支气管结核的可能性较大。

（六）支气管镜在支气管结核诊断上的应用

支气管镜检查时通过肉眼在可视的范围内能观察病变特点，但有些疾病的镜下表现与支气管结核的表现不易鉴别，肉眼观察不能作为诊断依据；有些患者临床症状不典型，X线片也不典型，易导致误诊和漏诊，影响治疗。因此实验室的诊断成为确诊的重要标准。

目前支气管结核的实验室诊断是通过镜下活检、刷检、灌洗标本进行病理学、微生物学和生化等检查来确诊。在必要情况下还可以用经支气管镜针吸活检术（transbronchial needle aspiration，TBNA）或经气道内超声检查引导支气管针吸活检（endobronchial ultrasound guided tranbronchial needle aspiration，EBUS-TBNA）对肺门、腔内外病变、纵隔内肿大的淋巴结及肿块等穿刺取得标本进行检查。

1. 支气管镜下活检

支气管腔内常常可见肉芽组织增生、溃疡、糜烂，以肉芽组织增生为主的支气管结核其肉芽表面常有大量坏死物覆盖，范围也往往比较大。检查时应先用钳子除去部分坏死物，待露出肉芽组织后再进行局部活检，可提高诊断的阳性率。由于结核的病理改变与其他炎性肉芽性疾病的组织学表现相似，因此必要时可进行抗酸染色争取明确诊断。此外，因结核分枝杆菌的抗酸染色也可发生变异，当处于不良环境中，如闭合性干酪病灶、寒性脓肿内结核分枝杆菌可失去其抗酸染色特性而不易被检测到，故取出的标本应立即放入10%福尔马林溶液中防止此类情况发生。

2. 刷检

刷检是支气管结核最常用的诊断方法，该方法具有简便、快速、准确率高等特点，对表现为溃疡、糜烂的支气管结核的诊断有更为方便准确的价值。为减少污染和提高阳性率建议使用一次性毛刷，如果条件允许可用带套一次性毛刷。此外，进行支气管镜检查后查痰，可以提高痰液中抗酸杆菌涂片检查的阳性率。

3. 支气管肺泡灌洗

目前支气管肺泡灌洗（bronchoalveolar lavage，BAL）是一种能获得更直接、更多痰液的有效方法。特别是耐药患者，在痰培养阴性的情况下就无法诊断，不能制订有效的治疗方案，故对进行支气管镜检查患者常规进行抗酸杆菌培养及药敏试验，可帮助发现耐药患者及制订有效的治疗方案。在使用支气管肺泡灌洗液的抗酸杆菌培养过程中，含有利多卡因可能会影响培养的阳性率，所以对准备进行培养检查的患者，在灌洗前应尽量减少对准备进行灌洗的支气管内的利多卡因用量，把利多卡因对培养的影响降到最低。对于无痰或可能是耐药患者应常规进行抗酸杆菌培养及药敏实验。

支气管肺泡灌洗除进行细菌学诊断外，检测其他的标志物也是提高诊断阳性率的一种检查方法。但目前关于支气管结核诊断的标记物种类不多，阳性率也不高，且检查操作往往很复杂，因此临床上能实际应用的项目不多，多在科研中使用。

（七）支气管镜检查常见的并发症及处理

支气管镜检查已经成为临床中安全且常用的检查方法，但也存在一些风险，包括出血、麻醉药物过敏、喉头水肿、支气管痉挛、心脏骤停、高血压危象、低血糖等。

1. 出血

出血为支气管镜检查最常见的并发症。经鼻插管时可因损伤鼻黏膜而出血，因此术前可用1%麻黄碱滴鼻以减少鼻出血的发生。支气管镜活检、刷检后常有少量咯血，但一般出血量不大，无需特殊治疗。

患者凝血机制障碍，检查时出血稍多时可局部应用少量止血药物。活检、刷检后，如果出现明显异常出血时，如何处理？

第一，检查者不必惊慌，从理论上讲只要不是大血管破裂，出血多后，血管内压力下降，出血大部分能自然停止。患者因出血而发生意外，常见的原因有两种：一个原因是大血管破裂引起的大出血导致循环衰竭及窒息，但概率相对很低；另一个原因，也是主要致死的原因是因血块阻塞呼吸道。因此，尽量吸出气管内的积血，在积血凝固前吸出是预防咯血窒息最重要的措施。

第二，为减少局部刺激，支气管镜应远离出血点，退至上一级或出血侧总支气管处吸出积血，同时可通过支气管镜活检孔注入 1∶10 000 肾上腺素于出血部位，每次 2～5ml，可反复多次应用，最后观察 5min，证实不再有明显的出血即可退出支气管镜。注意，此时原则上不使用凝血药，凝血药会引起支气管内的积血迅速凝固，一旦凝固成血块，很难通过支气管镜吸出来，甚至造成患者窒息。

第三，一旦发生支气管镜诊疗操作相关大出血，除操作者外，支气管镜室的相关辅助人员均应迅速赶到现场协助展开对患者的救治。通常急救可按以下流程展开。

（1）迅速提高吸入氧浓度，尽可能保证重要脏器的氧供。

（2）保持气道的开放　对于未建立人工气道的患者，应在保持气道开放的同时，迅速建立人工气道。最迅速且简单的方法是在支气管镜引导下进行气管插管。所选气管导管最好是 7.5 号的加长气管导管，必要时可辅以人工通气，以保证组织的供氧。

（3）调整患者体位至患侧卧位，患者一旦发生大出血后，气道内的积血常会溢入健侧气道和肺内，严重影响肺的通换气功能。患者取患侧卧位后，可有效防止患侧肺内的积血溢入健侧肺，同时也可使已经残留于健侧肺内的积血通过咳嗽排出体外，这对于改善患者的通换气效率、有效提升血氧饱和度有极其重要的意义。需要特别强调的是，尽管大多数人都知道这一基本常识，但在实际抢救过程中，由于场面的混乱，这一简单的措施往往成为制约抢救成功的重要环节。

（4）紧急止血治疗有局部止血和全身药物止血两种方法。

第一种方法是局部止血，包括局部止血药物灌注和机械性压迫止血。

①局部止血药物灌注。对支气管镜下可见的出血区域用冰生理盐水及 1∶20 000 的肾上腺素生理盐水局部灌注，与此同时，还可采用 200U 的凝血酶溶液对出血区域进行灌注。对于支气管镜操作相关大出血来说，尽管局部止血药物的灌注疗效有限，但这一方法可在一定程度上减缓出血势头，为其他止血方法的应用提供可能。

②出血部位的机械性压迫止血。常采用支气管镜插入部末端填塞止血叶段支气管。凡士林纱条或浸有止血药物的棉球局部填塞压迫止血的方法主要适用于在硬质支气管镜下的操作。而对于可弯曲支气管镜而言，最有效的机械性压迫止血方法是采用腔内球囊压迫止血，球囊的压力不宜过高，一般为 1～2 个大气压①。需要特别说明的是，对于可视病损区域来说是机械性压迫止血，而对非可视的远端气道出血而言，该方法实际上是气道的填塞止血。紧急情况下，该方法是一种快速且有效的止血方法。

第二种方法是全身药物止血。

①垂体后叶素。对于支气管镜操作相关大出血来说，出血大多来自于体循环的支气管动脉，仅有极少数情况下出血来自于肺动脉。因此，垂体后叶素往往是最有效的止血药物，一般静脉注射后 3～5min 即可起效。用法：垂体后叶素 6～12U 用 5%的葡萄糖注射液 20ml 稀释后缓慢静脉注射，约 15min 注射完毕，之后以垂体后叶素 12～18U 加入 5%葡萄糖溶液 250～500ml 稀释后缓慢静脉滴注维持。合并有冠心病、未控制的高血压、肺心病、心力衰竭及孕妇等慎用。

②促凝剂。蛇毒血凝酶具有止血和凝血的双重作用，能缩短出血时间，减少出血量，静脉和局部均可使用。静脉用药方法：1～2kU 静脉注射，5～10min 起效，必要时可重复注射。其他促凝药物包括抗纤溶药物（环甲氨酸）、增加毛细血管抵抗力和血小板功能的药物（酚磺乙胺等），因起效较慢且止血效果相对较弱，故对于支气管镜诊疗操作相关大出血的救治作用甚微，一般仅与其他药物配合使用。

③其他药物。酚妥拉明是短效的非选择性α-受体阻滞剂，可直接舒张血管平滑肌，降低体循环及肺循环的压力，可用于垂体后叶素无效或有禁忌者。用法：10～20mg 加入 5%葡萄糖溶液 500ml 中，缓慢静脉滴注。

（5）支气管动脉栓塞术（bronchial artery embolization，BAE） 对于支气管循环系统来源的大出血，BAE 是最有效的非手术治疗方法，其即刻止血率高达 73%～98%。对于支气管镜诊疗操作相关大出血，在以下情况可以选择 BAE 治疗：①其他治疗方法无效或无法实施的大出血，可施行紧急 BAE 止血；②反复间断咯血；③对于需要外科手术治疗的大出血患者，在情况允许的条件下，可先行 BAE 暂时止血，为手术争取宝贵的准备时间，从而变急诊手术为择期手术，以降低手术风险。需要强调的是，BAE 的主要作用在于止血，而不是根治疾病。血管栓塞后再通，或者因原发疾病进展而引起新发血管破裂等均可导致 BAE 术后再出血。这种情况下，建议采取积极的外科手术干预。此外，非支气管动脉来源的出血采用 BAE 治疗往往无效。

---

① 1atm=1.013 25×10^5 Pa，下同。

（6）外科手术治疗　对于支气管镜操作而引起的相关大出血，绝大多数情况下均存在大小不等的支气管动脉分支损伤，只有极少数情况下是因为各种镜下的诊疗操作损伤了肺动脉。如前所述，对于支气管动脉损伤所引起的大出血，BAE是一种有效且微创的治疗方法，但即使在实施BAE后仍有部分患者可再度发生出血，对于这一部分患者，如果没有手术禁忌，应考虑行病损部位的外科手术切除。既往的经验证明，外科手术的干预可显著降低此类患者的死亡率。而对于肺动脉系统损伤所致的大出血患者，外科手术往往是唯一能够降低死亡风险的治疗方法。

对于检查中出血较多者，或检查时创伤相对比较大时，检查后一方面嘱咐患者尽可能减少咳嗽；另一方面，在检查诊室至少观察20min，确认无出血后再离开检查室（中华医学会呼吸病学分会，2016）。

2. 麻醉药物过敏

支气管镜局麻多用1%地卡因和/或2%利多卡因，虽然过敏概率不高，但仍能碰到。麻醉药过敏的主要表现是胸闷、面色苍白、脉快而弱、周身麻木、呼吸困难，严重者可出现四肢抽搐及昏迷。因此，初次喷药时，应密切观察患者反应，以争取早期发现和及时治疗。遇到患者药物过敏时，要立即给予激素等抗过敏治疗，并对症治疗。

3. 喉头水肿、支气管痉挛

喉头水肿、支气管痉挛多与喉部麻醉不充分、操作不当、药物过敏等多种因素有关，有哮喘史者更容易发生。首先医生对此并发症要有所了解，如果支气管镜插入气管，患者出现音调很高的喘鸣音和明显的憋气症状，考虑喉痉挛，此时要镇定，在保护好支气管镜的前提下，不要拔出支气管镜，而是通过支气管镜的活检孔给氧。同时应用解痉、镇静和糖皮质激素等药物进行抢救、治疗。如果支气管镜已经从气管内拔出，则立即用能找到的最大号针头刺入气管。刺入的深度要适合，不可过深，刺入后可从针头处给氧，然后进行其他治疗、抢救。

4. 心脏骤停

对于高龄及心血管疾病患者，支气管镜检查时可因缺氧诱发或加重冠状动脉供血不足，造成心肌梗死或心脏骤停，需立即予以心肺复苏等积极抢救、治疗。有条件的可在心电监护下进行支气管镜检查。

5. 高血压危象

多因高血压患者检查前禁食禁水，而未服用当日的降压药物，加上患者对检查的恐惧，长时间或是过于粗暴的操作，使患者的血压过高，甚至出现危象，严重时还可能出现颅内出血的意外情况。通过测血压可明确，并且对于已出现昏迷的患者，还需检查患者的血压、两侧肢体反射及双侧瞳孔。如果仅有血压高，两侧肢体反射及瞳孔正常时，可用降压对症治疗；如果有高血压并有两侧肢体病理反射，或双侧瞳孔不等大、等圆时，考虑并发颅内出血，除降压治疗外，脱水、降颅压和止血治疗变成当前主要治疗，对于颅内出血较多时，应争取尽快（最长不超过 6h）取出颅内积血，争取不留后遗症。

6. 低血糖

低血糖是比较常见的意外，特别在老年人、糖尿病患者中人数比较多。由于检查当日禁食禁水，加上等候时间过长，出现低血糖的机会比较多。低血糖容易发生摔伤，为防止这种意外，糖尿病患者应尽可能安排早点检查。一旦出现低血糖的情况，最佳的处理是让患者平卧并注射高张葡萄糖。

二、支气管肺泡灌洗技术

支气管肺泡灌洗（(bronchoalvoelar lavage，BAL)）技术是 20 世纪 60 年代后期随着可曲性支气管镜（简称支气管镜）的开发与应用逐渐兴起的，中华医学会呼吸病学分会根据我国具体情况分别于 1993 年和 2008 年制定出有关支气管肺泡灌洗液（bronchoalvoelar lavage fluid，BALF）细胞学检查技术规范，使这项检查技术在国内得到了推广应用。由于支气管肺泡灌洗能够直接获取肺内炎症免疫效应细胞，是探讨肺局部免疫病理过程的一种相对比较安全有用的检查方法，因此，支气管肺泡灌洗已成为某些肺疾病，特别是弥漫性间质性肺疾病及免疫受损患者肺部感染等疾病的辅助临床诊断、病变活动性和预后判定的重要检测手段。

（一）支气管肺泡灌洗技术的适应证

（1）凡能接受支气管镜检查的患者均能承受支气管肺泡灌洗的检查。

（2）弥漫性间质性肺疾病诊断　特发性肺纤维化、结节病、外源性过敏性肺泡炎、结缔组织病伴肺纤维化、组织细胞增生症及嗜酸性粒细胞肺浸润等。

（3）肺部肿瘤和免疫受损患者肺部感染诊断，如卡氏肺孢子虫肺炎、细支气管肺泡癌等。

（4）用于肺泡蛋白沉积症的诊断与治疗，行局部和全肺灌洗。

（5）用于肺部感染细菌学检测及肺化脓症冲洗引流治疗。

（二）支气管肺泡灌洗术的禁忌证

（1）凡支气管镜检查的禁忌证均为支气管肺泡灌洗的禁忌证。

（2）精神高度紧张不能配合完成支气管镜检查的患者。

（3）严重通气和换气功能障碍患者，PaO_2＜6.67kPa（50mmHg）或吸氧状态

下 PaO_2＜9.33kPa（70mmHg）。

（4）冠心病、高血压病、心律失常、频发心绞痛患者。

（5）主动脉瘤和食管静脉曲张有破裂危险的患者。

（6）近期发热、咯血和哮喘发作的患者。

（三）支气管肺泡灌洗技术的术前准备

（1）掌握患者病情，了解主要病症和病理生理状态，包括重要脏器功能、血容量、电解质和血气状况。

（2）准备好呼吸、血压、心电、氧饱和度监测和急救的器材及药品。

（3）操作前 0.5h 肌注阿托品 0.5mg，精神紧张或不能配合者肌注安定 10mg，吸高浓度氧 5min。

（4）常规检查在支气管镜气道检查后，于活检、刷检前做支气管肺泡灌洗，局部麻醉剂为 2%利多卡因。

（四）支气管肺泡灌洗技术操作方法

1. 支气管肺泡灌洗操作技术

（1）灌洗部位选择　对弥漫性间质性肺疾病选择右肺中叶（B4 或 B5）或左肺舌叶，局限性肺病变则在相应支气管肺段进行支气管肺泡灌洗。

（2）支气管肺泡灌洗操作步骤　①首先要在灌洗的肺段经活检孔通过一细硅胶管注入 2%利多卡因 1～2ml，做灌洗肺段局部麻醉。②然后将气管镜顶端紧密楔入段或亚段支气管开口处，再经活检孔通过硅胶管快速注入 37℃灭菌生理盐水。每次 20ml，总量 100～200ml，一般不超过 200ml。③立即用 6.67～13.3kPa（50～100mmHg）负压吸引回收灌洗液，通常回收率为 40%～60%。④将回收液体立即用双层无菌沙布过滤除去黏液，并记录总量。⑤将灌洗液装入硅塑瓶或涂硅灭菌玻璃容器中（减少细胞黏附），置于含有冰块的保温瓶中，立即送往实验室检查。

2. BALF 标本收集及检测前处理（供参考）

（1）标本收集　直接用支气管镜吸取镜下所见分泌物，或用 10～20ml 生理盐水冲洗支气管镜下所见病变，如果支气管镜下未见明显异常可根据影像学显示的病变部位缓慢灌入生理盐水至相应肺段，重复灌洗 2～5 次，总量不超过 100ml，收集约 20ml BALF。

（2）标本涂片及培养前处理　取支气管肺泡灌洗液 1～1.5ml，加入 2～4 倍体积 4%NaOH 溶液摇匀、室温放置 30min 液化，期间振荡 2～3 次；12 000r/min 离心 5min；弃上清液，加入 1ml 无菌生理盐水将沉淀物振荡混匀，12 000r/min 离心 5min，洗涤 2 次。最后用 1ml 生理盐水重悬沉淀物用于涂片或培养。

（3）标本 PCR 或 Xpert MTB/RIF 检测前处理　PCR 及 Xpert MTB/RIF 检测前处理同检测步骤（2），洗涤 2 次后按提取试剂盒操作说明进行沉淀 DNA 提取及检测。

（4）标本 T-SPOT.TB 检测前处理　收集 50ml BALF，每 50ml 加入 1250IU 肝素/肝素锂/肝素钠，常温保存（15～25℃），不可冷冻或冷藏，2h 内送检。将样本分别经 70μm 和 40μm 孔径滤膜过滤至 50ml 无菌离心管中，18℃、700*g* 离心 7min，弃上清液，用 1640 培养液将细胞重悬至 10ml，将该悬液轻轻加至 4ml Ficoll 淋巴细胞分离液液面，1000*g*、18℃离心 22min（此步离心不可用带滤膜的离心管，只能用 15ml 的锥底离心管进行分离，注意不要破坏 Ficoll 淋巴细胞分离液液面），接下步骤与全血样本操作相同。

（5）标本腺苷脱氨酶（ADA）检测前处理　取 5ml BALF，根据检测试剂盒要求加入抗凝剂或抑肽酶，3000r/min 离心 10min，取上清液用于检测。

（五）BALF 正常值

健康非吸烟者 BALF 细胞学检测正常参考值：

（1）细胞总分数　细胞总数（0.09～0.26）$\times10^9$ 个/L，其中肺泡巨噬细胞为 0.93±0.03，淋巴细胞为 0.07±0.01，中性粒细胞、嗜酸性粒细胞均＜0.01；

（2）T 淋巴细胞亚群　总 T 细胞（$CD3^+$）0.7；T 辅助细胞（$CD4^+$）0.5；T 抑制细胞（$CD8^+$）0.3；$CD4^+$ / $CD8^+$ 值为 1.5～1.8。

（六）支气管肺泡灌洗技术在临床检测中的意义

1. 支气管肺泡灌洗在间质性肺疾病的临床应用

随着胸部高分辨率 CT 在临床上的广泛应用及对间质性肺疾病（interstitial lung disease，ILD）的特征性显示，支气管肺泡灌洗结合这种高分辨率 CT 已成为临床上 ILD 的常规诊断工具。2012 年美国胸科学会（ATS）制定发表了《BALF 细胞学分析在疑似 ILD 患者诊断和治疗中的临床实践指南》，进一步规范了 BALF 分析在 ILD 中的临床应用。其中指出：①临床表现和胸部影像疑似 ILD 的患者，BALF 细胞学分析可能有助于临床诊断（图 6-16），胸部高分辨率 CT 表现为肯定的普通型间质性肺炎（usually interstitial pneumonia，UIP）的患者除外。是否进行 BALF 检查，需要权衡 BALF 细胞学分析是否有利于诊断 ILD 可能的类型，患者的心肺功能状态、出血倾向及患者的意愿。②虽然 BALF 细胞学分类不具有特异性，但不同的炎症细胞类型，如淋巴细胞、嗜酸性粒细胞或中性粒细胞增加，通常能够帮助临床医生缩小 ILD 鉴别诊断的范围。③即使 BALF 细胞学分类在正常范围，仍不能排除显微镜下肺组织的病理改变。④单独应用 BALF 细胞学分析不足以诊断 ILD 的特殊类型，恶性肿瘤和某些少见的 ILD 除外。但是结合临床和影像表现，BALF 细胞学分析的结果可以支持某些特异性的诊断。⑤BALF 细胞学分析不能判断预后，也无法预测治疗反应。

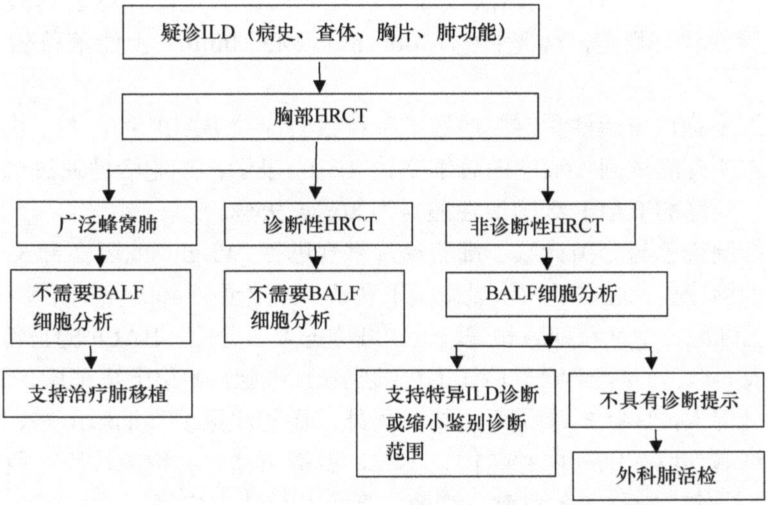

图 6-16　BALF 细胞学分析在间质性肺疾病的临床应用

指南推荐：①疑似 ILD 患者接受支气管肺泡灌洗检查时，应根据近期胸部高分辨率 CT（最好是 6 周内）所示的病变部位选择灌洗的叶段，而不是都选择右中叶或左舌段。②BALF 细胞学分析包括巨噬细胞、淋巴细胞、中性粒细胞和嗜酸性粒细胞计数，BALF 的正常细胞学检查结果见表 6-4。根据临床需要，BAL 还可以用于细菌学、病毒学和肿瘤细胞的实验室检查。③疑似 ILD 的患者无需进行淋巴细胞亚群分析。

表 6-4　BALF 的正常细胞学检查结果

BALF 细胞分类	健康非吸烟者	健康吸烟者
细胞总数×10^6	7±3	23±12
巨噬细胞/%	＞85	96±3
淋巴细胞/%	≤10～15	≤7
中性粒细胞/%	≤3	＜2
嗜酸粒细胞/%	≤1	
肥大细胞/%	≤0.5	
鳞状上皮/纤毛柱状上皮/%	≤5	

2. BALF 的实验室处理

回收的液体必须收集在塑料或硅化的注射器或容器内，防止巨噬细胞黏附；

回收液体于 4℃环境保存，最好 1h 内送至实验室处理；进行 BALF 细胞学分析常规需要有 10～20ml 的回吸收液。

（1）分离细胞　①将上述回收灌洗液经两层纱布过滤，移去黏液，充分混匀；②观测性状，测定液体量；③1500r/min 离心 10min（上清液待做生化成分分析）。

（2）细胞总数与活性测定　通过细胞计数器计数 BALF 细胞数，BALF 细胞总数通常按所有灌洗回收液中的总细胞数 1×10^6 表示；细胞活性通过台盼蓝染色进行评估，新鲜的 BALF 细胞活性通常为 80%～95%。

（3）细胞染色与分类计数　细胞涂片常规进行 Wright 或迈格吉（MGG）染色以进行细胞分类，通常于光学显微镜下观察，计数至少 400 个白细胞，算出巨噬细胞、淋巴细胞、中性粒细胞和嗜酸性粒细胞分类百分比，BALF 的正常细胞学检查结果见表 6-4。同时，半定量估计上皮细胞和红细胞，如果上皮细胞＞5%提示有支气管成分混入，BALF 质量不合格。另外，还需注意观察细胞形态、细胞复合体、肿瘤细胞、巨噬细胞内吞噬体、尘粒、石棉小体、红细胞片段、巨细胞病毒（CMV）包涵体、肺孢子菌包囊、细菌、真菌及异性上皮等。

怀疑特殊疾病时需要进行特殊染色，如疑诊肺出血或铁尘肺，进行铁染色；疑诊肺泡蛋白沉积症（pulmonary alveolar proteinosis，PAP），进行 PAS 染色；疑诊肺孢子菌肺炎（pneumocystis pneumonia，PCP），进行甲苯胺蓝染色；疑诊肺结核，进行抗酸染色。

（4）免疫细胞学分析　结核病涉及全身各个器官组织，如肺结核、结核性胸膜炎、结核性脑膜炎、骨结核、淋巴结结核等，主要引起局部病变。目前，大多数结核病免疫学诊断方法主要检测分析人外周血结核抗原、抗体、细胞成分及细胞因子，但特异性差、敏感性低、干扰因素较多，而对局部病灶上述成分的研究相对较少。应用免疫学方法检测 BALF 中抗原、抗体等可能有助于发现更具敏感性与特异性的生物标志物，用于诊断菌阴肺结核、评估疾病的严重程度、预后等。

ELISA 采用抗原与抗体的特异反应将待测物与酶连接，然后通过酶与底物产生颜色反应，用于定量测定，是常用的一种实验室检测技术，目前多用此法检测 BALF 中各种结核相关的抗原、抗体和细胞因子。国外学者发现肺结核患者 BALF 中 IgG、IgA 抗体滴度明显高于健康对照组，纯化的结核分枝杆菌抗原检测 BALF 抗体更具特异性。Demkow（2005）对 BALF 中抗结核分枝杆菌 38kDa、16kDa 和 LAM（lipoarabinomannan，脂阿拉伯甘露聚糖）3 种蛋白质的抗体进行检测，抗 38kDa+ LAM 蛋白 IgG 较对照组明显升高（$P<0.0001$）。而基于结核 ESAT6（early secreted antigenic target-6kDa，6kDa 早期分泌性抗原靶）和 CFP10（culture filtrate protein-10kDa，培养滤液蛋白 10）抗原的 IFN-γ释放试验（interferon-gamma release assay，IGRA）检测技术的商业运用，是免疫学在结核病诊断历史的里程

碑。Jafari 等（2009）认为，BALMC ELISpot（bronchoalveolar lavage mononuclear cell，enzyme-linked immunospot）对涂阴活动性肺结核的诊断优于 PBMC ELISpot（blood mononuclear cell，enzyme-linked immunospot），前者不受既往感染结核分枝杆菌的影响，Li 等（2012）也得出相似结论。而在合并 HIV/AIDS 进展期的涂阴肺结核患者，BALMC ELISpot 特异性较差（48%，95% CI 32%～64%），IGRA 结果不确定性高于 PBMC ELISpot（34% vs.14%，95% CI 7%～33%，P=0.002）。Cattamanchi 等（2012）不建议在 HIV/AIDS 流行的结核病高负担地区运用 BALMC ELISpot 诊断涂阴肺结核，BALMC ELISpot 结果在此类患者的不确定性及低特异性的原因尚需进一步研究。

针对 BALF 中各种免疫细胞研究主要集中于 T 淋细胞数量、亚型，也有对 B 淋巴细胞、巨噬细胞的相关研究。Robinson 等（1994）认为，BALF 中 Th1 淋巴细胞激活和肺泡巨噬细胞分泌 IFN-γ共同引起结核病变部位的细胞免疫反应，Silver 等（2003）用支气管镜给受试者灌注 0.5 个单位纯蛋白质衍生物（purified protein derivative，PPD），48h 后获取 BALF，PPD 阳性者 BALF 中 $CD4^+$T 细胞和分泌 IFN-γ的炎症细胞数比例增加，而 PPD 阴性者未见炎症反应，这种激发模型有助于明确局部抗结核的免疫炎症反应机制。Yu 等（1995）研究发现，非 HIV 感染的慢性复发性肺结核患者 BALF 中 $CD8^+$T 细胞增加，CD4/CD8 值下降，认为 T 淋巴细胞亚群比例平衡在机体防御结核分枝杆菌感染方面起着重要作用。

BALF 中各免疫细胞最终是通过分泌各种炎症细胞因子而起作用的，肺泡巨噬细胞的激活并分泌 IL-1β、IL-6 和 TNF-α参与了结核结节形成与局部感染的控制（Law et al.，1996），Küpeli 等（2008）认为，BALF 中 TNF-α水平对鉴别健康者与涂阴肺结核患者是一项非常有用的指标。活动性肺结核 BALF 淋巴细胞、中性粒细胞升高同时伴 IL-8、MCP-1（monocyte chemoattractant protein-1）明显升高，恢复期肺结核患者 MCP-1 较健康对照组下降、未检测到 IL-8，据此 Kurashima 等（1997）指出，宿主在对抗结核感染的不同阶段有不同细胞因子参与。在非空洞型 AIDS 肺结核患者 IP-10（interferon-inducible protein-10）和 IL-7 水平高于空洞型，这些因子在空洞型患者 BALF 的下调可能导致了 AIDS 患者结核病情的进展（Kibiki et al.，2007），而 IL-4 和 IL-12p40 上调促进了病情的恶化（Nolan et al.，2013）。新近又发现，由肺结核诱发的急性呼吸窘迫综合征（acute respiratory distress syndrome，ARDS）患者 BALF 中 CXCL8（IL-8）水平显著升高，开发 CXCL8 抑制剂或阻断剂可能有助于这类患者的临床治疗（Hashemian et al.，2014）。

儿童肺结核患者 BALF 中细胞因子的研究较少，Aubert-Pivert 等（2000）通过测定 BALF 各类细胞分泌的 6 种炎症因子（IFN-γ、IL-12、TNF-α、IL-10、IL-4、TGF-β1）的 mRNA 表达水平以评估病情进展和病理机制，指出儿童肺结核发病可能与 Th1 型免疫应答反应减弱相关。Cakir 等（2014）最近的一项研究则认为，肺结核儿童 BALF 中人抗菌肽（antimicrobial peptide cathelicidin，LL-37/hCAP-18）和人β防御素（human β-defensins，hBD）可能在抵抗结核分枝杆菌感染的固有免疫反应中发挥重要作用。

BALF 对于某些 ILD 具有诊断价值，见表 6-5。

表 6-5　具有诊断意义的 BALF 特征

BALF 特征	诊断
肺孢子菌包囊	肺孢子菌肺炎
CMV 包涵体	巨细胞病毒性肺炎
牛奶样外观、PAS 染色阳性	肺泡蛋白沉积症
铁血黄素沉着、吞噬红细胞片段	肺泡出血综合征
肿瘤细胞	恶性肿瘤
巨噬细胞内尘埃颗粒	尘埃暴露
石棉小体	石棉沉着病
嗜酸性粒细胞＞25%	嗜酸粒细胞性肺疾病
（铍）淋巴细胞转化试验阳性	慢性铍病
$CD1^{+}$细胞增加超过 BALF 细胞总数的 4%	朗格汉斯组织细胞增多症
异形肺泡型上皮增生	弥漫性肺泡损害、药物毒性损伤

当 BALF 细胞分类计数显示淋巴细胞＞15%、中性粒细胞＞3%、嗜酸粒细胞＞1%、肥大细胞＞0.5%时，分为淋巴细胞型、中性粒细胞型、嗜酸性粒细胞型和肥大细胞增多型，各自具有特定的临床意义（表 6-6）。

表 6-6　BALF 细胞类型与疾病的关系

淋巴细胞型 （淋巴细胞＞15%）	中性粒细胞型 （中性粒细胞＞3%）	嗜酸性粒细胞型 （嗜酸性粒细胞＞1%）
结节病	胶原血管病	嗜酸性粒细胞性肺炎
非特异性间质性肺炎	特发性肺纤维化	药物源性肺炎
过敏性肺炎	吸入性肺炎	骨髓移植
药物源性肺炎	细菌、真菌感染	哮喘、支气管炎
结缔组织疾病	支气管炎	Churg、Strauss 综合征
放射性肺炎	石棉肺	过敏性支气管肺曲菌病
隐源性机化性肺炎	ARDS	细菌、真菌等感染
淋巴增殖性疾病	弥漫性肺泡损伤	霍奇金病

特异性的细胞学类型提示特异性的 ILD 类型（表 6-7）：①淋巴细胞≥25%，提示肉芽肿性疾病（包括结节病、过敏性肺炎或慢性铍病）、药物反应、淋巴细胞间质性肺炎、隐源性机化性肺炎或淋巴瘤；CD4/CD8 值＞4，不伴有其他炎症细胞

增高时，诊断结节病的特异性高。②淋巴细胞＞50%，提示过敏性肺炎或富细胞型非特异性间质性肺炎。③中性粒细胞＞50%，符合急性肺损伤、吸入性肺炎或化脓性感染。④嗜酸性粒细胞＞25%，符合急性或慢性嗜酸性粒细胞性肺炎。⑤肥大细胞＞1%、淋巴细胞＞50%，并且中性粒细胞＞3%，提示急性过敏性肺炎。⑥吸烟相关的ILD，如脱屑性间质性肺炎（desquamative interstitial pneumonitis，DIP）、呼吸性细支气管炎间质性肺病（respiratory bronchiolitis-associated interstitial lung disease，RB-ILD）和朗格汉斯细胞性组织细胞增多症（Langerhans' cell histiocytosis，LCH）中含有烟尘颗粒的巨噬细胞显著增多，伴或不伴其他细胞类型轻度增加。

表 6-7　BALF 细胞分类异常对某些 ILD 的诊断

BALF 细胞分类	疾病
淋巴细胞＞25%	肉芽肿性疾病、淋巴瘤等
淋巴细胞＞25%，CD4/CD8＞4	结节病
淋巴细胞＞50%	过敏性肺炎、细胞性非特异性间质性肺炎
中性粒细胞＞50%	急性肺损伤、吸入性肺炎，化脓性感染
嗜酸性粒细胞＞25%	急、慢性嗜酸粒细胞性肺炎
淋巴细胞＞50%，中性粒细胞＞3%，肥大细胞＞1%	急性过敏性肺炎

BALF 其他异常表现也对诊断有一定帮助。发现病原微生物，提示下呼吸道感染；肿瘤细胞提示癌症；BALF 呈血性提示肺出血或弥漫性肺泡出血；BALF 外观呈乳状 PAS 染色阳性，并可见非晶体的碎屑，提示肺泡蛋白沉着症；在体外对特异性铍抗原有淋巴细胞增殖反应，提示慢性铍病。

（5）BALF 结核分枝杆菌常规检测　传统肺结核的诊断主要根据症状、体征、痰抗酸杆菌涂片镜检、结核分枝杆菌培养及 X 线/CT 影像学。对痰菌阴性及无法获得痰标本的可疑肺结核患者，病原学确诊受到限制，因此，应用支气管镜进行 BALF 涂片、培养，结合刷检涂片、培养及镜检后痰涂片、培养可提高结核分枝杆菌检出率。

（6）BALF 中酶的检测与分析　腺苷脱氨酶（adenosine deaminase，ADA）已作为一项诊断结核性胸膜炎的常规参考指标，而对 BALF 中 ADA 的测定与分析研究不多。Kubota（1996）纳入 64 例研究对象，6 例粟粒型肺结核、21 例结节病、15 例特发性肺纤维化、15 例其他肺部疾病和 7 例健康对照，粟粒型肺结核组 BALF 中 ADA 平均值为（5.02±3.75）IU/L，明显高于其他各组。Orphanidou（1998）和 Kayacan（2002）得出类似结论，ADA 2.0IU/L 作为临界值用于早期诊断粟粒型肺结核具有很好的敏感性，认为检测 BALF-ADA 有助于涂阴肺结核的诊断及与其他肺部疾病鉴别；Kayacan（2012）还指出，单独测定 BALF-ADA 在肺结核与其他肺部疾病鉴别诊断方面参考价值有限，需结合其他指标。对活动性肺结核患者

BALF 中其他酶的检测也有相关研究，但特异性与敏感性尚需进一步研究。

（七）支气管肺泡灌洗技术的注意事项

（1）用于做支气管肺泡灌洗的支气管镜顶端直径应在 5.5～6.0mm，适宜于紧密楔入段或亚段支气管管口，防止大气道分泌物混入和灌洗液外溢，保证 BALF 满意回收量。

（2）在灌洗过程中咳嗽反射必须得到充分的抑制，否则易引起支气管壁黏膜损伤而造成灌洗液混血，同时影响回收量。

（3）一份合格的 BALF 标本应是　BALF 中没有大气道分泌物混入；回收率＞40%，存活细胞占 95%以上；红细胞＜10%（除外创伤/出血因素），上皮细胞＜3%；涂片细胞形态完整，无变形，分布均匀。

（4）注意防治并发症　虽然目前认为支气管肺泡灌洗是一种安全检测方法，但随着支气管肺泡灌洗应用范围不断扩大，其不良反应和并发症也在增加。

（八）支气管肺泡灌洗技术的并发症

支气管肺泡灌洗技术的并发症见表 6-8。

表 6-8　支气管肺泡灌洗技术的并发症

并发症	临床表现及转归
肺泡渗出	＜10%，多于 48h 后消失
爆裂音	24h 内，于相关肺野出现
喘鸣/支气管痉挛	＜1%，高敏患者相对多
发热	3%～30%，支气管肺泡灌洗 24h 内，灌注量相关
肺功能损害	FEV1、VC、PEF 均、PaO_2↓，$PaCO_2$↑（COPD）（暂时）
肺水肿	偶见，心脏衰竭患者
出血	不明显
局部炎症反应	BALF 中性粒细胞增加，72h 内恢复
特发性肺纤维化急性加重	罕见，1 个月内发生

第六节　内科胸腔镜检查

（一）简介

胸腔镜是利用现代电视摄影技术和微型胸腔镜器械的一项微创胸部诊治技术。20 世纪初，著名的瑞典斯德哥尔摩医院内科医生 Jacobaeus 将单筒胸腔镜应用于临床，通过制造肺萎缩来治疗肺结核，同时也应用于松解胸膜和肺的粘连，从此拉开了胸腔镜临床应用的序幕；20 世纪 30 年代，有人用带光源的单筒胸腔镜作为诊断简单胸膜疾患的方法；40 年代后期，随着有效抗结核药物的出现，治疗肺结核完全不需要用人工气胸作为主要治疗手段，同时，由于单孔胸腔镜在视野和操作上的局限性，其发展走向没落。正是出于对胸部结核性疾病诊疗的需要，诞生了现代胸腔镜的雏形——单孔胸腔镜。随着科技的发展，1921～1990 年胸腔镜经历了漫长的发展后，进入了黄金时代，外科胸腔镜下的各类诊断和治疗技术日臻成熟。胸腔镜手术具备创伤小、痛苦轻、恢复快和对美容影响小的优点，其临床应用改变了一些胸部疾病的诊疗理念，重新界定了某些疾病的手术适应证、禁忌证和手术入路。近 20 年来该技术在全世界得以迅速发展和普及，应用范围涉及呼吸系统疾病的大部分领域，包括在胸腔镜下进行肺叶切除及气胸的修补术等。90 年代后，胸腔镜技术逐渐被内科医生所采用，随之出现了专门为内科医师设计的可弯曲的内科电子胸腔镜。内科电子胸腔镜已成为介入性肺脏病学技术的一个重要组成部分，尤其是对于胸膜疾病的诊断和治疗具有非常重要的价值。

由于我国结核病发病率较高，大量肺内结核性病变和结核性胸腔积液的患者存在诊断困难的问题。而胸腔镜可在直视下发现病变，进行活检或在可疑部位活检，可取得病理诊断，因此内科胸腔镜技术在我国胸部结核病的诊治方面有广泛的应用前景。

胸腔镜可分为内科胸腔镜（medical thoracoscopy，pleuroscopy）和外科胸腔镜。内科胸腔镜是在局部麻醉下的胸壁作 1～2 个 1～1.5cm 检查切口，主要用于经无创方法不能确诊的胸腔积液、胸膜疾病患者的诊治；能够在直视下观察胸膜腔的变化并可进行胸膜壁层和/或脏层活检。外科胸腔镜在此不多赘述。

（二）内科胸腔镜的适应证与禁忌证

1. 适应证

（1）内科胸腔镜在诊断方面的主要适应证　经常规方法不能明确诊断的胸腔积液，胸膜占位性病变，肺弥漫性或局限性靠近胸膜病变，胸膜间皮瘤和肺癌的分期，等等。

（2）内科胸腔镜在治疗方面的主要适应证　恶性或良性顽固性胸腔积液的胸膜固定术，急性脓胸的治疗，血胸、乳糜胸、气胸的治疗，支气管胸膜瘘的治疗，等等。

2. 禁忌证

内科胸腔镜检查采用局麻，对于患者的生理干扰较小；但外科胸腔镜需要全身麻醉，对患者身体素质要求较高。以下为内科胸腔镜检查的禁忌。

（1）内科胸腔镜的绝对禁忌证　广泛的胸膜粘连，胸膜闭锁，肺包虫、囊虫病。

（2）内科胸腔镜的相对禁忌证　血液凝固系统功能障碍者，如出血性疾病，以血小板低于 40×10^9 为临界值；严重心肺功能不全者；严重的肺功能高压者；全身衰竭不能承受手术者。

（三）操作要点

胸腔镜操作的前提条件是至少有 6～10cm 的胸腔空间。若 B 超检查显示空间小，需行人工气胸，经胸穿或已有的胸腔闭式引流管注入过滤空气 400～800ml 并行胸透检查，明确胸腔内气体量，选择切开部位，确保胸腔镜手术安全空间。通常取健侧卧位，常规吸氧、监测血氧饱和度，切口选择在患侧胸壁腋中线第 6～7 肋间或 7～8 肋间为插镜点，包裹性积液患者或影像学提示病灶位置特殊者，可根据病灶位置结合胸部 CT 和 B 超选择最佳的插镜点。局部用 2%利多卡因做逐层浸润麻醉后穿刺，沿肋间行 1～1.5cm 的切口，分离皮下组织至胸膜后置入胸腔穿刺套管。经胸腔穿刺套管插入胸腔镜，如果有大量胸腔积液，不易观察，先缓慢引流胸腔积液；如果有粘连，小心分离粘连带，依次观察胸腔、壁层、脏层胸膜、横膈、肺表面等。对可疑组织在直视下钳取数块送病理学检查，尽可能多处、多点取活检，一般取 5～8 块。如果需要镜下治疗，再联合各种治疗器械，如冷冻、激光、氩气刀、电刀等，进行适当治疗。检查或治疗完成后，退出胸腔镜，放置闭式引流管，缝合插镜点皮肤。术后拍 X 线胸片，了解置管位置及胸腔变化。

（四）注意事项

内科胸腔镜用于胸部病变的诊断，是一种有创的诊断方法，适用于通过各种无创诊断和创伤较小的诊断方法仍未能得到确诊的病例。术中、术后应注意以下几点。

（1）对仅以诊断为目的者，尽可能应用于内科胸腔镜取胸膜活检；在取胸膜活检过程中，如果损伤到肋间血管及其分支，可用内镜下钛夹钳处理损伤的血管。

（2）应避免在心包、膈神经走行部位活检，如果活检时损伤心包，应同时行心包开窗术。

（3）术中应通过快速冷冻切片病理检查尽可能得到确诊，否则应连续多点取活检；肺双侧弥漫性病变，通常行右侧肺活检，因为右肺肺裂多，取肺标本比较容易。

（4）肺组织内部直径小于 1cm 的结节，术前应有较精确的影像学定位，术中可通过观察脏层胸膜的变化、用器械在可疑部位滑动来探查，必要时可经切口插入手指探查，防止漏诊。术后应保持引流管的通畅，尽快促肺复张。

（五）常见并发症的预防和处理

内科胸腔镜检查非常安全，并发症发生率低于 0.017%，有报道 8000 余例患者接受该检查仅 1 例死亡。内科胸腔镜检查作为微创治疗的一种，具有创伤小、术后恢复快的特点，但与传统开胸手术一样，不可避免的会出现并发症，如支气管胸膜瘘、心律失常、胸腔出血、肺内血肿、肺漏气、乳糜胸、肺炎、肺不张等。并发症的产生是多方面的，如手术者技术水平等，所以严格的手术适应证把握、规范严谨的操作等，都是手术成功的前提要求，并且通过仔细观察患者病情变化、常规监测生命体征、严格的无菌操作和熟练掌握器械的使用及注意操作技巧等，可尽量避免不良反应的发生，也可以早期发现和及时处理发生的并发症。

1. 术前准备可能发生的并发症和处理

空气栓塞为胸腔镜检查术前准备可能发生的严重并发症之一，多在进行人工气胸时发生，其发生率极低，为 0.01%～0.05%，是在胸腔内液体或气体不足时，进行人工气胸时向胸膜腔注气穿刺定位不准，误将气体注入血管，或对包裹性积液患者注气时未警惕胸腔内压力的异常变化，致使胸腔内压力过高，气体进入血管所致。为避免空气栓塞的发生，在注气前需确保穿刺针位于胸膜腔内，压力要小，注气要缓慢，注气过程中要注意胸腔内压力的变化。一旦发现压力不对，患者出现异常，怀疑发生气体栓塞应立即停止注气，或怀疑因胸膜腔气体压力过高所致，应迅速抽出注入胸腔内的气体，以免气体继续进入血管，并立即取头低脚高位，并采取进一步治疗措施，即高压氧治疗、减压治疗及对症处理。

2. 内科胸腔镜检查操作时的并发症和处理

（1）迷走神经反射症状　手术操作过程中套管针或胸腔穿刺套管（Troca）在进入胸膜腔时刺激迷走神经可发生心率减慢、血压下降、出冷汗等迷走神经反射的症状。故术中充分局麻，操作轻柔、准确，可减少迷走神经反射症状的产生，一旦发生后停止操作或轻柔操作、予以吸氧、葡萄糖输注、加强局麻处理及其他对症处理。

（2）咳嗽和呼吸困难、复张性肺水肿　大量胸腔积液手术时，要将胸腔积液引出，如速度过快，压缩的肺快速复张可能会产生复张性肺水肿，继而发生咳嗽、咳粉红色泡沫痰、呼吸困难等急性肺水肿症状，为避免这种情况发生可在吸出液体的同时引入同体积气体；若出现复张性肺水肿，立即向胸膜腔内注入 500ml 气体即可缓解。

（3）支气管痉挛　在胸腔镜术前、术中、术后均有可能因刺激发生支气管痉挛，可通过静脉、口服、吸入等途径给药解痉治疗。

（4）低氧血症　胸腔镜术前常规要给予镇静剂、止痛剂，局麻时予以利多卡因是产生低氧血症的诱因，故术中应给予吸氧，并可使用鸦片拮抗剂（如纳洛酮等），局部麻醉利多卡因用量不超过 2～3mg/kg 可减少低氧血症的发生。另外，须配备复苏器械以防意外发生。

（5）疼痛　在置入胸腔镜或于胸膜上活检时会有尖锐疼痛，多为一过性，术前给予止痛剂可以减轻疼痛，减少对患者的影响；必要时镜下局部滴入局麻药可缓解疼痛。

（6）血胸　由于术中进针或活检时损伤肋间动脉所致，尤其是探查或活检时损伤血管或含血管的粘连带被撕裂，导致血管的损伤出现大量出血。故勿钳夹有明显或可疑搏动部位，其内可能有较大动脉血管，钳伤后可能发生大出血；遇粘连带时忌粗暴撕扯，须小心将粘连带逐层拨开才可避免损伤粘连带内的血管而避免大出血；活检时活检钳抵住肋骨上缘可避免损伤肋间动静脉，否则会导致动脉损伤出现致命的大出血；大部分情况下血管的损伤不用处理，极少数的大出血可以考虑局部喷洒止血药、利用胸腔镜压迫止血，必要时需输血和外科手术。

3. 内科胸腔镜检查术后的并发症和处理

（1）漏气　由于肺活检或操作过程中脏层胸膜损伤、破裂形成肺泡和胸膜腔的直接通道而导致气体持续进入胸膜腔，形成了漏气。通过持续闭式引流和负压吸引，一般能解决漏气问题。大容量低压的负压吸引可以帮助肺复张，解决漏气问题，如果漏气持续发生则需要外科手术修补处理。

（2）发热　部分患者术后可能出现反应性发热或吸收热，体温在 38℃左右，一般 24～48h 可自行恢复正常，可使用退热药等进行对症处理。但少数患者在胸腔闭式引流后由于支气管堵塞、肺不张而导致肺部感染，需积极使用抗生素、解痉药等治疗。

（3）伤口和胸腔内感染　术后 48h 患者出现体温升高或原升高的体温不下降反而更高和（或）伴有伤口较多分泌物的出现，需高度警惕伤口和/或胸腔内感染。一旦发生上述情况，应使用有效抗生素积极抗感染；同时需作伤口分泌物和胸腔积液的细菌培养、革兰氏染色，尽可能找到病原菌，针对性使用抗生素治疗；换用粗的多侧孔引流管引流、冲洗；及时复查影像学检查，评估引流管是否通畅（水柱波动、气泡逸出等情况），是否需要重新放置引流管或加放引流管；必要时外科进行治疗。

（4）皮下或纵隔气肿　多是由于胸膜腔引流管不通畅和（或）手术切口皮下层缝合不紧所致，一旦发生皮下和/或纵隔气肿，可给予中流量吸氧，同时调整引流管，使之通畅，重新缝合伤口，气肿几天内就可以吸收；纵隔气肿严重时可影响呼吸，则需外科作纵隔引流等处理。

第七节　儿童肺结核

我国规定 14 岁以下者为儿童，联合国《儿童权利公约》规定 18 周岁以下为儿童。儿童结核病是一种正在发展蔓延的全球健康危机，是全球卫生的挑战。近年来，儿童肺结核形势越来越严峻，2012 年 WHO 结核病年度报告显示，全球 2011 年儿童结核病为 50 万，死于结核病的患儿为 6.4 万。2013 年 WHO 结核病年度报告显示，全球 2012 年儿童结核病为 53 万，7.4 万例患儿死于结核病。2014 年 WHO 结核病年度报告显示，全球 2013 年新发儿童结核病例为 55 万，其中合并 HIV 患儿死亡数为 8 万例。2016 年 WHO 结核病年度报告显示，全球 2015 年新发儿童结核病病例为 100 万。我国乃至全球对结核病的研究都相对不完善，而我国对儿童结核病的流行病学调查还相对滞后。因此，系统了解儿童肺结核的诊治，采取行动实施儿童肺结核规范化管理措施已迫在眉睫（World Health Organization，2016）。

一、儿童结核病的诊断

结核病诊断的三联征为：阳性结核菌素试验、与结核病相符的放射学和临床表现、怀疑或证实与成人结核病患者有接触流行病学证据。但是儿童结核病的诊断比较困难，常常缺乏诊断的金指标。儿童结核病的诊断主要依赖以下几点：结核接触史及结核相关临床症状、临床检查（包括成长指标等）、结核菌素试验、影像学检查、细菌学检查、肺内外结核的检查、HIV 检测等。

（一）结核接触史

接触史非常重要，儿童结核分枝杆菌感染多为初次感染，感染多来自患有结核病的家庭成员、朋友、邻居或场所聚集的人群等。儿童机体对结核分枝杆菌的敏感性要高于成年人，常常伴有广泛淋巴系统受累、全身播散等，并且儿童感染结核分枝杆菌后较成年人更易进展为结核病。详细的问诊可以快速地进行初步诊断。

（二）临床表现

儿童结核中原发性肺结核最为常见。由于儿童的特殊体质，如对结核分枝杆菌敏感、抵抗力较成人差等，易患粟粒型肺结核、干酪性肺炎等重症结核，以及全身播散性结核病、结核性脑膜炎、肠结核、结核性腹膜炎等肺外结核。原发综合征是儿童结核中的常见类型，常常同时出现肺门淋巴结肿大、纵隔淋巴结肿大、肠系膜淋巴结肿大、腹膜后淋巴结肿大等广泛淋巴结病变。伴有肺门淋巴结肿大及纵隔淋巴结肿大时常有支气管受压的症状，出现痉挛性咳嗽、气促、呼吸困难甚至窒息等；伴有肠系膜淋巴结肿大时，常伴有腹胀、腹痛等症状；儿童重症肺结核的发生与患儿的年龄成反比，即患儿年龄越小，病情越重、病死率越高（席秀红和卢水华，2009；史慧会等，2012）。

（三）成长指标

结核病是一种消耗性疾病，会严重影响儿童的成长。根据 WHO 最新儿童生长发育标准（体重、身高、增长速度等），若儿童有上述临床症状，同时又偏离正常成长指标，则应高度怀疑患结核病。

（四）结核菌素试验

儿童 PPD 试验的阳性率较成人更具有诊断价值，是结核病诊断中不可或缺的检查手段。

（五）实验室检查手段

细菌学依据是诊断结核的金标准，但患儿因年龄幼小不会咯痰，痰标本不宜留取，故痰涂片抗酸杆菌阳性率低，常常表现为假阴性；临床上胃液结核分枝杆菌检测具有一定的意义，收集到的痰液或胃液要同时行结核分枝杆菌培养及药敏试验。2014 年 WHO 制定的儿童结核病诊疗指南增加了新的诊断手段：①Xpert MTB/RIF，该技术是自动化的荧光定量 DNA 检测，可以在不到 2h 内同时检测出结核以及是否对利福平耐药，患者血液、痰液、脑脊液、组织等均可以作为检测标本。可疑肺结核、可疑 MDR、可疑合并 HIV、肺外结核、可疑结核性脑膜炎等优先推荐运用。②T-SPOT、IFN-γ释放试验（interferon-gamma release assay，IGRA），二者阳性结果只能证明患者感染，故此两项检测并不能作为确诊依据，只可作为辅助手段。③HIV 感染合并结核者在儿童中并不少见，WHO 建议可疑结核或已经确诊的结核患者均应筛查 HIV。

（六）影像学检查

影像学检查是儿童结核病的重要手段之一。正侧位平片是首选的影像学检查方法，检出率高于单纯的正位或侧位片；CT 分辨率高，无前后结构重叠，同时还可以了解管腔是否狭窄、管壁有无增厚、有无支气管扩张等；磁共振成像（MRI）空间、密度分辨率逊于 CT，但是软组织分辨率高；超声学可用于诊断浆膜腔积液、肿块等；放射性核素也有其一定的价值。

（七）其他检查方法

支气管镜、胸腔镜、经皮肺穿刺等也是常见的检查手段。

二、儿童结核病的登记和报告分类

儿童结核病反映了一个国家或地区结核病疫情控制情况，应该做好儿童结核病的登记和分类报告，以进一步加强儿童结核病的防治工作。WHO 推荐的儿童结核病的等级和报告按年龄分为 2 个阶段：0～4 岁；5～14 岁。根据这两个年龄段做好儿童结核病登记和分类。

儿童结核病的临床与科学研究的进展均比较缓慢，目前并没有像《成人结核病治疗指南》那样权威的指南来指导儿童结核病的诊疗。医务工作者应夯实临床与基础研究，加强国际交流合作，为儿童结核病的诊治做出贡献。

第八节　结核病的鉴别诊断

肺结核的临床表现与许多其他肺部疾病相似，因此在诊断时必须做好详细的病史采集、体格检查、实验室检查、支气管镜检查。肺结核主要应与以下疾病进行鉴别。

一、感染性疾病

（一）肺炎

不同病原体引起的肺炎临床症状也有所不相同，但大都起病急，伴有发热、明显的咳嗽、咳痰等共同的临床症状；血常规大都表现为白细胞、中性粒细胞增高；影像学则表现为密度较淡且较均匀的片状或斑片状阴影。这些症状与肺结核早期症状相似，但是肺炎抗感染治疗后体温很快恢复正常、影像学阴影吸收较明显，且结核菌素试验（PPD）、IFN-γ释放试验、T-SPOT、Xpert MTB/RIF 等相关检查均为阴性。

（二）肺脓肿

肺脓肿临床表现起病较急，多有高热、咳大量脓臭痰；血常规多表现为白细胞和中性粒细胞增高；影像学多表现为空洞壁较厚，带有液平伴周围浓密的炎性阴影，肺结核空洞则多发生在肺上叶，空洞壁较薄，洞内很少有液平面，具有多灶性、多态性、多钙化、少肿块、少堆积的影像学特征。继发性肺结核中形成慢性纤维空洞合并感染时易与慢性肺脓肿混淆，前者抗结核治疗有效，后者抗感染治疗有效。痰抗酸杆菌涂片、支气管刷检、灌洗液等可作为鉴别诊断手段（袁印盛等，2012）。

（三）传染性单核细胞增多症

传染性单核细胞增多症多为人类疱疹病毒 4 型（EB 病毒）感染，临床上常表现为不规则发热、淋巴结肿大，容易被误认为肺结核。但是该病常伴有肝功能异常、脾大等结核少见的特征，且该病常为自限性疾病，一般 2 个月可自愈（孙建军和卢洪州，2009）。

二、非结核分枝杆菌感染

非结核分枝杆菌感染临床上常见咳嗽、疲乏，病情较重者有发热、体重减轻、咯血和气促，该病的临床表现与肺结核相似，难以鉴别。该病临床上可见症状与病变分离现象，即患者肺部病变较广泛，而症状相对较轻。影像学多见增殖、纤维条索为主的征象，常伴有空洞形成；病理学见干酪坏死较少，纤维或玻璃样变较多；该病的确诊主要依赖于菌种的鉴定，Xpert MTB/RIF 有利于非结核分枝杆菌的鉴别诊断。

三、淋巴结肿大疾病

（一）肿瘤

（1）肺癌　常有肺门和纵膈淋巴结肿大突出，肺门附近伴有明显或不明显阴影，痰中带血，与肺门淋巴结结核相似。但是肺癌多见于 40 岁以上嗜烟男性；常无明显结核中毒症状，多有刺激性咳嗽、胸痛及进行性消瘦。X 线胸片示团块状病灶，边缘常有切迹、小毛刺，周围无卫星灶，胸部 CT 扫描可进一步鉴别，增强扫描后肺癌病灶常有增强。结合痰菌、脱落细胞检查，以及通过支气管镜检查刷检和活检、胸腔镜及经皮肺穿刺等，常能及时鉴别。但需注意有时肺癌与肺结核可以并存。

（2）淋巴系统肿瘤　淋巴系统肿瘤常有淋巴结肿大，与原发性肺结核相似。但是肺门淋巴结结核多在一侧，两侧淋巴结、前纵膈淋巴结肿大多见于淋巴瘤；且淋巴瘤生长较快，常伴有全身淋巴结肿大；多表现为波浪热、进行性贫血等。淋巴结活检、骨髓细胞学检查、支气管镜及支气管内超声引导下针吸活检术（EBUS-TBNA）等检查有鉴别诊断的价值。

（二）硅沉着病

硅沉着病以双侧对称淋巴结增大多见，以支气管淋巴结肿大为特点，淋巴结周围钙化后的“蛋壳”样征象是其特征性影像学表现。矽尘肺 X 线胸片及胸部 CT 均缺乏特异性，接触史是其与肺结核鉴别诊断的重要依据。肺结核是矽肺常见的严重合并症，二氧化硅对结核分枝杆菌的活性和毒性有增强作用；矽结节形成和间质弥漫性纤维增生是矽肺的基本病变，该病变有利于结核分枝杆菌的长期生存改变（朱春梅，2008）。

（三）原因不明的肺门淋巴结肿大

结节病、血管免疫母细胞淋巴结病、巨大淋巴结增生病、坏死增生性淋巴结病等有肺门淋巴结、颈部淋巴结的肿大，应注意与结核相鉴别。

（1）结节病有少见发热、常见结节性红斑、不伴有支气管穿孔、抗酸杆菌阴性、少见干酪样坏死、Kveim 阳性等特点，而这些是肺结核所不具备的特点，重要的是前者皮质激素治疗有效，后者抗结核治疗有效。

（2）血管免疫母细胞淋巴结病除肺门淋巴结增大外，多伴有全身淋巴结的肿大，大多起病急，临床症状可表现为发热、皮疹、肝脾肿大、溶血性贫血，淋巴结活检可与肺结核相鉴别。

（3）巨大淋巴结增生病，该病胸腔淋巴结肿大多发生在单侧，颈部肿大淋巴结可融合形成巨块，与肺门淋巴结结核、颈部淋巴结结核相似；但该病多见于儿童，病理活检可鉴别诊断。

（4）坏死增生性淋巴结病，该病的三大特征是淋巴结肿大、发热、白细胞减少，病理活检可鉴别诊断。

四、支气管扩张症

支气管扩张症的临床表现主要为慢性反复咳嗽、咳痰，多为大量脓痰，反复咯血、胸痛；多次继发感染可引起全身中毒症状，如发热、盗汗、食欲下降、消瘦、贫血等，多见于儿童及青年。反复发作者易被误诊为肺结核。感染明显时血白细胞升高，核左移。典型的痰液在放置数小时后可分为 3 层：上层为泡沫，中层为黏液，下层为黄绿脓性物和坏死组织；支气管扩张症好发的部位是双下叶、中叶、左下叶加舌段、右中下叶，与肺结核的好发部位有所不同；影像学上，轻者 X 线胸片多无异常发现或仅见局部肺纹理增粗或卷发状阴影，高分辨率 CT 能发现支气管腔扩大；支气管扩张症的痰抗酸杆菌涂片、培养阴性，高分辨 CT 有助于确诊。支气管造影、支气管镜检查、支气管肺泡灌洗液、IFN-γ释放试验等可鉴别诊断。值得注意的是，结核病本身可导致支气管扩张，此时判定结核的活动性非常重要（郑惠聪，2008）。

五、慢性阻塞性肺疾病

慢性阻塞性肺疾病的临床表现多为慢性咳嗽、咳痰，少见咯血，老年患者常见。慢性阻塞性肺疾病与肺结核临床症状相似，并且慢性阻塞性肺疾病病理生理为气道重塑、气道黏膜改变等；肺功能学多为阻塞性通气功能障碍，胸部 CT 也有助于鉴别诊断（韩军，2013）。

参 考 文 献

陈安健, 张江容, 梁国标, 等. 2015. 泌尿生殖系结核患者结核分枝杆菌菌型鉴定及其尿液吲哚胺 2, 3-双加氧酶表达的实验研究. 中华泌尿外科杂志, 36(12): 917-920.

陈智慧, 冯远贞, 司徒敏婷, 等. 2012. 肺结核的不典型 CT 征像分析. 实用医学影像杂志, 13(1): 26-28.

韩军. 2013. 100 例 COPD 合并肺结核治疗体会. 临床肺科杂志, 18(5): 782-783.

贺仁忠, 刘琦, 陈玲, 等. 2017. 精氨酸甲基转移酶 1 和核因子κB 在肺结核患者肺组织的表达. 中华结核和呼吸杂志, 40(4): 303-305.

兰远波, 李娜娜, 刘梅, 等. 2014. γ-干扰素释放试验在结核病诊断中的临床应用.世界最新医学信息文摘, 14(28): 40-42.

兰远波, 刘梅, 张建勇, 等. 2015. 92 例老年肺结核患者耐药特征分析. 中国老年学杂志, 35(18): 5203-5204.

李正付, 包义波. 2017. 支气管镜行支气管肺泡灌洗在痰涂片阴性肺结核患者中的诊断价值. 中国误诊学, 17(14): 333.

李正付, 陈诚, 姜华星, 等. 2016. 面罩吸氧下不同麻醉方式在支气管镜检查中的应用观察. 临床医药文献杂志, 24(3): 4732-4733.

卢水华. 2014. 儿童结核病零死亡率我们准备好了吗. 中国防痨杂志, 36(12): 1008-1010.

路希伟, 伍建林, 张国庆, 等. 2007. 涂阴、涂阳活动性肺结核 CT 征象的对照研究. 中国医学影像技术, 23(9): 1337-1341.

彭卫生, 王英年, 肖成志. 2003. 新编结核病学. 2 版. 北京: 中国医药科技出版社. 136-179.

彭文锋, 陈玲.2016. 支气管肺泡灌洗液检测在肺结核研究及临床应用中的进展.贵州医药, 40(1): 100-102.

彭渝, 胡成平, 杨华平, 等. 2015. 1221 例支气管结核的支气管镜结果分析. 中国呼吸与危重监护杂志, (2): 182-185.

史慧会. 李涛. 卢水华, 等. 2012. X 连锁高 IgM 血症合并播散性结核感染一例分析. 中华传染病杂志, 30(8): 492-494.

孙建军, 卢洪洲. 2009. 传染性单核细胞增多症的研究进展. 诊断学理论与实践, 8(2): 205-207.

唐神结, 高文, 陈昶, 等. 2011. 临床结核病学. 北京: 人民卫生出版社.

王德理. 1992. 实验结核病防治学. 济南: 山东科学技术出版社. 301-317.

王建华, 钟春蕾, 刘凌, 等. 2012. TB-SA 抗体在结核病合并艾滋病诊断中的初步应用分析. 贵州医药, 7(36): 653-654.

王兴勇, 王静, 黄波, 等. 2014. 结核性脑膜炎复发原因分析(附41例报告). 贵州医药, 38(3): 243-244.
席秀红. 卢水华. 2009. 54 例儿童结核病诊治及误诊分析. 微生物与感染, 4(3): 137-164.
徐光艳, 包义波. 2016. 胸穿置管间断与持续引流联合尿激酶治疗结核性渗出性胸膜炎的对比分析. 中外医疗, 35(20): 92-94.
徐光艳, 张建勇, 赵建军, 等. 2016. 内科胸腔镜在老年人不明原因胸腔积液和包裹性胸腔积液诊疗中的应用. 中国社区医师, 32(23): 155-156.
袁印盛, 侯宜威, 吕莉萍. 2012. 13 例肺结核误诊为肺脓肿分析. 临床肺科杂志, 17(4): 671-672.
张天豪. 2009. 涂阳肺结核患者家庭密切接触者调查研究. 北京: 中国疾病预防控制中心硕士学位论文.
郑惠聪. 2008. 支气管扩张误诊为肺结核 7 例分析. 临床肺科杂志, 13(12): 1591-1592.
中华医学会呼吸病学分会. 2016. 支气管镜诊疗操作相关大出血的预防和救治专家共识. 中华结核和呼吸杂志, 39(8): 588-591.
钟纪荣. 2004. 结核菌素试验若干问题及其在现代结核病防治策略中的用途探讨. 临床实践, 22: 104-106.
朱春梅. 2008. 120 例矽肺结合患者结核分枝杆菌 L 型治病情况研究. 临床肺科杂志, 13(12): 1591-1592.
Arend SM, Thijsen SF, Leyten EM. et al. 2007. Effect of tuberculin skin testing on a *Mycobacterium tuberculosis*—specific interferon-γ assay. European Respiratory Journal, 29(6): 1212-1216.
Aubert-Pivert EM, Chedevergne FM, Lopez-Ramirez GM, et al. 2000. Cytokine transcripts in pediatric tuberculosis: a study with bronchoalveolar cells. Tuber Lung Dis, 80(6): 249-258.
Bae W, Park KU, Song EY. 2016. Comparison of the sensitivity of quantiFERON-TB gold in-tube and T-SPOT. TBA ccording to patient age. PLoS One, 11(6): e0156917.
Cakir E, Torun E, Gedik AH, et al. 2014. Cathelicidin and human β-defensin 2 in bronchoalveolar lavage fluid of children with pulmonary tuberculosis. Int J Tuberc Lung Dis, Jun; 18(6): 671-675.
Cattamanchi A, Ssewenyana I, Nabatanzi R, et al. 2012. Bronchoalveolar lavage enzyme-linked immunospot for diagnosis of smear-negative tuberculosis in HIV-infected patients. PLoS One, 7(6): e39838.
Cheng J, Wang L, Zhang H, et al. 2015. Diagnostic value of symptom screening for pulmonary tuberculosis in China. PLoS One, 10(5): e0127725.
Demkow U, Białas-Chromiec B, Filewska M, et al. 2005. Humoral immune response against mycobacterial antigens in bronchoalveolar fluid from tuberculosis patients. J Physiol Pharmacol, 56 Suppl 4: 79-84.
Diel R, Loddenkemper R, Nienhaus A. 2010. Evidence-based comparison of commercial interferon-γ release assays for detecting active TBA metaanalysis. CHEST Journal, 137(4): 952-968.
Gupta A, Shah A. 2011. Bronchial anthracofibrosis: an emerging pulmonary disease due to biomass fuel exposure. Int J Tuberc Lung Dis, 15: 602-612.
Hashemian SM, Mortaz E, Tabarsi P, et al. 2014. Elevated CXCL-8 expression in bronchoalveolar lavage correlates with disease severity in patients with acute respiratory distress syndrome resulting from tuberculosis. J Inflamm (Lond), 11: 21.
Jafari C, Thijsen S, Sotgiu G, et al. 2009. Bronchoalveolar lavage enzyme-linked immunospot for a rapid diagnosis of tuberculosis: a Tuberculosis Network European Trialsgroup study. Am J

Respir Crit Care Med, 180(7): 666-673.

Kayacan O, Karnak D, Delibalta M, et al. 2002. Adenosine deaminase activity in bronchoalveolar lavage in Turkish patients with smear negative pulmonary tuberculosis. Respir Med, 96(7): 536-541.

Kibiki GS, Myers LC, Kalambo CF, et al. 2007. Bronchoalveolar neutrophils, interferon gamma-inducible protein 10 and interleukin-7 in AIDS-associated tuberculosis. Clin Exp Immunol, 148(2): 254-259.

Kim SH, Song KH, Choi SJ, et al. 2009. Diagnostic usefulness of a T-cell-based assay for extrapulmonary tuberculosis in immunocompromised patients. American Journal of Medicine, 122(2): 189-195.

Kubota M, Katagiri M, Yanase N, et al. 1996. Measurement of adenosine deaminase activity in bronchoalveolar lavage fluids as a tool for diagnosing miliary tuberculosis, 34(2):139-144.

Küpeli E, Karnak D, Beder S, et al. 2008. Diagnostic accuracy of cytokine levels (TNF-alpha, IL-2 and IFN-gamma) in bronchoalveolar lavage fluid of smear-negative pulmonary tuberculosis patients. Respiration, 75(1): 73-78.

Kurashima K, Mukaida N, Fujimura M, et al. 1997. Elevated chemokine levels in bronchoalveolar lavage fluid of tuberculosis patients. Am J Respir Crit Care Med, 155(4): 1474-1477.

Laurenti P, Raponi M, de Waure C, et al. 2016. Performance of interferon-γ release assays in the diagnosis of confirmed active tuberculosis in immunocompetent children: a new systematic review and meta-analysis. BMC Infect Dis, 16: 131.

Law K, Weiden M, Harkin T, et al. 1996. Increased release of interleukin-1 beta, interleukin-6, and tumor necrosis factor-alpha by bronchoalveolar cells lavaged from involved sites in pulmonary tuberculosis. Am J Respir Crit Care Med, 153(2): 799-804.

Li H, Yang L, Zheng CY, et al. 2012. Use of bronchoalveolar lavage enzyme-linked immunospot for diagnosis of smear-negative pulmonary tuberculosis. Int J Tuberc Lung Dis, 16(12): 1668-1673.

Mukund A, Khurana R, Bhalla AS, et al. 2011. CT patterns of nodal disease in pediatric chest tuberculosis. World J Radiol, 3(1): 17-23.

Nam KJ, Jeong YJ, Kim YD, et al. 2012. Chronic destructive pulmonary tuberculosis: assess-ment of disease activity by computed tomography. Acta Radiol, 53(9): 1014-1019.

Nolan A, Fajardo E, Huie ML, et al. 2013. Increased production of IL-4 and IL-12p40 from bronchoalveolar lavage cells are biomarkers of *Mycobacterium tuberculosis* in the sputum. PLoS One, 8(3): e59461.

Orphanidou D, Stratakos G, Rasidakis A, et al.1998. Adenosine deaminase activity and lysozyme levels in bronchoalveolar lavage fluid in patients with pulmonary tuberculosis. International Journal of Tuberculosis & Lung Disease the Official Journal of the International Union Against Tuberculosis & Lung Disease, 2(2):147.

Paulin LM, West N, Akulian JA, et al. 2014. Endobronchial tuberculosis with anthracofibrosis. Am J Respir Crit Care Med, 190(2): 226.

Robinson DS, Ying S, Taylor IK, et al. 1994. Evidence for a Th1-like bronchoalveolar T-cell subset and predominance of interferon-gamma gene activation in pulmonary tuberculosis. Am J Respir Crit Care Med, 149(4 Pt 1): 989-993.

Silver RF, Zukowski L, Kotake S, et al. 2003. Recruitment of antigen-specific Th1-like responses to the human lung following bronchoscopic segmental challenge with purified protein derivative of *Mycobacterium tuberculosis*. Am J Respir Cell Mol Biol, 29(1): 117-123.

World Health Organization. 2014. Global Tuberculosis Control. New York: WHO.

World Health Organization. 2016. Global Tuberculosis Report 2016. New York: WHO.
World Health Organization. 2014. Companion handbook to the WHO guidelines for the programmatic management of drug-resistant tuberculosis. World Health Organization, 14(6): 672-682.
Yoon JY, Lee IJ, Im HJ, et al. 2012. CT findings in apical versus basal involvement of pulmonary tuberculosis. Diagn Interv Radiol, 19(2): 85.
Yu CT, Wang CH, Huang TJ, et al. 1995. Relation of bronchoalveolar lavage T lymphocyte subpopulations to rate of regression of active pulmonary tuberculosis. Thorax, 50(8): 869-874.

第七章　结核病的治疗

第一节　概　　述

目前结核病的治疗仍以抗结核药物治疗为主，其不仅限于化疗药物治疗，营养支持、外科手术、超声电导靶位药物透入治疗、免疫治疗及心理干预等手段也已成为结核病患者，特别是耐药结核病患者治疗过程中不可缺少的部分，因此结核病患者的治疗是多元素、多角度、多方面的综合治疗。

结核病可根据病变部位、痰结核分枝杆菌检查及药物敏感试验状况进行分类。现介绍国际、国内结核病分类方法及相关概念，以了解不同类型结核病治疗的不同。

一、国际结核病分类（ICD-10 WHO，2007年修订版）结核病（A15～A19）

A15　呼吸道结核，经细菌学和组织学证实；
A15.0　肺结核，经显微镜下痰检查证实，伴有或不伴有痰培养；
A15.1　肺结核，仅经痰培养所证实；
A15.2　肺结核，经组织学所证实；
A15.3　肺结核，经未特指的方法所证实；
A15.4　胸腔内淋巴结结核，经细菌学和组织学所证实；
A15.5　喉、气管和支气管结核，经细菌学和组织学所证实；
A15.7　原发性呼吸道结核，经细菌学和组织学所证实；
A15.8　其他呼吸道结核，经细菌学和组织学所证实；
A15.9　未特指的呼吸道结核，经细菌学和组织学所证实；
A16　呼吸道结核，未经细菌学和组织学所证实；
A16.0　肺结核，细菌学和组织学检查为阴性；
A16.1　肺结核，未做细菌学和组织学检查；
A16.3　胸腔内淋巴结结核，未提及细菌学或组织学证实；
A16.4　喉、气管和支气管结核，未提及细菌学或组织学证实；
A16.5　结核病性胸膜炎，未提及细菌学或组织学的证实；
A16.7　原发性呼吸道结核，未提及细菌学或组织学证实；
A16.8　其他呼吸道结核，未提及细菌学或组织学证实；
A16.9　未特指的呼吸道结核，未提及细菌学或组织学证实；

A17　　神经系统结核；
A17.0　结核性脑膜炎；
A17.1　脑膜结核瘤；
A17.8　其他神经系统结核病；
A17.9　未特指的神经系统结核病；
A18　　其他器官结核；
A18.0　骨和关节结核；
A18.1　泌尿生殖系统结核；
A18.2　结核性周围淋巴结病；
A18.3　肠、腹膜和肠系膜淋巴结结核；
A18.4　皮肤和皮下组织结核；
A18.5　眼结核；
A18.6　耳结核；
A18.7　肾上腺结核；
A18.8　其他特指器官的结核；
A19　　粟粒型结核；
A19.0　单个特指部位的急性粟粒型结核；
A19.1　多个部位的急性粟粒型结核；
A19.2　未特指的急性粟粒型结核；
A19.8　其他粟粒型结核；
A19.9　未特指的粟粒型结核。

二、我国结核病分类标准（WS196—2001）

新中国成立后曾采用苏联1948年制定的肺结核病“十大分类”。于1978年在广西柳州召开的全国结核病防治工作会议上，首次制定了适合国情的肺结核（五型）分类法。近年来，随着结核病控制研究的发展，产生了一系列新的观点与概念，为适应结核病控制和临床工作的实际需要，1998年修改、制定本分类法，把肺结核分为原发性肺结核（Ⅰ型）、血行播散性肺结核（Ⅱ型）、继发性肺结核（Ⅲ型）三大类型，把结核性胸膜炎定为Ⅳ型，其他肺外结核病定为Ⅴ型。2001年7月20日，我国卫生部批准新的《结核病分类》为中华人民共和国卫生行业标准（WS 196—2001），从2002年1月1日起实施，其内容如下所述。

（一）适用范围

适用于各级医疗机构、卫生防疫、医疗保健机构结核病的诊断、治疗和预防。

（二）结核病分类

1. 原发性肺结核

原发性肺结核含原发综合征和胸内淋巴结结核。多见于少年儿童，无症状或症状轻微，多有结核病接触史，结核菌素试验多为强阳性，X线胸片表现为哑铃形阴影，即原发病灶、引流淋巴管炎和肿大的肺门淋巴结，形成典型的原发综合征。

2. 血行播散性肺结核

血行播散性肺结核包括急性血行播散性肺结核（急性粟粒型肺结核）、亚急性及慢性血行播散性肺结核。急性粟粒型肺结核多见于婴幼儿和青少年，特别是营养不良、慢性消耗性疾病和长期应用免疫抑制剂导致抵抗力明显下降的小儿，多同时伴有原发性肺结核。成人也可发生急性粟粒型肺结核，起病急，持续高热，中毒症状重。X线胸片和CT检测开始表现为肺纹理粗，在症状出现2周左右可出现由肺尖至肺底呈大小、密度和分布三均匀的粟粒状结节阴影，结节直径2mm左右。亚急性、慢性血行播散性肺结核起病较缓，症状较轻，X线胸片呈双上、中肺野为主的大小不等、密度不同和分布不均的粟粒状或结节状阴影，新鲜渗出与陈旧硬结和钙化病灶共存。

3. 继发性肺结核

继发性肺结核是肺结核中的一个主要类型，包括浸润性、空洞性、干酪性肺炎、结核球及纤维空洞性肺结核，各临床特点如下。

（1）浸润性肺结核　浸润渗出性结核病变和纤维干酪增殖病变多发生在肺尖和锁骨下，影像学检查表现为小片状或点状阴影，可融合和形成空洞。

（2）空洞性肺结核　空洞形态不一，多由干酪渗出病变溶解形成洞壁不明显的、多个空腔的虫蚀样空洞，伴有周围浸润病变的新鲜的薄壁空洞，当引流支气管壁出现炎症伴堵塞时，因活瓣形成而出现壁薄的、可迅速扩大和缩小的张力性空洞，以及肺结核球干酪样坏死物质排出后形成的干酪溶解性空洞。

（3）结核球　多由干酪样病变吸收和周边纤维膜包裹或干酪空洞阻塞性愈合而形成。

（4）干酪性肺炎　多发生在机体免疫力和体质衰弱，又受到大量结核分枝杆菌感染的患者，或有淋巴结支气管瘘，淋巴结中的大量干酪样物质经支气管进入肺内而发生。

（5）纤维空洞性肺结核　纤维空洞性肺结核的主要特点是病程长，病情反复进展恶化，肺组织破坏严重，肺功能受损严重，出现纤维厚壁空洞和广泛的纤维增生，造成肺门抬高和肺纹理呈垂柳样改变，患侧肺组织收缩，纵隔向患侧牵拉移位，常见胸膜粘连和代偿性肺气肿。

4. 结核性胸膜炎

结核性胸膜炎包括结核性干性胸膜炎、结核性渗出性胸膜炎、结核性脓胸。

5. 其他肺外结核

其他肺外结核按部位及脏器命名，如骨关节结核、结核性脑膜炎、肾结核、肠结核、皮肤结核等。

（三）病变部位、范围

肺结核病变部位按左、右侧，双侧，范围按上、中、下记录。

（四）痰菌检查

痰菌检查是确定传染和诊断、治疗的主要依据。痰菌检查阳性以（+）表示，阴性以（–）表示。需注明痰检方法，如涂片（涂）、培养（培）等，以涂（+）、涂（–）、培（+）、培（–）表示。当患者无痰或未查痰时，则注明（无痰）或（未查）。

（五）化疗史

化疗史分为初治与复治。

初治：凡既往未用过抗结核药物治疗或用药时间少于 1 个月的新发病例，以及规则治疗尚未完成疗程者。

复治：指不规则治疗超过 1 个月、初治失败、初治化疗痊愈后复发及慢性排菌者。

（六）肺结核诊断书写格式

根据结核病分类、病变部位、范围、痰菌情况、化疗史书写。例如：

原发性肺结核 右中 涂（–），初治

继发性肺结核 双上 涂（+），复治

原发性肺结核 左中（无痰），初治

继发性肺结核 右上（未查），初治

血行播散性肺结核可注明急性或慢性，继发性肺结核可注明浸润性、纤维空洞或干酪性肺炎等。并发症（如自发性气胸、肺不张等）、并存病（如矽肺、糖尿病等）、手术（如肺切除术后、胸廓成形术后等）可在化疗史后按并发症、并存病、手术等顺序书写。

三、结核病分类的相关概念

1. 菌阳肺结核

肺结核患者至少 2 次痰涂片阳性或 1 次痰涂片阳性，并经治疗医生确认有活动性肺结核相符的肺部异常阴影；或 1 次涂片阳性、1 次培养阳性；或涂片阴性但培养阳性的患者。

2. 菌阴肺结核

三次痰涂片及一次培养阴性的肺结核患者，其诊断标准为：

（1）典型肺结核临床症状和胸部 X 线表现；

（2）抗结核治疗有效；

（3）临床可排除其他非结核性肺部疾患；

（4）PPD（5IU）强阳性，血清抗结核抗体阳性；

（5）痰结核分枝杆菌 PCR 和探针检测呈阳性；

（6）肺外组织病理证实结核病变；

（7）BALF 液中检出抗酸分枝杆菌；

（8）支气管或肺组织病理证实结核病变。

具备（1）～（6）中 3 项或（7）～（8）中任何 1 项可确诊。

3. 敏感结核病

敏感结核病是指结核分枝杆菌对所有抗结核药物均敏感。

4. 耐药结核病

根据耐药程度不同耐药结核病可分为以下 5 种类型。

（1）单耐药结核病（mono-drug resistant tuberculosis） 是指结核病患者感染的结核分枝杆菌体外被证实对一种一线抗结核药物耐药。

（2）多耐药结核病　是指结核分枝杆菌体外被证实对不同时包括异烟肼、利福平在内的一种以上的抗结核药物耐药。

（3）耐多药结核病　是指结核分枝杆菌至少对异烟肼和利福平两种抗结核药物同时耐药。

（4）广泛耐药结核病　是指结核分枝杆菌至少对利福平、异烟肼耐药，同时增加对任何一种氟喹诺酮类药物耐药，以及至少对下述 3 种可注射性药物中的一种耐药，即卡那霉素（kanamycin，KAN）、阿米卡星（amikacin，AMP）或卷曲霉素（capreomycin，CAP）。

（5）完全耐药结核病（totally drug-resistant TB，TDR-TB）对现有的所有抗结核药物均耐药。但目前 WHO 尚未最终确认“完全抗药”定义。2011 年 12 月，印度孟买的 P.D.Hinduja 国立医院和医学研究中心的医生称发现了该国首批“完全抗药性肺结核”病例 12 人，医生对这些患者使用了十余种治疗肺结核的药物均无效。

5. 结核潜伏感染

结核潜伏感染（latent TB infection，LTBI）是指结核分枝杆菌感染的人群中，85%～90%的感染者不会发病，没有任何症状。现认为，细菌、宿主和环境因素都会影响从潜伏感染到活动性结核病的进程，其比较明确也最为重要的因素是宿主的免疫状态，包括：HIV 感染、糖皮质激素等免疫抑制剂的使用、抗-TNF 治疗、抗肿瘤治疗、营养不良、胰岛素依赖型糖尿病及肾衰等。LTBI 可通过皮肤结核菌素试验（TST）或者 IFN-γ释放试验进行诊断。

第二节　结核病的一般治疗

营养不良是导致结核病的一个危险因素，同时结核病也能引起营养不良。营养不良在结核病患者中非常常见。虽然目前并没有足够的数据表明营养支持治疗应作为结核病治疗的手段，但在营养状态评估指导下给予营养支持治疗可以加快患者的恢复、提高治愈率。因此，对于结核病患者，除了给予药物等治疗外，首先应注重营养支持治疗。

WHO（2013）在结核病患者营养与支持治疗指南中针对结核病患者的营养支持治疗管理进行以下推荐。

一、进行营养评估与建议

所有结核病患者应进行营养状况的评估，同时基于患者的营养状况，在其诊断和治疗过程中给予合适的营养建议和意见。

二、针对严重急性营养不良患者的管理

患有结核病及严重营养不良的学龄儿童、青少年（5～19 岁）、成年人，包括孕妇及哺乳期妇女，应根据 WHO 推荐的急性营养不良患者的管理指南进行相关治疗。5 岁以下患有活动性结核病及急性重度营养不良的患者也应根据 WHO 相关指南进行治疗。

三、针对中度营养不良患者的管理

患结核病伴中度营养不良的学龄前儿童、学龄儿童、青少年（5～19 岁）、成年人，包括孕妇及哺乳期妇女、耐多药结核病（MDR-TB）患者，以及抗结核治疗过程中体重减轻和治疗 2 个月未能达到标准体重的患者，应结合当地状况，给予合适的营养建议以助患者恢复到正常的营养状态。

四、微量元素的补充

应尽量做到日常多种微量元素与适当的营养物质进行同时补充。孕妇应监测多种微量元素，补充包括铁剂、叶酸和其他维生素及矿物质等多种微量元素，以满足其每日所需；钙剂作为孕妇产前保健的一种特殊矿物质，应及时补充以预防妊娠高血压及癫痫的发生。同时哺乳期妇女也应补充每日必需的矿物质、维生素及营养物质，从而增加婴儿的出生体重，减少死亡率。

每个结核病患者都应根据 WHO 相关指南进行诊断、治疗和护理。营养不良与结核病发病之间相互作用，因此营养状态的评估、合理的膳食对于结核病患者十分重要。因为结核病常合并 HIV、糖尿病、吸烟、饮酒和药物成瘾等疾病和问题，对于这部分人群应制定个体化的营养支持治疗方案。同时针对一些抗结核药物的不良反应，应特别给予一些维生素及矿物质等，如维生素 B_6 应全程应用于使用环丝氨酸或特立齐酮及高剂量异烟肼的 MDR-TB 患者中。

第三节　结核病的化学药物治疗

结核病患者除一般支持治疗外，绝大部分患者应进行药物治疗，并且由于结核病的特殊性，用药应遵循早期、规律、全程、适量、联合的原则。整个治疗方案一般分为强化期和巩固期两个阶段。

2011 年 WHO 将抗结核药分为 5 组，见表 7-1。

表 7-1　WHO 推荐抗结核药分组

分组	抗结核药物名称	药物缩写
第一组 一线口服药	异烟肼	H
	利福平	R
	乙胺丁醇	E
	吡嗪酰胺	Z
	利福布汀	Rfb
	利福喷丁	RFT(L)

续表

分组	抗结核药物名称	药物缩写
第二组 注射用抗结核药	链霉素	S
	卡那霉素	Km
	阿米卡星	Am
	卷曲霉素	Cm
第三组 氟喹诺酮类（FQs）d	左氧氟沙星	Lfx
	莫西沙星	Mfx
	加替沙星	Gfx
第四组 二线口服抑菌抗结核药	乙硫异烟胺	Eto
	丙硫异烟胺	Pto
	环丝氨酸	Cs
	特立齐酮	Trd
	对氨基水杨酸	PAS
	对氨基水杨酸钠	PAS-Na
第五组 疗效不明确的抗结核药（包括新的抗结核药物）	贝达喹啉	Bdq
	德拉马尼	Dlm
	利奈唑胺	Lzd
	氯法齐明	Cfz
	阿莫西林克拉维酸	Amx/Clv
	亚胺培南/西司他丁	Ipm/Cln
	美罗培南	Mpm
	高剂量异烟肼	High dose H
	氨硫脲	T
	克拉霉素	Clr

一、敏感结核病的治疗方案

诊断为结核病的患者，在药敏试验提示抗结核药均敏感或药敏试验结果尚未出具时，应按照敏感结核病制定治疗方案。

1. 初治敏感结核病患者的治疗方案

2-3HREZ/4-6HR，其中强化期根据患者症状严重程度及病变情况等制定为2～3个月，巩固期为4～6个月，如果患者居住于高异烟肼耐药的地区，巩固期可加用乙胺丁醇。

儿童敏感结核病的治疗方案。儿童药物代谢动力学特点不同于成人，因此儿童抗结核治疗的方案、剂量均与成人不同。抗结核治疗的同时，应严格关注药物副作用，定期检测肝肾功能、血尿常规、成长指标等相关指标。表7-2、表7-3为WHO 2014版《儿童结核病诊疗指南》中抗结核一线药物的推荐剂量及疗程。

表 7-2 WHO 治疗儿童结核病一线药物推荐剂量

药物	每日剂量/（mg/kg）	频次	每日最大剂量
异烟肼（H）	10（范围 7～15）	每日 1 次	300mg/d
利福平（R）	15（范围 10～20）	每日 1 次	600mg/ d
吡嗪酰胺（Z）	35（范围 30～40）	每日 1 次	
乙胺丁醇（E）	20（范围 15～25）	每日 1 次	

表 7-3 WHO 治疗儿童结核病推荐疗程

治疗方案	结核病类别
2HRZ/4HR	肺结核、外周淋巴结结核（低 HIV 流行区，低 IHN 耐药区）
2HRZE/4HR	肺结核、外周淋巴结结核（肺部病灶广泛，或高 HIV 流行区，高 IHN 耐药区）
2HRZE/10HR	结核性脑膜炎、骨结核

患儿应每日用药，不推荐强化期间歇性治疗；0～3 个月患儿在遵循上述剂量的原则上，可根据临床情况酌情调整治疗方案。

2. 复治敏感患者的治疗方案

国标方案为：2HREZS/4—10HRE，强化期加用 2 个月链霉素，酌情调整巩固期时间。

高剂量方案根据体重分为：

（1）体重≤55kg：

2 H 0.4 L_2 0.45（0.6）E 0.75 Z 1.25（1.5）S 0.75

/2 H 0.4 L_2 0.45（0.6）E 0.75 Z 1.25（1.5）S_3 0.75

/4 H 0.4 L_2 0.45（0.6）E 0.75

（2）55kg＜体重≤70kg：

2 H 0.4 L_2 0.6 E 0.75 Z 1.5 S 0.75

/2 H 0.4 L_2 0.6 E 0.75 Z 1.5 S_3 0.75

/4 H 0.4 L_2 0.6 E 0.75

（3）体重＞70kg：

2 H 0.5 L_2 0.6 E 0.75 Z 1.5 S 1.0

/2 H 0.5 L_2 0.6 E 0.75 Z 1.5 S_3 1.0

/4 H 0.5 L_2 0.6 E 0.75

二、耐药结核病的治疗方案

对于耐利福平结核病（rifampicin-resistant TB，RR-TB）和 MDR-TB，WHO 在《耐药结核病治疗指南（2016 更新版）》中根据药物的有效性和安全性，对传统 MDR-TB 方案中的抗结核药物进行了重新分组和分类，将氯法齐明和利奈唑胺归为 MDR-TB 方案的核心二线药物，这是指南的重大更新；同时将对氨基水杨酸归为非核心的附加药物；克拉霉素不再纳入 MDR-TB 治疗方案中。

（一）RR-TB 和 MDR-TB 抗结核药物分组

将传统的 MDR-TB 方案中的抗结核药物分为 A、B、C、D 四组，其中 A、B、C 组为核心二线药物，D 组为非核心的附加药物（表 7-4）。这种分类更有利于制定有效的 RR-TB 和 MDR-TB 治疗方案。

表 7-4　RR-TB 和 MDR-TB 抗结核药物分组

组别	组名	药物	
A	氟喹诺酮类	左氧氟沙星（Lfx）	
		莫西沙星（Mfx）	
		加替沙星（Gfx）	
B	二线注射类药物	阿米卡星（Am）	
		卷曲霉素（Cm）	
		卡那霉素（Km）	
		（链霉素）（S）	
C	其他二线核心药物	乙硫异烟胺/丙硫异烟胺（Eto/Pto）	
		环丝氨酸/特立齐酮（Cs/Trd）	
		利奈唑胺（Lzd）	
		氯法齐明（Cfz）	
D	非核心的附加药物	D1	吡嗪酰胺（Z）、乙胺丁醇（E）、高剂量异烟肼（Hh）
		D2	贝达喹啉（Bdq）、德拉马尼（Dlm）
		D3	对氨基水杨酸（PAS）、亚胺培南/西司他丁（Ipm）、美罗培南（Mpm）、阿莫西林克拉维酸（Amx-Clv）、氨硫脲（T）

（二）药物介绍

1. A 组

氟喹诺酮类，包括高剂量左氧氟沙星（≥750mg/d）、莫西沙星及加替沙星。WHO 指出，这组药物为 MDR-TB 核心方案的最重要组成部分，能显著改善成年人 RR-TB 及 MDR-TB 患者的疗效，因此，若非存在绝对禁忌证，必须纳入治疗方案。纳入顺序依次为：高剂量左氧氟沙星、莫西沙星和加替沙星。对于儿童 RR-TB 和 MDR-TB（包括在中国）同样推荐使用，但<5 岁或体质量低于 10 kg 的儿童慎用。氟喹诺酮类药物的安全性良好，但值得注意的是，莫西沙星可引起心电图 QT 间期延长，联合有相同不良反应的药物时（如贝达喹啉、德拉马尼）需要加强监测；2006 年有加替沙星引起血糖异常的报道，但 2014 年的一项前瞻性研究表明，较之于未接受氟喹诺酮类药物的患者，加替沙星（400mg/d）无明显高血糖风险。

2. B 组

二线注射类药物，包括阿米卡星、卷曲霉素、卡那霉素、链霉素。现有的证据表明，二线注射类药物可增加 MDR-TB 患者的治疗成功率，因此，若非存在严重禁忌证，建议纳入治疗方案。对阿米卡星、卷曲霉素或卡那霉素的选择要根据现实情况分析决定，在上述 3 个药物均无法应用，同时链霉素不耐药的情况下，可考虑将链霉素加入 MDR-TB 核心方案。对儿童 RR-TB 和 MDR-TB 患者，考虑到此类药物的危害可能超过潜在益处，若病情较轻者可不用；但若对 A 组耐药，则尽可能保留 B 组药物。此类药物需要严格监测不良反应，最严重的为听力减退和肾毒性，风险发生率与药物总累积量相关，因此有既往用药史的患者应注意。

3. C 组

其他二线核心药物，包括乙硫异烟胺（或丙硫异烟胺）、环丝氨酸（或特立齐酮），利奈唑胺和氯法齐明，这是 WHO 首次提出的一个新概念。WHO 在《耐药结核病治疗指南（2016 更新版）》中强调，在设计 MDR-TB 方案时，需要纳入 2 种或 2 种以上 C 组药物。不少研究证实，利奈唑胺和氯法齐明对 MDR-TB，甚至是广泛耐药结核病具有良好的治疗效果。WHO 首次将利奈唑胺和氯法齐明列入核心药物，确立了这两种药物在耐药结核病治疗中的地位和价值，值得在临床中推广应用。利奈唑胺是杀菌药，很少产生耐药；氯法齐明可进入巨噬细胞，对活跃增殖期及非复制期菌均具有抗菌作用。但在使用这些药物中，应注意其不良反应。乙硫异烟胺和丙硫异烟胺的主要不良反应为胃肠紊乱，在与对氨基水杨酸联合应用时可能出现甲状腺功能减退（停药后可缓解）；环丝氨酸耐药性低、肝毒性低，且药物穿透性强，但可引起中枢神经毒性症状，如头晕、定向力障碍伴随记忆力丧失、抑郁、攻击行为，甚至自杀倾向；利奈唑胺可以引起骨髓抑制，出现血小板减少和贫血，严重者危及生命，还可能引起周围神经病和视神经病变；氯法齐明的主要不良反应为皮肤红染，不易被患者接受，并可能出现心电图 QT 间期延长。

4. D 组

非核心的附加药物，是可以添加的药物，但不能作为 MDR-TB 治疗的核心药物，主要分为 3 个亚类。

（1）D1 组　包括吡嗪酰胺、乙胺丁醇和高剂量异烟肼。WHO 认为，在无耐药依据、药物耐受性可以的情况下，通常在核心药物的基础上可以添加 D1 组药物，以提高患者的治疗成功率。在既往的指南中，WHO 一直强调吡嗪酰胺的全程应用，但在此次更新中，吡嗪酰胺并未被纳入核心药物。因吡嗪酰胺耐药率高，达 50%以上，MDR-TB 在无氟喹诺酮类药物耐药情况下，吡嗪酰胺可作为核心药物。乙胺丁醇可能导致眼毒性，但若不超过推荐剂量风险较低。近期的随机对照试验提示，应用高剂量异烟肼［16～20mg/(kg·d)］治疗成年人 MDR-TB 并未增加肝毒性风险；此外，结核性脑膜炎儿童患者对高剂量的异烟肼亦有极好的耐受性。

（2）D2 组　包括贝达喹啉和德拉马尼。这两种药物是近年研发的新药，在不能组成有效方案的 MDR-TB 及广泛耐药结核病前期（Pre-extensive drug resistant tuberculosis，Pre-XDR-TB）中使用，需强调规范应用，不可单独添加至一种已经失败的化学治疗方案中，防止产生新的耐药。其主要不良反应为高风险的心脏并发症，如 QT 间期延长。孕妇、儿童及 65 岁以上老年人不推荐使用，QT 间期延长（＞500ms）、扭转型室性心动过速、室性心律不齐、严重肝肾功能不全者禁用。

（3）D3 组　包括对氨基水杨酸、亚胺培南/西司他丁、美罗培南、阿莫西林克拉维酸、氨硫脲。WHO 强调，这组药物仅在 RR-TB 或 MDR-TB 治疗时不能组成 5 种核心药物时才考虑使用。不少证据表明，阿莫西林克拉维酸在体外研究中具有良好的抗结核分枝杆菌作用，同时也有较强的早期杀菌活性，WHO 及我国的耐药结核病指南均建议全疗程使用。由于结核分枝杆菌对大环内酯物类药物（克拉霉素、阿奇霉素）耐药，目前亦无证据显示其与 MDR-TB 治疗有效相关，因此不建议将克拉霉素和阿奇霉素纳入 MDR-TB 治疗方案。现有的研究表明，对氨基水杨酸的不良反应发生率高达 12.2%，并与治疗成功无明显相关性。氨硫脲可引起严重的皮肤反应，包括 Stevens Johnson 综合征和中毒性表皮坏死松解症（这可能导致死亡），特别是艾滋病病毒携带者，需要密切监测。

（三）传统 RR-TB 和 MDR-TB 个体化方案

所谓传统 RR-TB 和 MDR-TB 个体化方案是指 WHO 在 2011 年《耐药结核病管理规划指南》和 2014 年《耐药结核病管理规划指南伙伴手册》提出的强化期 8 个月、巩固期 12 个月、总疗程 20 个月的 MDR-TB 化疗方案。WHO 在《耐药结核病治疗指南（2016 更新版）》中对该方案进行了更新和修订，主要推荐如下。

（1）对于 RR-TB 及 MDR-TB 患者，推荐在强化期应用包含至少 5 种有效抗结核药物的方案（表 7-5），包括吡嗪酰胺及 4 个核心二线抗结核药物：A 组 1 个，B 组 1 个，C 组至少 2 个（一定条件下建议，证据质量极低）。如果以上的选择仍不能组成有效方案，可以加入 1 种 D2 组药物，再从 D3 组选择其他有效药物，从而组成含 5 种有效抗结核药物的方案。若因耐药（可靠的药敏试验或充分的证据）或药物不良反应不能继续使用吡嗪酰胺，可以从 C 组或 D 组中选择替代药物（首选 D2，次选 D3）。D1 组药物的选择必须衡量其加入效益，MDR-TB 方案的药物总数必须衡量其预期收益与危害，以及患者对药物的耐受性。儿童的方案制定原则基本和成年人相同，但在疾病较轻且 B 组药物（二线注射药物）相关的危害超过其潜在益处的情况下，可以不用 B 组药物。

表 7-5 RR-TB/MDR-TB 治疗方案

分类	强化期/月	巩固期/月	治疗方案
传统方案（20）	8	12	8 Km，Lfx，Pto，Cs，Z 12 Lfx，Pto，Cs，Z
短程方案（9～12）	4～6	5	4～6Km，Mfx，Pto，Cfz，H，Z，E 5 Mfx，Cfz，E，Z（Pto）

（2）高剂量异烟肼和（或）乙胺丁醇可以进一步加强治疗方案（一定条件下建议，证据质量极低）：无论是传统或短程 MDR-TB 方案，若无异烟肼耐药依据或异烟肼耐药情况不确定，在治疗方案中都应该加入异烟肼。对于新的抗结核药物贝达喹啉和德拉马尼，仍然按照 2013 及 2014 年 WHO 的临时指南应用（儿童不推荐使用）。

（四）短程 RR-TB 和 MDR-TB 标准化方案

WHO 在《耐药结核病治疗指南（2016 更新版）》中指出，对于之前未接受二线药物治疗的 RR-TB 及 MDR-TB 患者，可以采用 9～12 月的短程 MDR-TB 标准化方案（表 7-5）替代 20 个月的传统个体化方案（一定条件下建议，证据质量极低）。对于既往接受过 1 个月以上二线药物治疗，或对氟喹诺酮类药物和二线注射药物耐药或高度怀疑耐药的患者，不可采用标准化短程方案。该短程 RR-TB 和 MDR-TB 标准化方案分为强化期和巩固期。强化期 4 个月（若无痰抗酸杆菌涂片阴转的证据，延长至 6 个月），药物包括：卡那霉素、莫西沙星、丙硫异烟胺、氯法齐明、高剂量异烟肼、吡嗪酰胺和乙胺丁醇；巩固期 5 个月，药物包括：莫西沙星、氯法齐明、乙胺丁醇、吡嗪酰胺。WHO 指出，可以用阿米卡星替代卡那霉素，至于是否可以用卷曲霉素替代没有明确；也可以采用加替沙星替代莫西沙星；乙疏异烟胺可以替代丙硫异烟胺。若缺乏药敏试验，需要根据患者有无耐药结核病接触史，以及有代表性的国家级二线药物用药监测数据来判断是否采用标准化短程方案。

WHO 做出以上推荐是基于近年来的一些研究结果，包括观察性的队列研究及不同地区的随机对照试验，WHO 对其进行了进一步的评估，评估的数据来源为：孟加拉国（493 例）、乌兹别克斯坦（65 例）、斯威士兰（24 例）、喀麦隆（150 例）、尼日尔（65 例）、9 个撒哈拉以南非洲国家（408 例），共计 1205 例患者被纳入分析（其中 89 例失访，因此被排除在部分分析之外）。对于 RR-TB 和 MDR-TB 患者，将短程方案的药物组成和用药时间标准化，分为强化期和巩固期进行治。强化期 4 个月（若无痰结核分枝杆菌涂片阴转的证据，延长至 6 个月），方案包括：

加替沙星（或莫西沙星）、卡那霉素、丙硫异烟胺、氯法齐明、高剂量异烟肼、吡嗪酰胺和乙胺丁醇。巩固期 5 个月，方案包括：加替沙星（或莫西沙星）、氯法齐明、乙胺丁醇、吡嗪酰胺（在早期研究中，巩固期尚保留丙硫异烟胺）。剔除有二线抗结核药物用药史的患者，在治疗过程中不允许更改方案（无论其后来的药敏试验结果如何）。结果发现，短程方案患者的治疗成功率明显高于传统治疗方案（当治疗成功与失败或复发、死亡比较时，分别为 89. 9%和 78.3%；当治疗成功与失败或复发、死亡、失访比校时，分别为 83.4%和 61.7%），差异有统计学意义；吡嗪酰胺和（或）氟喹诺酮耐药时，短程方案的治疗成功率仍高于传统方案，但差异无统计学意义（表 7-6）。

表 7-6　MDR-TB 短程方案与传统方案治疗成功率

耐药模式	短程 MDR-TB 方案		传统 MDR-TB 方案	
	成功例数/治疗例数	成功率（%；95%CI）	成功例数/治疗例数	成功率（%；95%CI）
所有患者	1008/1116	90.3（87.8～92.4）	4033/5850	78.3（71.2～84）
（不考虑 PZA 及氟喹诺酮类耐药情况）				
PZA 耐药，氟喹诺酮类耐药	19/28	67.9（47.6～84.1）	81/137	59.1（50.6～67.1）
PZA 耐药，氟喹诺酮类敏感	90/100	88.8（47.3～98.6）	840/1075	81.4（71.6～88.4）
PZA 敏感，氟喹诺酮类耐药	12/15	80.0（50.0～94.1）	72/120	64.4（49.6～76.9）
PZA 敏感，氟喹诺酮类敏感	121/125	96.8（77.3～99.6）	890/1119	83.5（75.7～89.2）

三、特殊人群结核病的治疗方案及调整

1. 结核病合并 HIV 感染

HIV 患者由于免疫系统受到 HIV 的攻击，导致免疫力低下，更容易合并结核病且致死率更高。结核病患者应常规进行 HIV 抗体的筛查，对于 HIV 合并结核病的患者应立即开始抗结核治疗，HIV 合并结核病初治患者的治疗方案同初治敏感患者的方案，同时这类患者如果条件允许都需应用复方新诺明进行预防性和全程治疗。目前数据表明，预防性应用复方新诺明的患者死亡率较未应用的更低，但作用机制尚不明确。

HIV 阳性的患者进行抗逆转录病毒治疗（antiretroviral therapy，ART）可提高生存率，降低结核病的感染率和复发率，对于诊断结核病之前就已经开始进行 ART 的 HIV 患者，诊断患结核病后应立即开始抗结核治疗。HIV 合并结核病的患者在进行 ART 时，有文献报道大约 1/3 的患者出现免疫重建炎症综合征（immune reconstitution inflammatory syndrome，IRIS）。免疫重建炎症综合征是指 ART 后引起快速免疫重建导致炎症反应增强并引起的一系列临床疾病。这种现象可能和宿主对这些感染的炎症应答过度增强有关。

World Health Organization（2014）建议对于CD4细胞低于200个/mm^{3}以及所有肺外结核的患者，一旦能够耐受抗结核治疗后就应该立即开始ART。对于CD4细胞为200～350个/mm^{3}的患者，ART应该在抗结核治疗2个月后，即强化期结束后开始，可以减少药物毒副作用和药物间的相互作用。对于CD4细胞大于350个/mm^{3}的患者，最好完成抗结核治疗后再开始ART，除非出现了一些特殊原因（如机会性感染）必须进行ART。

HIV患者在进行ART时，主要应用药物包括核苷类逆转录酶抑制剂（NRTI）、非核苷逆转录酶抑制剂（NNRTI）、蛋白酶抑制剂（PI）等，需要联合使用。而利福平诱导细胞色素P450肝酶系统对NNRTI和PI的代谢，导致NNRTI和PI的血药浓度降低，NNRTI和PI也能增强或抑制肝酶对利福平的代谢，这些潜在的相互作用可能致抗逆转录病毒药物或抗结核药物无效，或增加毒性风险。而利福布汀与利福平同属利福霉素类药物，但利福布汀对通过CYP3A4代谢的药物影响减小，可作为替代药物。对结核合并HIV患者，应用利福布汀抗结核的同时以依法韦仑抗逆转录病毒作为首选治疗方案。日本在2008年的《抗结核药物利福布汀的临床应用》中总结了利福布汀替代利福平的两种情况（Kekkaku，2011）：①因药物相互作用（如抗结核药物与NNRTI和PI间）限制了利福平的使用；②利福平因不良反应而不能使用。该指南推荐了利福布汀的剂量，一般为5mg/（kg·d），最大剂量为300mg/d，当抗病毒药物（如依法韦仑）致利福布汀血药浓度升高时利福布汀可用到450mg/d。有研究表明，对于共感染患者，疗程超过8个月能够提高其结核治愈率（Regazzi et al.，2014）。

合并HIV感染的MDR-TB患者，由于HIV合并结核的患者痰涂片及培养率较HIV阴性的患者更低，因此需要积极反复查痰找细菌学依据及耐药依据，必要时可应用Xpert MTB/RIF提高结核分枝杆菌的检出率。在抗结核治疗开始后，同敏感结核病一样，也应在条件允许的情况下立即开始ART，可以有效降低患者死亡率。

儿童结核合并HIV：WHO估计，除低HIV患病率地区外，儿童HIV/TB感染率为10%～60%。儿童感染HIV 12个月以上，没有结核病症状也无结核接触史，推荐按照表7-7所示方案进行处理（World Health Organization，2014）。

表7-7　感染HIV患儿的异烟肼预防治疗（IPT）

药物	每日剂量/（mg/kg）	最大剂量	疗程/月	备注
异烟肼	10（范围7～15）	300mg/d	6	应该使用（推荐等级：强；推荐证据：低）
异烟肼	10（范围7～15）	300mg/ d	6	可以使用（推荐等级：强；推荐证据：低）

根据 WHO 建议，HIV/TB 双重感染的患者，应该首先开始抗结核治疗，在抗结核治疗 8 周以内启动 ART；如果 CD4 细胞计数小于 50 个/mm^3，则 ART 应在抗结核治疗 2 周以内启动。

2. 结核病合并精神疾病

环丝氨酸在精神方面的毒副作用可能会加重这部分患者的精神疾病症状，但是相较于毒副作用而言，有时其抗结核治疗的作用更重要。因此对于有精神疾病的患者并不是环丝氨酸应用的绝对禁忌，但是这部分患者在使用环丝氨酸时应加强监督和观察。

3. 既往肝功能损害患者

在制定方案时应避免使用吡嗪酰胺及其他可能会引起肝功能损害的药物，同时密切监测肝功能。

4. 结核病合并肾功能不全

应根据患者肌酐清除率严格控制用药剂量，具体剂量见表 7-8，在注射期间，应每 1～2 周监测一次血肌酐和电解质。

表 7-8　肾功能不全患者推荐用药剂量及频次

药物	对于肌酐清除率低于 30ml/min 或正在做血液透析治疗的患者用药推荐剂量及频次
异烟肼	无需调整剂量
利福平	无需调整剂量
吡嗪酰胺	25～35mg/（kg·次），3 次/周
乙胺丁醇	15～25mg/（kg·次），3 次/周
利福布汀	可用常规剂量，如果有条件可监测血药浓度以避免毒性反应
利福喷丁	无需调整剂量
链霉素	12～15mg/（kg·次），2～3 次/周
卷曲霉素	12～15mg/（kg·次），2～3 次/周
卡那霉素	12～15mg/（kg·次），2～3 次/周
阿米卡星	12～15mg/（kg·次），2～3 次/周
氧氟沙星	600～800mg/次，3 次/周
左氧氟沙星	750～1000mg/次，3 次/周
莫西沙星	无需调整剂量
加替沙星	400mg/次，3 次/周
环丝氨酸	250mg/d，或 500mg/次，3 次/周
特立齐酮	无相关推荐
丙硫异烟胺	无需调整剂量
乙硫异烟胺	无需调整剂量
对氨基水杨酸	4g/次，2 次/d

续表

药物	对于肌酐清除率低于 30ml/min 或正在做血液透析治疗的患者用药推荐剂量及频次
贝达喹啉	轻中度肾功能不全时，不需要调整剂量；重度肾功能不全时，需谨慎使用
德拉马尼（Delamanid）	轻中度肾功能不全时，不需要调整剂量；重度肾功能不全时，需谨慎使用
利奈唑胺	无需调整剂量
氯法齐明	无需调整剂量
阿莫西林克拉维酸	肌酐清除率在 10～30ml/min 时，应用 1000mg/次，2 次/d；肌酐清除率低于 10ml/min 时，应用 1000mg/d
亚胺培南/西司他丁	肌酐清除率在 20～40ml/min 时，应用 500mg/8h；肌酐清除率低于 20ml/min 时，应用 500mg/12h
美罗培南	肌酐清除率在 20～40ml/min 时，应用 750mg/12h；肌酐清除率低于 20ml/min 时，应用 500mg/12h
高剂量异烟肼	无相关推荐
克拉霉素	500mg/d

内生肌酐清除率公式为 C_{cr}=（140–年龄）×体重（kg）×常数/血清肌酐（μmol/L），其中，常数=1.23（男性）或 1.04（女性）。

5. 结核病合并糖尿病

糖尿病患者抗结核治疗容易出现药物的毒副作用，特别是肾功能损害和周围神经损害。口服降糖药与抗结核治疗并不冲突，但是乙硫异烟胺/丙硫异烟胺的使用会增加胰岛素的调控难度，因此可能需要增加口服降糖药的剂量。应该密切监测患者血肌酐及血钾浓度，推荐第一个月每周监测一次。

6. 儿童结核病

儿童在用二线药以前应尽可能找到耐药依据，以避免儿童在不必要的情况下使用二线毒副作用强的药物。但由于其痰培养阳性率底，因此其用药方案经常根据所接触的耐药患者的药敏结果及二线药使用情况来确定。目前并没有相关长期研究证明长期使用二线抗结核药对儿童的相关损害，耐药结核病本身对生命及家庭的威胁是巨大的。没有任何一种抗结核药对于儿童是完全禁忌的，甚至包括氟喹诺酮类药物，其治疗作用有时大于其危害。另有文献报道，氧氟沙星用于儿童抗结核治疗的安全性要大于成人（Garcia-Prats et al.，2015）。儿童使用抗结核药应根据其体重确定用药剂量，同时每月监测体重变化以调整药物剂量，具体用药剂量分配见表 7-9。

专家建议除乙胺丁醇外，每个抗结核药物包括氟喹诺酮类都应考虑使用较高剂量，由于儿童自述能力偏弱，其视神经损害早期不易被察觉，所以不易使用较高剂量乙胺丁醇。由于通过观察儿童痰菌情况了解治疗是否有效难度较大，而长期固定的异常影像学表现又不能完全说明疗效差，因此体重减轻或在足够的营养

表 7-9　儿童抗结核药物用药剂量及频次

药物	儿科二线药用药剂量		
	每日剂量/（mg/kg）	频次	每日最大剂量
链霉素	20～40	每日 1 次	1g
卡那霉素	15～30	每日 1 次	1g
阿米卡星	15～22.5	每日 1 次	1g
卷曲霉素	15～30	每日 1 次	1g
氧氟沙星	15～20	每日 2 次	800mg
左氧氟沙星	7.5～10	每日 1 次	750mg
莫西沙星	7.5～10	每日 1 次	400mg
乙硫异烟胺	15～20	每日 2 次	1g
丙硫异烟胺	15～20	每日 2 次	1g
环丝氨酸	10～20	每日 1 次或 2 次	1g
对氨基水杨酸	150	每日 1 次或 3 次	12g

支持的前提下体重依然不增，被认为是治疗失败的首要表现，这也成为了需要密切监测儿童体重的原因之一。早期诊断、强大的社会支持、家庭辅导，以及与医务人员的密切联系能够大大改善儿童结核病的预后（World Helath Organization，2014）。

关于儿童耐药结核病的治疗疗程，目前并没有很充分的依据，WHO 建议按照成年人的服药疗程，强化期应至少 8 个月，全程至少 10 个月。二线药物的副作用也鲜有报道，患儿用药期间一定要及时检测包括生长指数在内的相关指标。耐药结核潜伏感染患儿，在已知传染源药敏结果的情况下，应制定相应的抗结核治疗方案。

7. 妊娠期妇女

张杰等（2014）对妊娠期结核病的研究进展进行了总结，认为妊娠期结核病的抗结核治疗无绝对禁忌，治疗方案与一般患者无明显差异，一线用药主要有异烟肼、利福平、吡嗪酰胺和乙胺丁醇，需要联合治疗至少 6 个月。

妊娠不是耐药结核病患者进行药物治疗的绝对禁忌。孕期服用二线抗结核药对孕妇及胎儿影响的研究数据较少，若情况允许应延迟至中期妊娠开始治疗，避开胎儿畸形发生率较高的早期妊娠。但是如果病症危及生命，应及时开始治疗。孕妇的药物治疗方案中应包括 3 种或 4 种二线口服药再加上吡嗪酰胺，但是因其耳毒性应避免使用针剂；如果必须使用，可考虑使用卷曲霉素，同时应避免使用乙硫异烟胺，因为乙硫异烟胺会导致恶心、呕吐，提高胎儿畸形的发生率。在孕期结束后可考虑加用注射类针剂或其他药物加强抗结核治疗，针剂在产后可应用3～6个月。

妊娠期可根据孕妇用药安全性分类来选择药物，目前美国食品药物监督管理局（FDA）制订的分类最为常用，为各国医生所接受。FDA将药品的安全性分为A、B、C、D、X 5类。

A类：对照研究显示无害。已证实此类药物对人胎儿无不良影响，是最安全的。

B类：对人类无危害证据。动物实验对胎畜有害，但在人类未证实对胎儿有害，或动物实验对胎畜无害，但在人类尚无充分研究。

C类：不能除外危害性。动物实验可能对胎畜有害或缺乏研究，在人类尚缺乏有关研究，但对孕妇的益处大于对胎儿的危害。

D类：对胎儿有危害。市场调查或研究证实对胎儿有害，但对孕妇的益处超过对胎儿的危害。

X类：妊娠期禁用。在人类或动物研究，或市场调查均显示对胎儿危害程度超过了对孕妇的益处，属妊娠期禁用药。FDA将妊娠期抗结核药物进行分级，见表7-10。

表7-10　常用抗结核药物FDA妊娠用药安全性分级

药物	FDA分级
异烟肼	C级
利福平	C级
乙胺丁醇	B级
吡嗪酰胺	C级
利福布汀	B级
利福喷丁	C级
卷曲霉素	C级
链霉素	D级
卡那霉素	D级
阿米卡星	D级
氧氟沙星	C级（妊娠早期）
左氧氟沙星	C级（妊娠早期）
莫西沙星	C级（妊娠早期）
环丝氨酸	C级
丙硫异烟胺	X级
对氨基水杨酸	C级
利奈唑胺	C级
氯法齐明	C级

8. 哺乳期妇女

在浓缩的乳汁中检测出的抗结核药浓度相当于婴幼儿抗结核药物治疗浓度的一小部分，但是对于婴儿长期暴露在二线抗结核药物的环境中是否有损害，这方面的相关数据还很有限。如果条件允许，耐药结核病（DR-TB）患者的婴儿可喂养婴儿食品。如果坚持母乳喂养，患者在痰菌转阴之前应带口罩，平时婴儿应尽量让其他家庭成员协助照顾，且室内保持通风。

9. 老年结核病

老年人由于体质虚弱，机体抵抗力下降，特别容易受到结核病菌的感染，且老年患者并发多种基础疾病，容易出现严重的并发症及治疗不良反应，是阻碍老年结核病治疗的关键所在。汤荣林（2014）就云南昆明 100 例老年结核患者的治疗进行回顾性分析，按照《肺结核诊断和治疗指南》方案进行治疗，平均疗程 12 月，疗程结束时总有效率为 85%，其中共有 30 例发生不良反应，说明老年结核病患者因在治疗过程中身体机能衰退、合并症等因素，较一般结核病患者治疗难度更大，但通过积极地治疗和处理措施，仍能达到较好的疗效。

10. 结核潜伏感染（LTBI）

结核潜伏感染（LTBI）的治疗目的是为了预防其进展为活动性病变。用于预防性治疗的方案有：①6 个月或 9 个月异烟肼日服；②3 个月利福喷丁（0.9）+异烟肼（0.9）周服；③3～4 个月利福平+异烟肼日服；④3～4 个月利福平日服。目前推荐方案①或②，尤其是方案②。

第四节　结核病的外科治疗

Dewan 和 Moodley 等（2014）认为，结核病治疗主要以内科治疗为主，但是当结核病出现诊断困难、内科治疗欠佳及出现后遗症和并发症（如咯血、反复发作的气胸、曲菌球、支气管狭窄或扩张、支气管胸膜瘘等）等情况时，外科治疗具有不可替代的作用。然而，外科治疗仅仅是肺结核疗法的一个组成部分，手术并不能消除所有的病原菌，在实施手术前应注意抗结核药物的使用。外科治疗是否能够提高患者的治疗转归，目前国际上仍然没有定论，同时外科治疗无绝对适应证和禁忌证，一切治疗手段仍需以患者利益最大化为前提。

一、需要手术治疗的肺部结核性疾病

（1）肺结核并大咯血　Zhang 等（2014）通过对上海市肺科医院从 2001 年 1 月

至2010年12月进行了手术治疗的肺结核并大咯血患者进行中长期转归的随访研究，发现通过手术治疗的肺结核患者中长期治疗转归令人满意；在抗结核药物治疗的前提下，进行择期手术的疗效比急诊手术更好。

（2）肺结核球　肺结核球在所有结核球中最常见，肺结核球只要满足以下条件均可进行手术治疗：①结核球＞6cm，药物治疗效果不明显；②结核球诊断明确，正规药物治疗9个月以上病情无好转；③有瘢痕癌、合并肺癌形成的迹象；④有咯血、痰菌转阳现象发生，周围出现播散灶、中央液化或空洞形成。

（3）毁损肺　毁损肺是由于结核分枝杆菌反复感染引起的广泛性病变。毁损肺发生以下情况可进行手术治疗：①肺部组织结构严重破坏，药物治疗6个月后痰菌仍阳性；②痰菌阴性，反复发生继发性感染，药物治疗效果不佳；③肺叶无功能。

（4）局限性耐药肺结核　对于耐药肺结核患者，最常见的外科手术治疗是部分肺叶切除术。大量的临床病例证实在合适的手术条件下，外科手术治疗耐药肺结核是有效且安全的。对于病情较重、年龄较大、并发症较多的患者不宜实施手术治疗。在Vashakidze等（2013）的研究中，观察了75名耐药肺结核患者，其中MDR-TB 51例、XDR-TB 24例，在平均进行342天的抗结核药化疗之后附加外科手术治疗（包括全肺切除术、肺叶切除术及肺段切除术），总的平均治疗时间为372天，最终观察到75名患者中有59名（82%）取得较好的治疗效果，包括90%的MDR-TB患者及67%的XDR-TB患者；有7%的患者出现了术后并发症，支气管胸膜瘘是最常见的术后并发症。研究中认为引起治疗失败的危险因素包括患有合并症、XDR-TB患者、术前痰菌阳性患者及出现术后并发症等。国内王海江等的研究显示，手术治疗52例MDR-TB，术后观察12～24个月，临床治愈达88.5%，痰菌阴转率89.5%，并发症发生率23.1%，提示外科手术对部分MDR-TB治疗有一定疗效。但应严格掌握手术适应证及手术时机。

二、需要手术治疗的肺外结核病

（1）脊柱结核　在骨关节结核中，脊柱结核发病率最高，绝大部分脊柱结核可通过正规化疗治愈，但对于存在硬化壁的结核病灶应进行病灶清除，以利于抗结核药物的渗透。同时由于结核病引起的一些并发症，如死骨、脓肿及窦道形成，结核病灶压迫脊髓出现神经症状等出现时，也应及时进行外科手术治疗（何忠成，2015）。

（2）肾结核　早期肾结核由于其症状表现缺乏特异性，易被临床医生忽视和误诊。肾结核治疗以药物治疗为主，肾切除的主要目的为防治高血压、脓肿及瘘管的形成，改善生活质量，缩短化疗疗程（杨海清，2012）。

第五节　超声电导靶位透药技术

目前结核病的治疗仍以全身抗结核的治疗方式为主。而肺外结核病采用全身用药的传统治疗模式，效果往往差强人意。病灶药物浓度低、细菌耐药、加大药量的同时药物毒副作用增加，以及延长疗程不提高疗效，为肺外结核治疗失败的常见原因。在传统方法无法取得良好疗效的情况下，一种新的技术——超声电导靶位透药治疗（electrophonophoresis，EP）技术孕育而生。超声电导靶位透药治疗技术运用低频（20kHz）超声的致孔作用与辐射压力的特性，为肺外结核病的治疗提供新的方法。

一、超声电导靶位透药治疗结核病的原理与作用

1. 基本原理

超声电导靶位透药治疗技术以低频超声波为动力，综合超声波的物理能量，利用低频超声空化致孔、辐射压、对流转运 3 种作用，使机械能转化为强力动能，将药物经皮肤发射进入体内，实现药物的无针透射，使药物在局部组织富集，并进一步促使组织中的药物进入细胞，从而产生更好的治疗效果。它是近年来美国等西方国家推崇的精确药物靶位治疗技术，被医学界誉为第三代给药方法。

2. 超声电导靶位透药治疗技术的作用机制

促进血循环内药物进入靶组织、驱使药物经皮透入靶组织、加速局部介入药物向靶组织匀散。该技术还能通过以下方式促使组织中的药物进一步向细胞内转运：提高细胞通透性、药物分子声压驱动、穿透生物膜屏障。近年来，超声电导靶位透药治疗作为一种安全、有效、可控、经济的新型给药方式被越来越多地应用于临床，受到广泛关注。笔者临床研究发现，结核性胸膜炎超声电导靶位透药治疗后，胸水利福平浓度较透药前增加 1 倍以上，并可持续超过 2h（数据尚未发表）。

3. 超声电导靶位透药治疗技术的优势

（1）给药部位准确，深度、范围、速率可控，直接提高疗效。
（2）延长作用时间，减少毒副作用，安全、简便。

4. 与口服、注射类抗结核药物联合治疗的优势

（1）透药速度加快，局部组织和细胞内浓度高，起效快，药理作用大大增强。
（2）用药总量相对减少，减少全身毒副作用的发生。

（3）药效稳定持久，比口服药长 2～3 倍。

（4）适应范围大，除化学药物外还能透过大分子生物制剂和中药胶体颗粒成分。

（5）无痛、无创、简捷、方便。

5. 药物剂型和透药部位选择

可选用各类抗结核药物的水剂、油剂、乳剂、混悬剂和凝胶剂剂型。可以根据病情选择肺、胸壁、胸膜、腹腔、脊椎、骨、淋巴节等部位。

6. 作用特点

（1）无痛无创、安全高效、操作便捷。

（2）有效深度可达 6～12cm，最大直径 15cm。

（3）治疗时间 20～30min，常规治疗每日 1 次，强化治疗每日 2 次，每周 5～7 次。

二、超声电导靶位透药治疗技术质控要求

超声电导靶位透药治疗是通过电脉冲致孔和超声波的空化作用，使皮肤组织的通透性提高，通过超声辐射压、对流转运作用及离子导入作用，使药物透过皮肤进入体内，发挥治疗作用。严格的质量控制是保证超声电导药物透入治疗正常进行的必要措施和前提。

（一）超声电导靶位透药治疗仪的质量控制要求

（1）致孔脉冲　致孔脉冲由 5 个占空比为 1∶1 的方波构成。脉宽 0.2s，误差小于±10%；脉冲峰值从最小 0 V 到最大 87V，分 8 档可调；0 档为 0V，7 档为 87V，误差小于±10%；脉冲应在治疗时段的最前面出现。

（2）透药脉冲　透药脉冲基础波形为 2000Hz 的方波，误差不大于±10%；若干个周期为 10ms 的脉动正弦半波组成一个波群，波群出现的频率从最小 0.4Hz 到最大 6Hz，分 7 档可调，其中 0 档为 0.4Hz，6 档为 6Hz，误差小于 10%，电导强度由每一波群中脉动正弦半波的个数从最小到最大 20 个，分 10 档可调，其中 1 档为 2 个，10 档为 20 个。

（3）相关指标　超声激励频率固定为 1MHz，允许公差（简称允差）小于±10%；激励峰值电压为 100V 允差小于±20%；超声输出为间断输出，输出频率从最小 0.4Hz 到最大 6Hz，分 7 档可调，其中 0 档为 0.4Hz，6 档为 6Hz，允差小于±5%；每组超声输出的周期从最小 0 到最大 167ms，分 10 档可调，其中 0 档为 0，9 档为

167ms，允差小于±5%；超声有效辐射面积为 3.14cm^2，允差小于±10%；超声输出功率为 100mW，允差小于±20%；

（4）电源　适应范围：AC220V 50Hz。若仪器的主要性能指标超出范围，应及时查找原因，不能解决则联系工程人员维修。定期对仪器进行清洁消毒、保养。

（二）超声电导靶位透药治疗室的环境布局

（1）超声电导靶位透药治疗室要求：宽敞明亮，通风，仪器定点放置，患者治疗台的间距大于 1m，有利于减少呼吸疾病交叉感染的机会及治疗时的相互干扰；

（2）室内的温湿度要求相对恒定，温度 16～30℃，湿度小于 80%；

（3）要求环境安静，勿大声喧哗；

（4）门、窗、桌椅、地面每天用消毒液擦拭，治疗室保持清洁，医疗废弃物分类收集处理；

（5）严格执行门诊卫生消毒隔离制度，防止交叉感染。

（三）治疗师的基本要求

（1）治疗师必须进行相关知识与技能培训，掌握该治疗的基本原理及临床意义，掌握正确的治疗操作步骤和质控要求。

（2）上班时间仪表规范，服装整洁，态度和蔼，做到热情、耐心、周到服务，保持良好治疗秩序；

（3）治疗前必须做好一切准备工作，仪器设备调试完成，处于备用状态；

（4）对接受治疗的患者，应准备治疗知情同意书，并指导患者签字；

（5）合理安排病人患者接受治疗时间；注意观察患者不良反应及安全，告知患者治疗中勿触摸仪器，随时检查仪器和线路的安全性；

（6）认真做好治疗仪的检修，注意机器性能、操作程序。仪器有使用、保养及维修记录，做到专人操作，专人管理。

三、超声电导药物透入治疗的适应证及禁忌证

1. 适应证

超声电导药物透入治疗适应于肺结核、骨结核、淋巴结结核、结核性胸膜炎等。

超声电导靶位透药治疗仪相当于一种无创无痛的“注射器”，根据疾病治疗的需要，选择药物的品种和给药的部位。

2. 疗程

一般每个疗程为 30 天，以后根据治疗效果延长治疗时间，一般为 3～6 个月，或更长。

3. 禁忌证

（1）各种损伤皮肤部位；
（2）装有心脏起搏器、人工支架和人工瓣膜者；
（3）严重心衰、呼衰患者；
（4）孕妇和新生儿；
（5）近 4 周大咯血者；
（6）气胸、肺大泡且不准备手术者。

四、超声电导靶位药物透入治疗准备事项

1. 环境准备

环境整洁明亮，有良好的通风设备、温湿度相对恒定（16～30℃，45%～75%），物品摆放合理、有序，定期清洁消毒，严防交叉感染。

2. 物品准备

超声电导靶位透药治疗仪（EPPS 机）、各种类型的固定带、理疗用电极贴片、手套、消毒纱布、口罩及帽子、电源插板、卫生纸、快速手消毒液、棉签、注射器（5ml）、胶布、砂轮、锐器盒、生活垃圾与医疗垃圾筒、治疗头清洁膏等。

3. 药品准备

根据医嘱准备药品，确保药品在有效期内，针对结核病常规治疗准备异烟肼、利福平注射液，根据病情需要也可准备其他治疗药物。

4. 仪器准备

（1）检查仪器电源线、输出线是否完好，插头插座是否接牢；
（2）检查治疗头电极金属面是否有损坏、污垢；
（3）打开电源开关，查看显示板是否正常显示、参数设置是否正常；
（4）按压“开始/停止”键后应有开始工作的音响提示，注意时钟数码显示是否开始倒计时；
（5）双手掌分别握住治疗头的电极面，注意警示音是否消失。

以上项目如有异常不得进行治疗。

5. 治疗部位的选择与处理

（1）治疗部位应离病灶较近，局部相对平坦，有利于贴片贴合，较小活动度。

（2）治疗部位皮肤应清洁、干燥、完整、无皮损，表面的汗液、油渍、污垢应以温水清洁后擦干。

五、超声电导靶位透药治疗技术操作规程

1. 患者准备

病变部位皮肤要求清洁，签署知情同意书。

2. 超声电导靶位透药治疗操作流程

超声电导靶位透药治疗操作流程见图 7-1。

3. 超声电导靶位透药治疗出现的异常现象及应对措施

（1）电击感、冲击感过于强烈处理　检查电极贴片与皮肤之间贴合是否紧密，如无异常，将治疗仪背面的“全输出/半输出”开关拨至“半输出”侧，若患者症状无缓解，可以按“暂停”键让患者休息片刻后启动，如仍感不适，立即关闭电源停止治疗。

（2）局部发热处理　患者在治疗过程中，如感局部皮肤发烫，立即按“暂停”键，适当调低超导频率，待患者感觉消退后按“开始”键启动；如果患者仍觉局部皮肤不适，予更换部位或立即停止治疗，并查看贴片局部皮肤；如果局部皮肤发红，予碘伏擦拭，记录并观察皮肤变化；如果局部出现烫伤或水泡，根据烫伤的程度，选择冰敷、外敷烫伤膏或对水泡进行无菌抽吸。向患者或家属解释，并通知值班医师共同处理，必要时请相关科室会诊。

（3）报警音处理　按“暂停”键，先查看固定带是否滑脱或过松，然后检查治疗头是否松动或脱落、导电凝胶极片是否正确安置在电极贴片凹槽内、治疗头电极表面是否有污物。如果仪器仍报警，再查看选择的病变部位皮肤是否凹凸不平。如果更换部位后还连续报警，立即停止使用该仪器，联系厂家工程师或返厂维修。

（4）仪器突然停止不工作　检查电源插座和插头、主机的电源输入端连线是否松动，当确认电源线连接无问题时，考虑可能为仪器电脑死机，给予重新启动，如果重新启动仍不能正常工作，立即停止使用该仪器，电话联系公司售后人员或返厂维修。

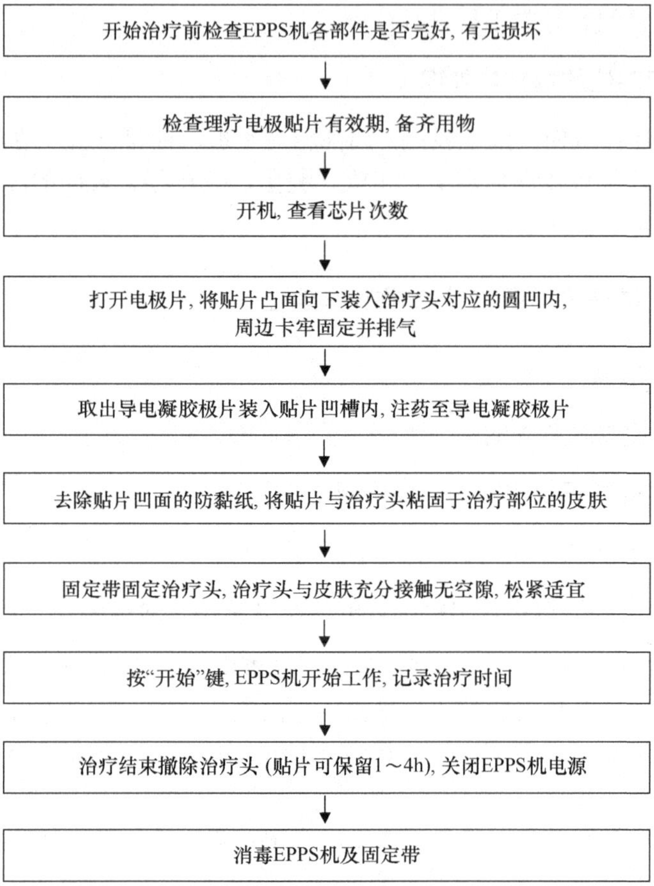

图 7-1　超声电导靶位透药治疗操作程序

（5）皮肤过敏处理　在透药过程中，如果患者感觉电极贴片局部皮肤发痒，应暂停治疗，查看局部皮肤情况，询问患者过敏史，综合判断是对贴片过敏还是对使用的药物过敏。如考虑贴片过敏，在透药前勿将贴片保护纸取下，透药结束后拔出电子极探头后继续用固定带固定 1～4h；药物过敏予更换药物。

六、超声电导靶位透药治疗技术的临床应用

1. 超声电导靶位透药治疗骨、关节结核临床疗效观察

骨、关节结核是常见的肺外结核病，由结核分枝杆菌侵入骨干的干骺端和关节而引起骨组织的侵蚀和破坏，导致骨、关节肿胀或寒性脓肿、窦道形成，出现关节僵直、畸形和活动受限、放射性疼痛，下肢间歇性跛行等临床表现。该病具有发病率高、致残率高的特点。以青少年高发，通常为单侧发病，常发生在脊柱

椎体，其次为膝关节、髋关节和踝关节等负重关节。脊柱结核病累及脊髓时可引起结核性脊髓炎或结核性脑膜炎等严重并发症，可导致截瘫甚至生命危险。骨、关节结核的治疗除全身给予抗结核化疗外，还可采用外科手术治疗，如结核脓肿切开排脓、关节融合术、病灶清除术及内固定支架植入等，但对于年老、体质衰弱不能耐受手术的患者，仅全身抗结核化疗往往效果不佳，病情迁延，患者信心丧失，导致治疗失败。临床研究提示，低频超声波可促使骨和关节结核病灶吸收，促进新生骨痂形成，促进病灶骨端愈合（兰远波等，2014），为全身抗结核化疗效果不佳、不能耐受手术的患者带来了福音。

骨、关节结核治疗难点在于死骨、死腔或骨膜病变部位血液循环较差，全身抗结核化疗能够到达病变部位的药物浓度很低，甚至药物很难渗透到脓腔内，难以起到有效的杀菌作用。超声电导靶位透药技术：通过低频超声波增加局部皮肤和细胞的通透性，使药物在病灶局部组织富集，驱使药物经皮透入靶组织，还可以促进血液循环中的药物进入靶组织，加速局部药物向靶组织匀散和向细胞内转运，穿透生物膜屏障，提高病变组织内药物的生物利用度。超声波本身也有增加血流、消除炎症、促进骨伤愈合等增效理疗作用。

典型病例分享一：患者，女，74 岁，因“腰痛伴左下肢疼痛 10 个月，恶心、呕吐伴全身皮肤黄染 1 周”就诊。10 个月前无明显诱因出现腰部疼痛不适，呈持续性，可放射至双侧大腿外侧，左侧较重，不能站立。就诊于骨科，查腰椎 MRI 核磁共振示腰椎退行性变，腰 4/5 椎间盘突出并椎管重度狭窄，腰 3、4 椎体信号改变并椎旁软组织增厚，考虑结核或其他炎症性改变。腰椎 CT 示腰椎 4 椎体骨质破坏，转移瘤可能性大，结核不能除外，腰 3～5 椎体退行性变。诊断“腰椎结核并椎旁脓肿”，因年龄大不予手术，服用异烟肼、利福平、乙胺丁醇、吡嗪酰胺规律抗结核治疗，服药 1 周后因出现肝、肾损害与神经病变而停用全身抗结核药物。仅单一应用超声电导靶位透药治疗，局部交替透入异烟肼和利福平，2 个月后疼痛明显缓解，可以丢弃轮椅独立行走，9 个月后 MRI 显示腰 4 椎体局部病灶明显吸收（图 7-2），治疗 12 个月后停止透药，追踪观察 2 年无复发。

典型病例分享二：患者，男，21 岁，因“左膝关节疼痛 1 月余，咳嗽 1 周”入院。1 个月前无明显诱因出现左膝关节疼痛，肿胀明显，伴轻度活动障碍，局部皮肤不红，无流脓，予当地医院输液治疗，具体不详，关节肿胀逐渐好转，但仍有疼痛及活动障碍，下楼梯时明显，伴夜间盗汗，1 周前偶有轻度咳嗽，咳少量白色黏液痰，无畏寒、高热，无咯血、胸痛及呼吸困难，胸部 CT 示双肺血行播散性肺结核，纵膈、双肺门淋巴结显示增多，左胸膜增厚伴包裹性积液，疑胸椎 11 椎体骨质破坏。膝关节 CT 示左侧膝关节周围软组织肿胀，关节囊积液。经口服抗结核化疗联合膝关节局部超声电导透入异烟肼、利福平治疗，6 个月后肿胀消退（图 7-3）。

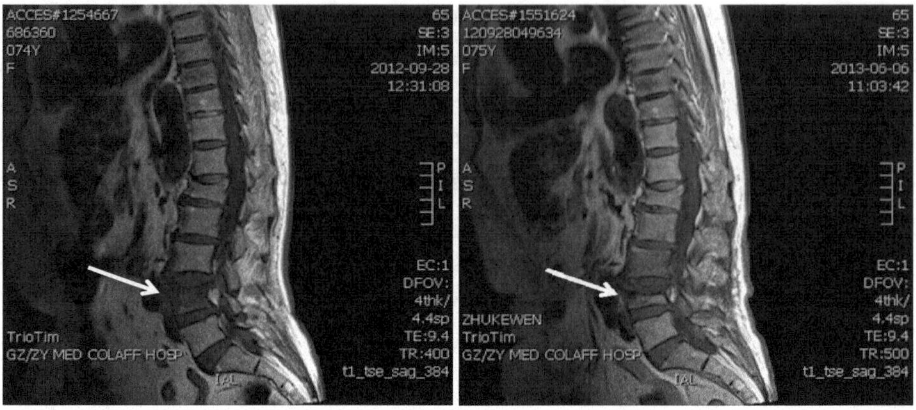

A. 治疗前　　B.治疗后

图 7-2　腰椎结核并椎旁脓肿单一应用超声电导靶位透药治疗前后

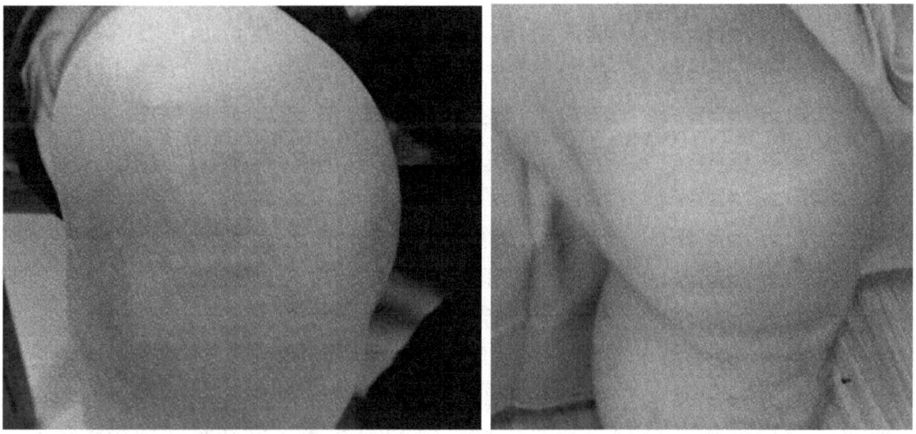

A. 治疗前　　B.治疗后

图 7-3　膝关节结核应用超声电导靶位透药联合口服抗结核治疗前后

2. 超声电导靶位透药技术治疗淋巴结结核的疗效观察

淋巴结结核以儿童和青少年发病率较高。该病的治疗以全身抗结核化疗为主，局部外科手术治疗也是不可缺少的重要措施，但存在手术切口经久不愈的情况，给患者的生活造成极大的困扰。淋巴结结核超声电导靶位透药治疗后一般会呈现以下情况：局部硬结缩小消退、硬结液化、局部皮肤破溃。

典型病例分享：患者，女，41 岁，2 年前左颈部发现一肿大淋巴结，局部行淋巴结活检术。病理结果示淋巴结结核。规律服药异烟肼、利福平、乙胺丁醇、吡嗪酰胺抗结核治疗 18 个月后停药，活检术处的伤口皮肤一直未愈合，不断有分泌物溢出。停药 6 个月后来就诊。在伤口部位予超声电导靶位透药，异烟肼和利福平交替透入，周一至周五每日一次，2 个月后伤口愈合，淋巴结缩小，坚持透药 9 个月后复查 B 超，淋巴结恢复至正常大小，随访 1 年无复发（图 7-4）。

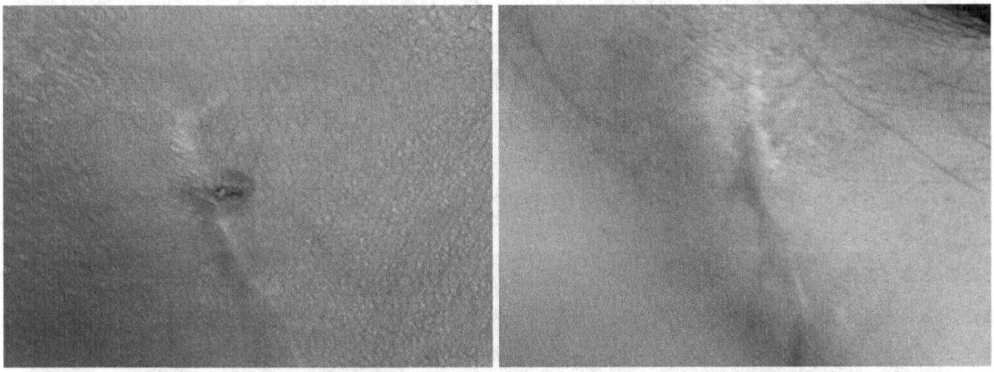

A. 透药前　　B. 透药治疗3个月后

图 7-4　颈部淋巴结结核手术切口应用超声电导靶位透药治疗前后

全身淋巴结均可发生结核，但以颈部淋巴结结核最为常见，约占淋巴系统疾病的 80%～90%。颈部淋巴结结核呈慢性感染过程，肿大变硬，呈串或表现为肿块并与周围组织粘连，部分患者瘢痕愈合后其附近又出现肿大的淋巴结。各年龄段均可发生，以 21～40 岁多见，且女性多于男性（孙翠萍等，2011）。淋巴结结核不仅病程长、抗结核疗效差，还存在颈部肿块长期存在及局部窦道经久不愈的情况，往往对患者造成较大的心理压力。

淋巴结有完整的包膜，全身抗结核化疗药物很难穿透包膜在病灶淋巴结内达到有效杀菌浓度（陈杰等，2011）。采用超声电导靶位透药技术能保证局部组织药物浓度，缩短了淋巴结消散时间，减少了抗结核药物的副作用，具有较大的临床应用价值（黄璐等，2016；Chen et al.，2015）。

3. 超声电导透药治疗结核性胸膜炎疗效观察

结核性胸膜炎是结核分枝杆菌侵入胸膜引起的胸膜渗出性炎症，是临床上最为常见的肺外结核。结核性胸膜炎的治疗通常以全身化疗为主，胸腔穿刺抽液、胸腔置管引流为辅的治疗手段，部分患者胸水吸收困难，病情迁延，易并发胸膜增厚、粘连、包裹，造成胸廓塌陷、结核性脓胸、铠甲胸等严重后遗症（刘景阳等，2012）。将超声电导靶位透药技术运用于结核性胸膜炎，是近年来开展的新型抗结核药物使用方式。可使抗结核药物富集病灶，提高组织局部药物浓度，促进病灶吸收，减少胸水的渗出，提高结核性胸膜炎的治疗效果，减少并发症（毛晓辉等，2015）。在全身抗结核化疗、胸膜腔穿刺抽液治疗的基础上，可同时进行胸腔局部超声电导透入抗结核药物。

典型病例分享：患者，男，24岁，因“咳嗽伴发热1个月，咳嗽加重、右胸痛6天”入院。1个月前明确诊断为肺结核，予异烟肼、利福平、乙胺丁醇、吡嗪酰胺规律抗结核，6天前咳嗽加重并出现右胸痛，深呼吸及咳嗽时胸痛明显。门诊行胸部CT：右肺上叶小结节。胸水B超：右侧胸腔积液，垂直皮肤进针24mm，不超过50mm。于2013年12月25日行胸腔镜检查，病理示右侧胸膜结核。治疗后复查胸水B超，右侧胸腔探及厚约24mm积液，位置较高，安全范围小未定位。治疗上按原四联加左氧氟沙星抗结核，同时局部辅助超声电导靶位透药治疗。治疗2个月后复查胸部CT提示胸水明显吸收（图7-5）。

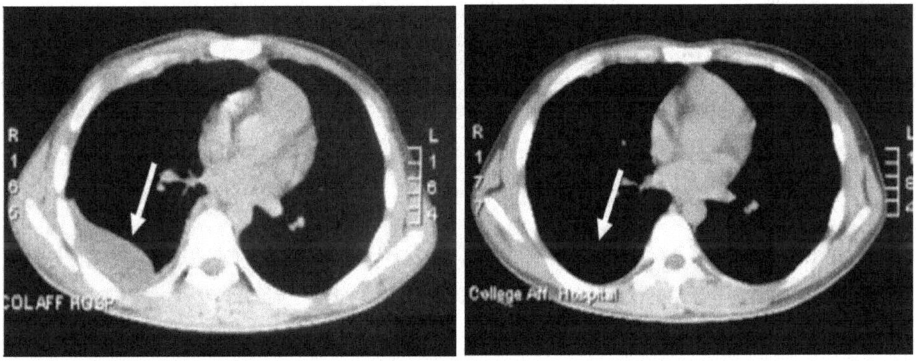

A. 治疗前　　B.治疗后

图7-5　结核性胸膜炎应用超声电导靶位透药联合口服抗结核药治疗前后

七、透药过程中患者存在问题及应对措施

1. 患者自身问题

结核病治疗时间长、药物不良反应大，以及长期治疗带来的经济压力、心理压力、社会功能的下降等因素，均严重影响患者的生活质量，导致患者治疗依从性差。应对措施：做好人文关怀，专人负责对行超声电导药物透入治疗患者进行资料的详细收集，取得患者同意后采集患者图片资料，对存在疑问的患者进行相关知识的解答。根据患者时间进行预约登记，利用患者治疗及等候期间，与患者及家属沟通交流，仔细观察病灶变化、症状改善情况。以患者为中心，为其提供优质护理服务，对存在的问题予以积极处理，从而降低患者心理压力，增加规律治疗的依从性。

2. 手术后或活检伤口经久不愈

手术切口或病理活检后的局部伤口长期不愈合，部分切口愈合后再次形成脓肿或窦道。应对措施：先取分泌物行结核分枝杆菌涂片和结核分枝杆菌培养，清除局部脓肿和坏死组织，用凡士林纱布引流，然后在伤口旁 2～3cm 处行超声电导透药，引流的凡士林纱布根据局部分泌物多少 1 周更换 2～3 次（黄璐等，2016）。

第六节　免疫治疗

结核病的发生、发展与宿主针对病原体的免疫反应密切相关。结核病的免疫是由 T 淋巴细胞介导的细胞免疫反应。多种免疫细胞及细胞因子参与了结核病的免疫应答，其中保护性的 Th1 免疫反应受到抑制是结核病免疫功能受损的主要表现形式。辅助免疫治疗成为优化结核病治疗方案的新思路。结核病的免疫治疗是针对活动性结核病患者或潜伏结核感染人群，其治疗旨在提高宿主体内特异性免疫保护效应，协助全身化疗清除体内细菌、加速空洞闭合及病灶吸收，有助于缩短疗程，对潜伏结核感染者能阻止或降低其转变成活动性结核病的风险。结核病的免疫治疗研究已有 100 余年历史。1891 年，Koch 首次采用旧结核菌素免疫疗法治疗结核病，但未取得成功。20 世纪初叶，Friedmann 等用快速生长的龟分枝杆菌制成疫苗用于结核病的治疗和预防，部分患者取得了一定的效果。

一、结核病的免疫特点

细胞免疫在结核分枝杆菌感染中起着至关重要的作用，其中 $CD4^+$Th1 免疫细胞最为关键。$CD4^+$Th1 免疫细胞可以分泌 IFN-γ等细胞因子来杀灭胞内菌、激活人体内的巨噬细胞并且能促进巨噬细胞及其衍生细胞的形成；$CD8^+$T 细胞对抗结核分枝杆菌免疫也发挥着非常重要作用，其分泌的 IFN-γ、穿孔素和粒溶素能够有效杀灭细胞内的结核分枝杆菌；IL-4 是 $CD4^+$Th2 细胞所分泌的具有象征性的细胞因子，它既可以遏制含菌巨噬细胞的凋亡又能遏制 $CD8^+$T 细胞的繁殖；调节性 T 细胞是 T 细胞的一个亚群，在免疫抑制和免疫耐受中发挥重要作用。

二、免疫治疗药物

辅助免疫治疗主要通过促进 Th1 型免疫反应及其细胞因子的产生，刺激机体产生保护性免疫应答，以改善临床症状、缩短化疗疗程，减少机体组织的病理损伤。目前，辅助免疫治疗药物主要分为疫苗类药物、细胞因子制剂、抗体及免疫调节剂等。

（一）疫苗类药物

（1）热灭活母牛分枝杆菌疫苗　母牛分枝杆菌是快速生长的非致病性分枝杆

菌，其部分抗原与结核分枝杆菌有交叉，所以它引起的保护性免疫反应对结核分枝杆菌可能具有保护作用。皮下注射母牛分枝杆菌菌苗，能够激活 $CD4^+$ Th1 细胞和 $CD8^+$ Tc1 细胞杀灭巨噬细胞内细菌，并下调 Th2 细胞反应水平。目前的研究及临床试验表明，母牛分枝杆菌菌苗具有双向免疫调节功能，对免疫功能低下和亢进者均有调节和治疗作用。国内常用制剂冻干母牛分枝杆菌制剂简称微卡，国外常用制剂为 SRL172，均为肌肉注射，其口服制剂（V7）正处于临床Ⅱ期试验中（Butov et al.，2013）。2011 年 Yang 等进行的一项荟萃分析结果表明，微卡辅助化疗方案可加快菌痰转阴，改善影像学表现，其对初治及复治肺结核具有肯定的治疗作用。

（2）结核分枝杆菌片段　结核分枝杆菌片段疫苗被称为 RUTI，是西班牙一家公司研发的由结核分枝杆菌片段经脱毒制成、携带多种抗原的治疗性疫苗，机体对其产生的免疫反应有助于对潜伏细菌的识别和清除。RUTI 已完成临床Ⅱ期试验，该试验评估了在结核分枝杆菌潜伏感染人群中三种不同剂量（5μg、25μg 及 50μg）的疗效，其结果与Ⅰ期试验结果相一致，25μg 的 RUTI 可引起机体最佳的细胞免疫反应。

（3）DNA 疫苗　表达分枝杆菌抗原的 DNA 疫苗对结核分枝杆菌感染具有预防作用，它可以促进机体产生保护性细胞免疫。研究证明 DNA 疫苗在 T 细胞介导的细胞免疫反应中起决定作用。治疗性 DNA 疫苗主要有编码结核分枝杆菌 Hsp65、Ag85 和 ESAT-6 的基因的疫苗。动物实验发现，DNA Hsp65 疫苗有辅助化疗作用，识别 Hsp65 的抗原提呈细胞可以被选择性激活。Ag85A 疫苗和 Ag85A-ESAT-6 嵌合 DNA 疫苗在动物模型中被证明具有辅助治疗结核的作用。DNA 疫苗在常规化疗中是非常有价值的治疗佐剂，它能尽量减少结核病的化疗时间，化解结核病的潜在感染，改善耐药结核病疗效。

（二）细胞因子制剂

（1）IL 类　IL-2 由活化的 T 细胞产生，又是 T 细胞增殖所必需的细胞因子，在 T 细胞活化、成熟等方面具有重要作用。IL-2 使 $CD8^+$ T 细胞活化为细胞毒性 T 细胞而产生杀灭结核分枝杆菌的作用，是早期用于治疗结核分枝杆菌感染的细胞因子之一。IL-12 主要由抗原提呈细胞分泌，通过作用于 IL-12 受体，诱导 IFN-γ 大量产生，促进 Th1 细胞分化，同时 Th1 细胞也可刺激 IL-12 的分泌，形成高效的正反馈回路，增强 Th1 应答。IL-7 和 IL-15 主要由单核巨噬细胞分泌，在感染结核分枝杆菌后大量释放。IL-24 通过 T 细胞上的受体直接活化 $CD8^+$ T 细胞，促进 IFN-γ释放，也可刺激中性粒细胞产生 IL-12。

（2）IFN-γ　IFN-γ是 Th1 细胞的主要产物，能够使静止的 $CD4^+$T 细胞分化为 Th1 细胞，介导 T 细胞对巨噬细胞的激活，增强巨噬细胞杀伤结核分枝杆菌的能力，同时促进 CTL 细胞成熟（Doherty，2012）。IFN-γ在结核保护性免疫中发挥必不可少的作用，它能够促进巨噬细胞活化，产生超氧化物和 NO，降低溶酶体内的 pH，促进吞噬体和溶酶体的融合。2000 年某项随机对照多中心临床试验探究了 MDR-TB 患者吸入 IFN-γ辅助治疗效果，因疗效不佳而中断试验。2011 年 Gao 等对相关的试验进行了系统评价，结果表明，雾化吸入 INF-γ治疗结核病时痰菌转阴率与对照组的差异具有统计学意义。因此，IFN-γ辅助治疗结核病的疗效尚存在争议。

（3）人粒细胞-巨噬细胞集落刺激因子（GM-CSF）　GM-CSF 通过调节抗原提呈细胞数量，增强机体免疫应答水平，激活巨噬细胞，促进其分泌 IL-2 和 IFN-γ等细胞因子。GM-CSF 治疗结核病的机制尚不明确，可能与增强单核巨噬细胞的功能、抑制细胞内结核分枝杆菌复合菌群的生长有关。某项动物实验表明，无论是单独使用 GM-CSF，还是联合使用 GM-CSF 和 IL-2，均有辅助治疗结核病的作用，对 MDR-TB 的疗效更显著。

（4）TNF-α　TNF-α是一种多功能的细胞因子，主要由活化的巨噬细胞、NK 细胞（自然杀伤细胞）及 T 淋巴细胞产生。目前研究表明，TNF 不仅对肿瘤细胞具有细胞毒性作用和生长抑制作用，而且还参与了机体的免疫调节作用。目前应用 TNF-α治疗结核的研究较少。2004 年 Wallis 等对可溶性 TNF 受体（25mg/次，2 次/周，疗程 4 周）治疗结核合并 HIV 的 I 期临床研究进行评价，结果表明痰菌阴转率约 7 天，与对照组比较有统计学差异。因此，TFN-α可用于治疗结核病。

（三）抗体

近年来有研究显示，针对结核分枝杆菌特定成分的抗体有控制结核病的作用，抗体可能在感染初期、感染细胞死亡或凋亡后参与免疫清除过程（Glatman-Freedman，2006）。抗结核分枝杆菌α-晶体蛋白单克隆抗体 IgA、中和 IL-4 的多克隆抗体和重组 IFN-γ联合用于小鼠模型，一周后小鼠肺内菌量显著减少，肉芽肿形成明显增多。此外，针对结核分枝杆菌肝素结合血凝素抗原（HBHA）、MPB83 等抗原的单克隆抗体，在降低荷菌量、减少病理性抗原和提高生存率上有一定效果。

（四）免疫调节剂

结核分枝杆菌属细胞内寄生菌，所引起的免疫学特征是细胞免疫功能低下和体液免疫增强，而细胞免疫功能的低下正是肺结核经久不愈和痰菌持续阳性的原因之一。临床上常用的免疫增强剂如胸腺肽、转移因子等对辅助治疗病情较重的耐多药肺结核患者有一定效果，而对于单耐药结核病和全身情况较好的肺结核患者一般不推荐应用。

（1）胸腺肽能促进外周血中的T淋巴细胞成熟，促进T细胞的活化，具有调节和增强人体细胞免疫功能的作用。转移因子是来自于淋巴细胞的小分子多肽，动物实验表明结核特异性的转移因子能够增强巨噬细胞提呈抗原的作用，促进Th1型免疫反应的生成。

（2）免疫抑制剂　糖皮质激素主要用于耐药肺结核合并严重的呼吸功能不全、结核性脑膜炎、结核性心包炎、血行播散性肺结核和干酪性肺炎等危急重症患者，它对减轻中毒症状和降低病死率有效，但当病情缓解后应逐步减量至停药。然而，在使用免疫抑制剂治疗结核病的同时，应充分认识到免疫抑制剂可能带来的免疫损伤作用，采取相应的保护措施以减少免疫损伤的副作用。

由于多数免疫抑制剂治疗结核病的研究尚处于初期阶段，缺乏统一的专家共识。因此免疫治疗作为结核病化学治疗的辅助方法，具体的用药剂量、疗程、疗效及不良反应等缺乏前瞻性的临床试验。然而随着现代分子生物学的发展、基因组学和蛋白质组学研究的深入，越来越多的细胞因子在结核病免疫中的作用将被人们认识，为对抗结核病这一顽疾带来新的希望。

第七节　心 理 干 预

一、心理概述

心理是人脑对客观物质世界主观、能动的反映。心理的表现形式称心理现象，包括心理过程和个性特征。人的心理活动有一个发生、发展和消失的过程，人们在活动时通过各种感官认识外部世界的事物，经过大脑的活动思考事物的因果关系，并伴随着喜、怒、哀、惧等情感体验，折射着一系列心理现象的整个过程就是心理过程。心理过程可分为三个过程，即认知过程、情感过程及意志过程，也就是人的认知想法、情绪感受，以及毅力与行动，简称为知、情、意。人由于先天素质、生活环境和受教育程度不同，从事的实践活动也不相同，因此，在活动中表现出其各自独特的特点，这就是人的个性特征。个性特征包括人格倾向性、人格特征和自我意识系统。人格倾向性即动机、观点、信念等，人格特征指人的能力、气质、性格等，自我意识系统指一个人对自己的认识、对自己感受的感知和体验，以及对自己的调控。

心理健康是以积极有效的心理活动、平稳正常的心理状态，对当前和发展着的社会、自然环境及自我内环境的变化具有良好的适应功能，并由此不断发展健全的人格，提高生活质量，保持旺盛的精力和愉快的情绪（姚树桥和杨彦春，2013）。心理健康者既能过平平淡淡的日子，也能很好地适应生活中发生的各种积极和消极事件。

二、心理对健康的影响

人体的健康不仅仅是生理的健康，还包括心理的健康。生理健康的稳定与心理健康稳定之间存在着相互影响、相互促进的关系。因此，心理对疾病的发生或发展也有着直接或间接的影响。负面心理状态可能会加快已有疾病的进程，积极的心理状态可能会促进疾病的康复或症状的缓解。

心理过程的三个过程认知、情感，以及意志行为之间相互影响、相互促进。认知想法直接影响人的情绪感受，继而影响行为的选择，而行为的选择可以反过来影响认知与情绪。同理，情绪感受对认知想法及行为选择也有着重要的影响。因此，人对事物的看法（认知与想法）影响着他们的情绪感受及行为选择，最终影响其生理上发生变化。例如，一个有着暴力倾向的人往往容易认为自己受到背叛与欺骗（认知想法），因而狂怒（情绪感受），作出过激行为（行为选择），而此时生理上也发生变化，如大量儿茶酚胺的释放、血压升高及心率加快（O' Donnell et al.，2014）等。Mika Kivimaki 的研究发现，在重大事件发生后，人们对事物持有的态度及期望水平对他们的生活方式和健康有着重大的影响。研究人员调查了 5007 位经历过重大事件（如家庭中出现过死亡、重大疾病等）的中年职工健康水平，将重大事件发生前三年与发生后一年半时间中的工作病假天数做对比，结果发现持有积极态度并有着正面期望值的职工在重大事件发生后情绪和健康方面的恢复远快于持有消极态度和负面期望的职工，因为前者视重大事件为需要克服的挑战，同时他们在遇到重大事件带来的挫折时会主动寻求帮助，建立有效的社会支持系统；而后者则表现为自我封闭，把自己与有效的社会支持系统隔离开来，因而只能专注和沉溺于重大事件带来的困境及悲伤中不能自拔，不能学会应对负面影响的技巧，故在情绪稳定水平和健康水平方面都恢复较慢（Kivimäki et al.，2005；Li et al.，2014）。因此，心理状态对身体健康有着十分重要的影响，当消极人群处于疾病状态时给予心理干预是非常有效的辅助治疗手段。

三、结核病患者常见负面心理特征及其影响因素

1. 结核病患者常见负面心理特征

结核病是结核分枝杆菌感染引起的一种慢性传染病，几乎可以发生于全身各脏器，以肺脏发生最为多见。患者因结核病的治疗疗程长、抗结核药物毒副作用大、服用的药物种类和数量多等原因而难以坚持治疗；一部分患者诉说耐多药结核病（multidrug-resistant tuberculosis，MDR-TB）是所有疾病中最让人痛苦和难以忍受的，而该病的治疗过程比该疾病本身更让人痛苦（Isaakidis et al.，2013）。在

治疗过程中由于患者出现一系列的消极心理，严重影响治疗效果及预后。消极心理使患者正常的日常生活与活动变得极其艰难，又因日常生活的艰难而怀疑自身的健康程度，同时带着对疾病及其发展情况的深度忧虑和恐惧而无法自拔（Atif et al.，2014）。结核病患者一般存在以下负面心理特征（Meghan et al.，2013；Nafees Ahmed et al.，2016；Thomas et al.，2016）。

（1）恐惧　当确诊为结核病时，第一个感觉就是恐惧。很多患者谈"痨"色变，尤其对结核病的认识不清晰，以为自己得了不治之症，从而忧心忡忡；也因为耐药结核病疗效差，或因目睹亲人死于该疾病而产生对死亡的恐惧。

（2）悲观　由于治疗时间长，疗效缓慢，使患者心灰意冷，特别是治疗失败后复发的患者，悲观情绪尤为严重。

（3）绝望　结核病是慢性病，病程长，治疗时间久，患者需要反复就医，治疗的费用让很多患者感觉经济上不堪重负，在短时间内或相当长一段时间内好转不明显或出现症状上的反复，使患者在希望与失望中徘徊。

（4）抑郁　反复就医的失败、对致命性疾病的认知，以及抗结核类药物（如环丝氨酸、异烟肼、氟喹诺酮等）产生的精神影响导致患者成为患抑郁的高危人群。同时，因漫长且痛苦的治病疗程的需要，患者不得不调整生活和工作状态来进行治疗，使耐多药肺结核患者比药物敏感患者更易产生抑郁情绪。

（5）自卑　结核病是传染病，结核病患者觉得自己是传染患者，害怕传染他人，因而耽误或中断工作接受治疗；在经济与生活上产生对亲人的依赖，加之一定程度上的自我价值感丧失，从而产生内疚和自卑，与健康人存在心理隔阂，这种心理特点持续在整个治疗过程中，甚至延迟到康复后。

（6）孤独　结核病尤其是耐药结核病治疗困难，患者一方面渴望家人及亲朋的关心照顾，另一方面因为担心家人的健康使自己和家人隔离。他们表示自己会和家人分开吃饭，使用单独的一套餐具，甚至控制住与幼年子女的亲密接触；一旦子女出现感冒症状，就担惊受怕，害怕子女被传染。一部分患者因为害怕被排斥、被孤立，会对家人、朋友及平时的社交圈（如就业单位等）隐瞒患病的事实，独自远离家乡就医；部分患者因患结核病感到痛苦，不但得不到家人的同情，反遭到家人的不理解及排斥，进而加重内心的痛苦；还有部分患者因为经历过亲朋和社会对自己的疏远或排斥后感到孤独与无助，于是把自己孤立起来，回避正常的人际交往。因此孤独、被排斥是耐药结核病患者最深刻的感受。

（7）焦虑　由于生活压力大，长时间的治疗，同时伴随经济压力、就业压力、求学压力及恋爱结婚生子等压力而产生焦虑，有可能导致延长治疗疗程或影响治疗效果。

（8）烦躁　结核病治疗疗程长，若治疗效果不明显，加上药物带来的副作用，如恶心、呕吐、视力受损及膝关节疼痛等症状使患者饱受痛苦，会让一部分患者产生烦躁的情绪。

2. 影响结核病患者心理状态的因素

（1）病原因素　病原因素即细菌因素，主要是结核分枝杆菌对中枢神经系统的作用，可使患者出现一些神经衰弱的症状，如羞涩、忧郁、善怒（李世宏和王伟炳，2014）。研究表明，痰涂阳患者的心理症状会随着痰涂片转阴而逐渐减轻（雷涛等，2002）。复发患者因担心病程长、治疗效果不佳而产生忧虑、死亡恐惧心理；金虹等的研究表明，复发患者心理脆弱，在较长的治疗期间会出现劳动、工作能力下降，进一步影响生活和工作，造成焦虑、悲观的心理状态（金虹和蒋琴，2010）。闫赟等（2010）采用 Kessler10（K10）量表对耐药肺结核患者和敏感患者进行测评，结果显示耐药肺结核患者 K10 总分和危险水平高于敏感肺结核患者。

（2）宿主因素　宿主因素即患者自身因素，一般年龄小的易产生担心、恐惧心理；女性比男性更易产生焦虑心理；患者受教育的程度与心理状态存在一定关系；社会支持程度与患者抑郁、焦虑等心理反应呈负相关；生活事件和住院频率也对患者心理状态有影响（李世宏和王伟炳，2014；Valerie et al.，2013）。

（3）其他　治疗过程中使用的药物，如异烟肼、环丝氨酸也能对患者情绪造成一定影响，引起焦虑、抑郁及精神错乱等（Vega et al.，2004）。有研究表明，9.7%～50%服用环丝氨酸的患者会产生诸如幻觉、焦虑、抑郁、欣快、行为障碍，以及自杀意念或行为等精神病性症状。

四、心理干预的重要性

结核病患者出现负面消极情绪的比例较高。坚持治疗的患者会因为疾病受到的种种偏见、治疗药物的副作用，以及漫长的疗程带来的痛苦而引起的生活质量下降产生情绪障碍，如抑郁症、焦虑症、失眠症的发生率较高（杨建华等，2009）。结核病的严重程度也会影响患者的心理状态。国家重大传染病防治科技重大专项——“结核病传播模式研究”结果显示，敏感结核病患者患心理疾患的比例为 30%，而耐多药患者发生心理疾患的比例高达 62%。此外，由于负面心理状态存在，一部分患者会出现治疗依从性差，不服从治疗，甚至放弃治疗的现象，尤其对于治疗困难的耐多药结核病（MDR-TB）患者，遵从医嘱就显得至关重要，因为该治疗往往是患者最终的，也是唯一的选择。治疗的停顿或终止将导致较高的死亡风险及耐药菌株的再度传播（Vega et al.，2004）。因此，对结核病患者进行抗结核治疗的同时，心理干预对于管理患者负面情绪、有效地处理疾病和治疗导致的身体、人际、工作和生活困境有积极作用，能有效增加患者治疗的依从性。

五、心理干预的内容与方法

心理干预是在心理学理论指导下，有计划、按步骤地对一定对象的心理活动、个性特征或行为问题施加影响，使之发生向预期目标变化的过程（姚树桥和杨彦春，2013）。在对患者的心理干预中，常使用诸如倾听、同感、建议、引导、启发、和鼓励等技巧治疗心理受损的患者，常用于个体与团体心理干预。咨询师的目标是宣泄处理患者的消极情绪，维护或提升患者的自尊感，尽可能减少或防止症状的反复，以及最大限度地提高患者的适应能力。

对于结核病患者，尤其是治疗困难的 MDR-TB 患者，心理干预可通过倾听技巧了解患者内心的各种负面情绪，同感技巧是设身处地地真诚感受患者内心的痛苦和需求，最后帮助他们减轻心理负担和压力（Acha et al.，2007）。此外，心理干预可帮助患者建立有效处理困境的策略。不仅如此，慢性疾病患者更需要精神与社会支持上的满足（Vashakidze et al.，2013）。因此，结核病患者的心理干预尤为重要，而且心理干预应该不仅只针对患者，还应加强患者家属、同事、朋友对结核病的认识，对患者心理状态给予理解和关心，为患者建立更好的社会支持。

六、心理干预的阶段性

心理干预具有阶段性，不同治疗时期心理干预的目的有所不同。心理干预根据患者治疗的进程、治疗过程中面临的问题，以及患者在整个治疗过程中对生活的适应性来设立阶段性目标。因此每个心理干预的阶段都有它独特的目标及干预技巧。针对结核病患者的团体心理干预可分为 4 个阶段。

1. 第一阶段　团队建立和情绪宣泄

治疗师介绍自己和团体活动的目的，团体成员疾病背景相同，在团体中建立安全、信任的氛围，让同病相怜的患者相互认识，在此基础上带领患者相互倾听及分享各自患病后的经历和感受，把压抑已久的病痛带来的负面情绪宣泄出来。倾听和分享患病治疗经历与感受的过程，不仅可宣泄消极情绪，还帮助患者意识到自己所遇到的情况并不是最糟糕的，他们也不是孤立无援和唯一患病的人。在活动结束前，患者讲述当前治疗阶段最担心的、最想解决的问题，以及对疾病的疑问。针对患者的疑惑和疑问，心理活动结束前的最后阶段要有医务人员进行疾病相关宣传教育，向患者介绍耐药结核病防治，纠正患者日常生活中的不良行为（如随地吐痰等），并对患者提出的问题进行详尽、细致的回答。

在活动过程中，心理咨询师要通过积极倾听患者的想法，表达对患者的理解和尊重，鼓励患者述说与宣泄，让其他成员表达相似的经历和感受，缓解患者的心理压力，帮助患者建立战胜疾病的信心。团体可以建立患者、医生及管理人员的即时通信群，加强医务人员与患者、患者与患者之间的交流，动态关注患者的心理变化，通过医生渠道和患者互助渠道及时矫正患者治疗过程中的负面情绪。此外，还可以通过加强患者家人、同事、朋友对结核病防治知识的了解，减少对患者的歧视，增加对患者处境的理解，以消除患者的孤独自卑心理，为患者建立更多的社会支持。

2. 第二阶段 帮助患者带着疾病适应生活

该活动分为两小阶段。第一小阶段：再度宣泄病痛与治疗带来的负面情绪。有很多患者在生活中有痛苦却无地方去倾诉及宣泄，因此，对大部分患者而言，该心理团体成为唯一安全的、可表达和宣泄消极情绪的港湾。该团体提供了一个可以哭泣、软弱、宣泄的地方，让患者觉得他们自己感觉无能、无助、消极并不是什么不好的事情。很多患者会认为来到这个团队就应该只说积极的事情，但团体要使他们认识到，不同于其他场合，在团体中说出消极的话或表现出恐惧不但不会对活动气氛有负面影响，而且还会更有效地通过宣泄学会接纳自己与团体病友的负面情绪，得到相互的支持与理解，产生共鸣，促进团体成员的心理成长。

第二小阶段：讲诉具体困境，让患者学会自己主动寻找办法来面对治疗过程中遇到的困难处境。病友们诉说及倾听了团体成员们的问题和痛苦，如治病过程中遇到的各式各样的问题、药物毒副作用、经济问题、因疾病带来的孤独感、无法坚持疗程、不能按时复查等。患者因为知道大家面临同样的疾病和状况，他们会相互支持，寻找作为彼此精神支持的资源。当部分患者会因得不到家人的支持和家庭以外的理解而产生孤独感，并诉说生活中的种种困难时，心理咨询师可通过采用启发或询问的方式了解其他患者是怎样去处理类似困难，运用团体的力量和资源解决具体困难和问题。例如，有患者表示疾病带来抑郁情绪难以排解，团体成员应对困难的方法包括：找病友聊天，看新闻关心社会和医疗方面的新进展，散步，听音乐，等等。分享解决问题的经验，为其他成员作出榜样和示范，自我成就感和被需要感会增强。提出问题的成员也可以在生活中尝试别人的经验，感受自己得到帮助和支持，坚定治疗信心，减轻治疗的痛苦。

3. 第三阶段 进一步加深患者之间彼此相互的社会支持

让患者表达药物副作用带来的情绪情感困惑，患者在私下有痛苦的时候会相互交流，当知道对方也有相同症状时就感到安心，如果对方没有这些症状，就进一步通过咨询医生了解病情。特别是当耐多药肺结核患者在抗结核治疗 6 个月后仍然排菌，说明治疗效果不显著时，就需进行心理安抚，坚定治疗信心，强化治疗动力，并被告知要养成良好的生活习惯，如不能对人咳嗽、不随地吐痰，以及保持室内通风，同时要注意与家人之间的隔离。

4. 第四阶段　帮助患者发现与体会治疗过程中心理调整的成功经验

这一阶段的目的是帮助患者觉察与体会治疗过程中心理调整的成功经验，强化治疗信心，探索克服病痛并且帮助他们继续坚持治疗的资源。在心理干预过程中患者对自己在心理干预前和现在的心理状态进行简单自我评估，在咨询师的启发下思考状态变化的影响因素，引导患者看到自己的进步，增强治疗信心。然后思考自身当前的心理状态的原因，如心理状态的低分是什么原因造成的，高分又是由什么快乐事件引起的，自己又是如何在治疗期间寻找积极资源以克服困难的，如感觉恶心就出门散步，或进行其他活动分散精力等。目的是让患者注意到解决问题和治疗不适的具体策略，日常生活中被忽略的克服病痛和药物副作用的自身资源及付出的努力。同时，患者也会注意到来自外界的资源，如病友、亲人、医务人员在治病期间对他们的鼓励和帮助，家人的不离不弃和照顾，医生们的天天看望和问候，病友相互之间的理解和安慰，社会提供治病的平台和机会，等等，并且会对这些外界资源表达感激之情。在咨询师提供病友相互认识、了解和交流的平台的过程中，使患者意识到自己可采用来自他们自身的资源和外界的资源，如家人、朋友、医务人员和社会等。

一些特殊情况的患者，当团体心理干预无法满足其要求时，心理咨询师可根据患者的人格特点、情绪状态及病情为他们选择安静、隔音的咨询室单独开展个体形式的心理辅导与治疗。例如，遵义医学院附属医院心理支持团体中的一位患者，虽然平日常与病友通话倾诉，但因为她脆弱的个性，使她有痛苦的情绪而找不到正确的宣泄渠道，感觉无人理解，于是越来越封闭，最终导致过激的自残行为倾向。在咨询师的引导与倾听下，患者表达了使她产生自残行为的三个方面的担忧与恐惧：一是对肺结核治疗手段产生的恐惧与焦虑情绪导致的睡眠障碍；二是因增加家庭经济和心理负担产生的愧疚；三是因结核病情的发展阶段而无法自行选择治疗手段而产生的无助感。因此，在这个案例中，心理干预的内容包括：第一、联络心理医生或精神科医生会诊，评估抑郁焦虑情绪严重程度，评估自杀、自伤风险，对睡眠障碍给予药物或放松心理治疗；第二、心理咨询，咨询要点在于对患者表达同感与共情，以及在心理与行为上的支持，耐心地倾听，真切地关怀，帮助患者宣泄，调整认知，重塑对生活的希望。

（1）倾听、关怀、宣泄　咨询师带着关怀的倾听让患者感觉有了一个安全的环境尽情倾诉想法、宣泄情绪，得到了情感上的支持。

（2）支持　情绪及行为上的支持。通过专科医生的同意，咨询师在整个咨询过程中紧紧握住患者的手，时而拍拍其肩膀表示理解、鼓励和支持。

（3）同感、共情　咨询师通过患者描述的情感与感受表现出对她的内在体验的理解，并且给予恰当的反馈。

（4）认知调整　咨询师让患者意识到，患者现在的状况是把疾病当成了生活的全部，其实患者除了疾病，还有家庭社会角色，如母亲与妻子的角色：患者是可以带着疾病过着很幸福的生活的，虽然觉得自己的疾病给家人带来了负担，但自己坚强地带病活着，哪怕在病情严重时不能为家庭做任何事情，也仍担任着母亲的角色，为她的子女支撑起强大的精神世界。而作为女人和妻子的角色，她仍能够保持一份美丽和温柔，并且拥有一份美满的婚姻和一位不离不弃的伴侣。通过团体与个体的心理辅导与支持，使患者认识到疾病及其治疗并不是生活的全部，而只有接受患病的事实才能够心平气和地在治疗疾病的同时享受属于自己的生活。

遵义医学院附属医院自承担全球基金项目——“结核病耐多药肺结核规范化诊治”项目以来，对耐多药肺结核患者开展包括团体（图 7-6）和个体（图 7-7）的心理干预治疗，以增强患者对耐多药肺结核治疗的理解，降低恐惧、愤怒、无助和孤独感，减少结核病对日常生活的干扰，帮助患者接受自己患 MDR-TB 的现实，心情坦然地在此基础上创建自己的生活。团体心理干预中，治疗师营造了一个安全、融洽、理解、信任、开放、支持性的互动式氛围，让同病相怜的患者在治疗师的引导下宣泄疾病导致的消极情感以缓解心理压力（丁洁等，2016），感受团体中获得的理解和支持，共同面对患病后治疗和生活中出现的问题。参加团体心理干预的患者每次 5～8 人，活动时间为每次 1～2h。根据患者病情和心理健康状态，必要时进行个体的心理治疗。通过全球基金项目耐多药结核病心理干预的开展，咨询师帮助 MDR-TB 患者建立了新的社会支持系统，使患者学会了接受自己的病情，并从病友团体中感受到相互的包容和理解，最终走出患病后的阴

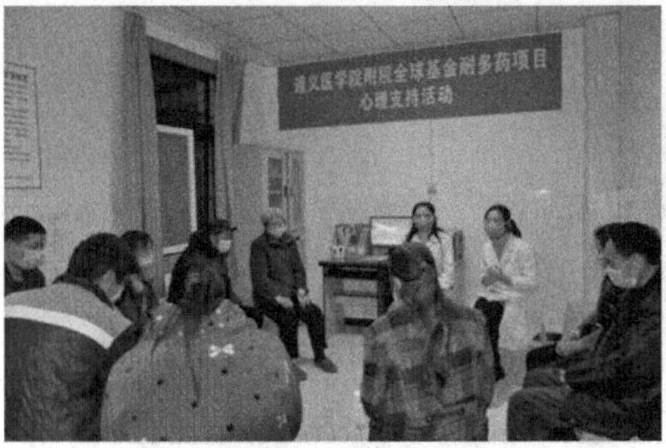

图 7-6　MDR-TB 患者在接受团体心理干预治疗

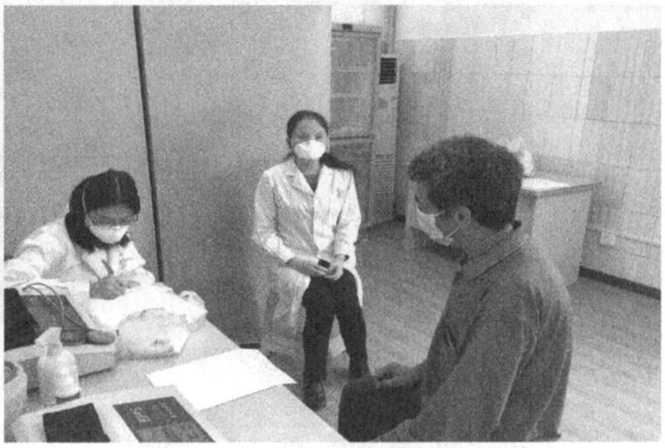

图 7-7　个体心理干预治疗

霾。同时，在心理干预过程中让患者诉说药物副作用带来的情绪和困惑（图 7-8），并通过疾病宣教和疑问解答，缓解患者对疾病和用药的顾虑和担忧（图 7-9）。在心理干预辅助治疗和团体成员的相互勉励下，患者寻找到应对治疗期间生理及心理上不适的方法和技巧，增强了在漫长治疗过程中克服困难的勇气和信心，提高了患者治疗的依从性，大部分患者对治疗充满了信心和决心，并且表示康复后将更加努力地工作以回报家庭、回报社会。

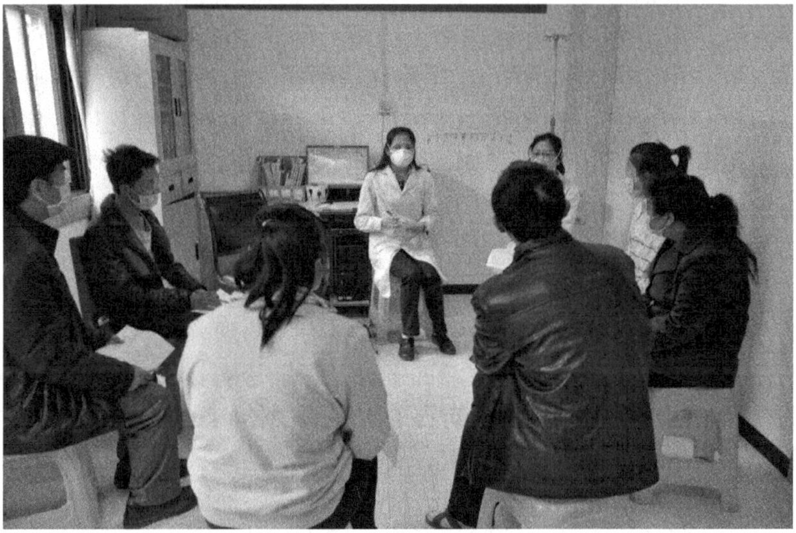

图 7-8　患者诉说药物副作用带来的困惑

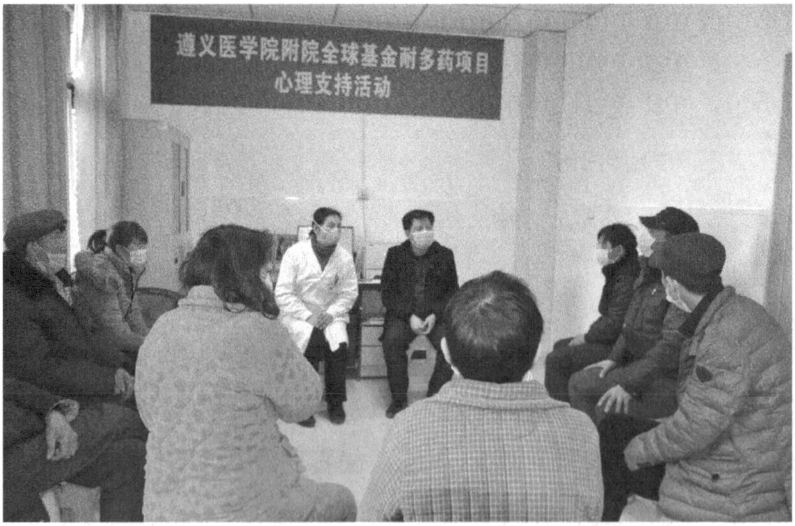

图 7-9　医务人员为 MDR-TB 患者解答疑虑

第八节　其 他 治 疗

传统中药对结核病的治疗有着悠久的历史。传统中医学将结核病称为“痨病”，早在《内经》及《经匮要略》等书中均有记载。辨证论治是中医的治疗原则，症候是辨证论治的核心。中药通过辨证论治，对每个结核患者进行自身调节，提高患者免疫功能，减毒增效，改善患者的症状。中西药结合治疗结核可以取长补短，既可调整机体的机能状态，又可延缓耐药性的产生，是治疗结核病的理想途径之一。中药在治疗结核病方面有着独特的优势，本节就中药的抗结核治疗予以简要介绍。

一、提高机体细胞免疫功能

结核分枝杆菌感染人体以后主要使机体产生以细胞免疫为主的免疫反应。在免疫功能正常的个体感染少量的结核分枝杆菌时，人体的免疫系统可将其清除不发病；而当机体免疫功能低下时，结核分枝杆菌大量繁殖可造成机体的发病。中药以益气、补血、滋阴、养阳等方剂，以培元固本、扶正祛邪、增强机体抗病能力和免疫功能的治疗方法（林存智等，2008），达到抑菌祛邪、扶正固本、促进阴阳平衡、提高抗病能力的目的。临床观察证实隔蒜灸可提高血清中诱导 IFN-γ 产生的 IL-12 和 IFN-γ 水平，加强巨噬细胞在细胞免疫防御机制中的作用，提高抗结核疗效。康琳平（2008）加用百贝益肺颗粒治疗肺结核患者，结果提示百贝益肺颗粒具有改善结核患者免疫水平的作用。

二、减少药物的毒副作用，改善脏器损害

抗结核药物的常见不良反应有肝肾功能损害、胃肠道反应、末梢神经炎、听力损害等。使用中药能够起到减轻西药毒副作用的目的，患者耐受性增加的同时也增加了西药的疗效。2006 年张瑞梅等加用肺泰胶囊治疗肺结核患者，显示肺泰胶囊有加快痰菌阴转、促进病灶吸收和空洞闭合、提高免疫功能、加快结核中毒症状改善的作用。2008 年肖洁采用保真汤结合西医化疗药物治疗耐多药肺结核病，结果显示患者肝功能损害、皮疹、消化道症状等不良反应的发生显著低于西药对照组。

三、改善微循环和抑制纤维增生

耐药肺结核大多病程较长，病灶中多见干酪样坏死、肉芽组织增生，周围有

纤维包裹。结核分枝杆菌在病灶中繁殖，药物难以渗透抵达其中导致疗效不佳。邵长荣据此特点，用“清肺、杀虫、行瘀”的辨证治疗原则，在清肺泻火的基础上加入活血化瘀药物，提高患者痰菌转阴率，促进空洞闭合，改善微循环，抑制纤维增生，患者临床症状明显好转，胸片报告吸收率为 27.3%，痰菌阴转率为 34.5%。

近年来，研究表明抗结核、免疫和中医药辅助联合治疗耐药性结核具有提高抗菌效果、增强机体免疫功能、改善中毒症状、缩短疗程、减少复发的功效。2012 年黄春合等的研究表明，就现阶段研究成果而言，中药治疗结核病是作为一种重要辅助方法，暂不能取代化疗药物。

虽然传统中医药对结核病的认识及治疗历史悠久，产生了多种中成药及复方制剂，在临床上取得一定的疗效。但中药治疗结核病的机制尚不明确，目前研究表明中药主要通过抑制结核分枝杆菌的生长，调节机体的免疫功能而发挥作用。在未来的临床试验或研究中，需要大样本、双盲、随机、对照及多中心的临床研究，为中医药治疗结核病提供循证医学证据。

参 考 文 献

陈廷, 聂尚丹, 赵建磊, 等. 2011. 肺结核患者免疫功能状态的研究. 中华疾病控制杂志, 15(5): 381-383.

陈志, 张广宇, 梁建琴, 等. 2011. 抗结核药物超声导入治疗浅表淋巴结结核的临床观察. 西南国防医, 2(2): 149-150.

程小星. 2011. 结核病免疫治疗策略及临床应用研究现状. 中国医师杂志, 13(3): 423-425.

崔超, 张军, 李淼, 等. 2014. 肺结核外科治疗新进展. 首都医药, 24: 33-34.

达泽蛟, 祝秉东, 张颖, 等. 2011. 结核病免疫机制及疫苗研究进展. 微生物与感染, 6(3): 169-178.

丁洁, 欧薇, 黄璐, 等. 2016. 团体心理支持改善耐多药肺结核患者治疗期间的生活质量. 心理医生, 22(33): 41-42.

范琳. 2015. 耐多药肺结核的免疫治疗研究进展. 中国防痨杂志, 37(11): 1144-1149.

高德杰, 霍丽丽, 劳海黎, 等. 2016. 母牛分枝杆菌在治疗潜伏性结核感染中的细胞免疫学作用机制. 中华医院感染学杂志, 26(7): 1480-1482.

耿书军, 刘建玲, 冯玉英, 等. 2015. 胸腺五肽联合常规抗结核方案治疗复治菌阳肺结核的疗效及对患者免疫功能的影响. 中国现代医学杂志, 25(7): 51-53.

何晓, 刘先发, 陈心春, 等. 2015. IL-22 在抗结核免疫机制中的作用研究进展. 临床肺科杂志, (1): 129-131.

何忠成. 2015. 脊柱结核的诊疗进展. 现代医药卫生, 31(14): 2130-2132.

黄春合, 李天资. 2012. 抗痨免疫与中药联合治疗耐药性肺结核疗效机制的研究. 中国医药科学, 2(2): 38-39.

黄璐, 陈玲, 兰远波, 等. 2016. 超声电导药物透入治疗颈部淋巴结结核疗效与疗程观察. 贵州医药, 40(6): 635-636.
黄璐, 陈先丹, 闫鸿, 等. 2016. 肺外结核病患者行超声电导药物透入治疗的操作经验体会. 国际高级护理实践, 3(2): 18-20.
金凤. 2008. 免疫调节剂辅助治疗肺结核的疗效观察. 医学信息, 21(10): 1842-1843.
金虹, 蒋琴. 2010. 肺结核患者心理状态的评估及护理对策. 医学与社会, 23(4): 103-104.
康琳平. 2008. 百贝益肺颗粒治疗肺结核的免疫学观察. 现代中西医结合杂志, 17(12): 1825.
兰远波, 刘权贤, 黄璐, 等. 2014. 超声电导药物透入治疗骨和关节结核. 临床医药文献杂志电子版, 1: 14-44.
雷涛, 冯梅, 杨奇帅, 等. 2002. 肺结核患者心理健康状况及其对治疗依从性影响的研究. 中国防痨杂志, 24(5): 270-272.
黎友伦, 罗永艾, 王国治, 等. 2005. 细胞因子及其受体在结核免疫中的作用. 国外医学(内科学分册), 32(4): 146-149, 167.
李世宏, 王伟炳. 2014. 肺结核患者心理状态影响因素及干预研究进展. 中国热带医学, 14(10): 1281-1283.
梁旭峰, 梁虹, 汪关宝, 等. 2010. 胸腺肽-α1 对肠结核患者免疫功能及临床疗效的影响. 中国临床药理学杂志, 26(3): 179-182.
梁艳, 吴雪琼, 张俊仙, 等. 2010. 应用结核病 DNA 疫苗治疗小鼠耐多药结核病的研究. 国家呼吸杂志, 30(12): 705-708.
林存智, 朱新红, 邓凯. 2008. 中药肺腑汤治疗耐药性肺结核病的临床研究. 中华中医药学刊, 26(11): 2472.
刘海鹏, 戈宝学. 2012. 结核病免疫机制及疫苗研制开发研究进展. 国际结核病与肺部疾病杂志(中文版), 1(1): 74-79.
刘景阳, 梁建琴, 王金河, 等. 2012. 超声电导仪靶向药物治疗结核性胸膜炎临床观察. 中国误诊学杂志, 2(12): 1063-1064.
刘晓燕, 张正斌, 王坚杰, 等. 2013. 乌体林斯联合正规抗结核治疗初治菌阳肺结核的疗效及对免疫功能的影响. 中国医药导报, 10(21): 106-108.
刘媛媛, 宝福凯, 柳爱华, 等. 2012. γ-干扰素与结核病关系研究进展. 中国热带医学, 12(10): 1275-1281.
卢锦标, 赵爱华, 王国治, 等. 2014. 对我国结核病免疫预防策略的探讨. 中国防痨杂志, 36(11): 927-929.
毛晓辉, 曹思哲, 王勃, 等. 2015. 超声透药靶向治疗包裹性结核性胸膜炎临床疗效观察. 临床肺科杂志, 20(12): 2156-2158.
任淑君. 2016. 免疫联合介入治疗耐多药空洞性肺结核临床疗效观察. 中国卫生标准管理, 7(10): 63-64.
沈洪波, 陈维政. 2016. 结核分枝杆菌潜伏感染的免疫机制及免疫干预研究进展. 中华结核和呼吸杂志, 39(1): 47-51.
沈鑫, 潘启超, 肖和平, 等. 2016. 结核病研究新进展. 上海预防医学, (28)3: 143-147.
施嫣嫣, 熊飞. 2014. 抗结核病药物的研究进展. 医药前沿, (1): 22-23.

舒雪保. 2014. 胸腺肽联合抗结核药治疗复治涂阳肺结核的效果研究. 中国当代医药, 21(2): 72-74.
宋艳华, 高孟秋. 2012. 肿瘤坏死因子-α 在抗结核免疫中的作用研究进展. 中国防痨杂志, 34(4): 254-258.
孙翠萍, 钮晓红, 陈真征, 等. 2011. 超声电导中药透入辅助治疗颈淋巴结结核的疗效观察. 实用临床医药杂志, 15(14): 61-62.
孙照平, 刘辉, 李静, 等. 2009. 注射用母牛分枝杆菌预防性治疗潜伏性结核感染的细胞免疫机制. 临床肺科杂志, 14(2): 158-161.
汤剑平, 万艳, 胡川, 等. 2010. 胸腺五肽联合化疗治疗肺结核疗效观察. 临床荟萃, 25(17): 1526-1527.
汤荣林. 2014. 老年结核病患者抗结核治疗效果的分析. 中国卫生产业, 2: 139-141.
田红, 姚艳红, 刘莲花. 2008. 隔蒜灸治疗复治耐多药肺结核的临床观察. 中国中西医结合杂志, 28(6): 560-561.
王海江, 宁新忠, 夏照华, 等. 2016. 52 例耐多药肺结核外科治疗临床疗效分析. 中国现代医生, (54)4: 29-31.
王亚琴, 窦骏. 2009. 黏膜免疫: 结核疫苗免疫的新途径. 微生物学免疫学进展, 37(4): 53-56.
吴昊, 王浩, 于继云, 等. 2012. 结核疫苗研究进展. 解放军医学杂志, 37(10): 1003-1007.
肖洁. 2008. 中药联合化疗治疗耐多药肺结核的临床观察. 湖南中医药大学学报, 28(4): 60-61.
熊莲, 岳健博, 汪成琼, 等. 2017. 痰热清注射液辅助化疗治疗肺结核的临床疗效及安全性评价. 实用心脑肺血管病杂志, 25(3): 6-10.
闫赟, 孙强, 边学峰, 等. 2010. 耐多药结核病患者心理健康状况及影响因素分析. 中国卫生事业管理, 27(11): 775-777.
杨海清. 2012. 浅谈肾结核的诊断与治疗. 大家健康, 6(11): 100-101.
杨建华, 张茜, 刘红玉, 等. 2009. 支持性心理护理在耐多药结核病病人的临床应用与研究. 中国现代医生, 47(27): 92-94.
姚树桥和杨彦春. 2013. 医学心理学. 北京：人民卫生出版社.
岳健博, 熊莲, 汪成琼, 等. 2017. 黄芪相关中药口服制剂辅助治疗肺结核增效减毒作用的 Meta 分析. 实用心脑肺血管病杂志, 25(4): 1-6.
张杰, 胡良安. 2014. 妊娠期结核的研究进展. 医学信息, 27(5): 605-606.
张瑞梅, 高春景, 胡凯. 2006. 肺泰胶囊配合西药治疗耐药性肺结 115 例. 陕西中医, 27(12): 1470-1472
张树春, 张越野. 2015. 联合微卡辅助治疗肺结核合并糖尿病的疗效观察. 中国医药指南, (28): 105-106.
张影, 陆坚, 侯志平, 等. 2013. 肺结核患者疗程中外周血辅助性和调节性 T 细胞的动态研究. 中国防痨杂志, 35(6): 427-432.
赵晖. 2014. 老年肺结核患者细胞和体液免疫状况及免疫干预治疗对其的影响. 中国老年学杂志, (15): 4186-4188.
中国防痨协会. 2010. 耐药结核病化学治疗指南(2009). 中华结核和呼吸杂志, 33(7): 485-497.
中国全球基金结核病项目办公室. 2013. 中国全球基金结核病项目(延期)实施细则.

中华人民共和国卫生部. 2002. 中华人民共和国结核病分类标准. 中华人民共和国卫生行业标准(WS 196—2001).

Acha J, Sweetland A, Guerra D, et al. 2007. Psychosocial support groups for patients with multidrug-resistant tuberculosis: Five years of experience. Global Public Health, 2(4): 404-417.

Alsaad N, van Altena R, Pranger AD, et al. 2013. Evaluation of co-trimoxazole in thetreatment of multidrug-resistant tuberculosis. Europe Respiration Journal, 42(2): 504-512.

Atif M, Sulaiman SA, Shafie AA, et al. 2014. Impact of tuberculosis treatment on health-related quality of life of pulmonary tuberculosis patients: a follow-up study. Health and Quality of Life Outcomes, 12(1): 19.

Buccheri S, Reljic R, Caccamo N, et al. 2009. Prevention of the postchemotherapy relapse of tuberculous infection by combined immunotherapy. Tuberculosis, 89(1): 91-94.

Butov DA, Efremenko YV, Prihoda ND, et al. 2013. Randomized, placebo-controlled phase Ⅱ trial of heat-killed *Mycobacterium vaccae* (immodulon batch) formulated as an oral pill (V7). Immunotherapy, 5(10): 1047-1054.

Cardona PJ, Amat I. 2006. Origin and development of RUTI, a new therapeutic vaccine against *Mycobacterium tuberculosis* infection. Arch Bronconeumol, 42(1): 25-32.

Chen L, Zhang J, Zhang H. 2016. Heteroresistance of *Mycobacterium tuberculosis* strains may be associated more strongly with poor treatment outcomes than within-host heterogeneity of *M.tuberculosis* infection. J Infect Dis,214(15):1286-1287.

Chen S, Qin M, Han Y, et al. 2015. Assessment of the efficacy of drug transdermal delivery by electro-phonophoresis in treating tuberculous lymphadenitis. Drug Delivery, 59(10): 6073-6079.

Cooper AM, Khader SA. 2008. The role of cytokines in the initiation, expansion, and control of cellular immunity to tuberculosis. Immunol Rev, 226: 191-204.

Dewan RK, Moodley L. 2014. Resurgence of therapeutically destitute tuberculosis: amalgamation of old and newer techniques. Journal of Thoracic Disease, 6(3): 196-201.

Diacon AH, Dawson R, von Groote-Bidlingmaier F, et al. 2012. 14-day bactericidal activity of PA-824, bedaquiline, pyrazinamide, and moxifloxacin combinations: a randomised trial. Lancet, 380(9846): 986-993.

Doherty TM. 2012. Immunotherapy for TB. Immunotherapy, 4(6): 629-647.

Dooley KE, Mitnick CD, Ann DeGroote M, et al. 2012. Efficacy Subgroup, RESIST-TB, 2012. Old drugs, new purpose: retooling existing drugs for optimized treatment of resistant tuberculosis. Clinical Infectious Diseases, 55(4): 572-581.

Francisco-Cruz A, Mata-Espinosa D, Estrada-Parra S, et al. 2013. Immunotherapeutic effects of recombinant adenovirus encoding granulocyte-macrophage colony-stimulating factor in experimental pulmonary tuberculosis. Clin Exp Immunol, 171(3): 283-297.

Gao XF, Yang ZW, Li J. 2011. Adjunctive therapy with interferongamma for the treatment of pulmonary tuberculosis: a systematic review. Int J Infect Dis, 15(9): e594-e600.

Garcia-Prats AJ, Draper HR, Thee S, et al. 2015. The pharmacokinetics and safety of ofloxacin in children with drug-resistant tuberculosis. Antimicrob Agents Chemother, 59(10): 6073-6079.

Glatman-Freedman A. 2006. The role of antibody-mediated immunity in defense against *Mycobacterium tuberculosis*: advances toward a novel vaccine strategy. Tuberculosis (Edinb), 86(3-4): 191-197.

Hwang SS, Kim HR, Kim HJ, et al. 2009. Impact of resistance to firstline and injectable drugs on treatment outcomes in MDR-TB. Europe Respiration Journal, 33: 581-585.

Isaakidis P, Rangan S, Pradhan A, et al. 2013. "I Cry Every Day": experiences of patients co-infected with HIV and multidrug-resistant tuberculosis. Tropical Medicine & International Health, 18(9): 1128-1133.

Kaur IP, Singh H. 2014. Nanostructured drug delivery for better management of tuberculosis. Journal of Controlled Release, 184: 36-50.

Kim DH, Kim HJ, Park SK, et al. 2010. Treatment outcomes and survival based on drug resistance patterns in multidrug-resistant tuberculosis, American Journal of Respiratory and Critical Care Medicine, 182: 113-119.

Kivimäki M, Vahtera J, Elovainio M, et al. 2005. Optimism and pessimism as predictors of change in health after death or onset of severe illness in family. Health Psychology Official Journal of the Division of Health Psychology American Psychological Association, 24(4): 413-421.

Li Y, Ehiri J, Oren E, et al. 2014. Are We doing enough to stem the tide of acquired MDR-TB in countries with high TB burden? results of a mixed method study in Chongqing, China. PLoS One, 9(2): e88330.

Morris MD, Quezada L, Bhat P, et al. 2013. Social, economic, and psychological impacts of MDR-TB treatment in Tijuana, Mexico: a patient's perspective. International Journal of Tuberculosis & Lung Disease the Official Journal of the International Union Against Tuberculosis & Lung Disease, 17(7): 954-960.

Nafees A, Arshad J, Azhar SSS, et al. 2016.Effects of multidrug resistant tuberculosis treatment on patients' health related quality of life: results from a follow up study. PLoS One, 11(7):e0159560.

Nell AS, D'lom E, Bouic P, et al. 2014. Safety, tolerability, and immunogenicity of the novel antituberculous vaccine RUTI: randomized, placebo-controlled phase Ⅱ clinical trial in patients with latent tuberculosis infection. PLoS One, 9(2): e89612.

O'Donnell MR, Wolf A, Werner L, et al. 2014. Adherence in the treatment of patients with extensively drug-resistant tuberculosis and HIV in South Africa: A prospective cohort study. Jaids Journal of Acquired Immune Deficiency Syndromes, 67(1): 22-29.

Paz-Soldán VA, Alban RE, Jones CD, et al. 2013. The provision of and need for social support among adult and pediatric patients with tuberculosis in Lima, Peru: a qualitative study. BMC Health Services Research, 13(1): 290.

Regazzi M, Carvalho AC, Villani P, et al. 2014. Treatment optimization in patients co-infected with HIV and *Mycobacterium tuberculosis* infections: focus on drug-drug interactions with rifamycins. Clin Pharmacokinet, 53(6): 489-507.

Rottinghaus EK, Vesosky B, Turner J. 2009. Interleukin-12 is suffiient to promote antigen-independent interferon-gamma production by $CD8^{+}T$ cells in old mice. Immunology, 128(1): e679-e690.

Sharma PK, Saha PK, Singh A, et al. 2009. FoxP3 + regulatory T cells suppress effector T-cell function at pathologic site in miliary tuberculosis. Am J Respir Crit Care Med, 179(11): 1061-1070.

Sturdy A, Goodman A, Josè RJ, et al. 2011. Multidrug-resistant tuberculosis (MDR-TB) treatment in the UK: a study of injectable use and toxicity in practice. Journal of Antimicrobial Chemotherapy, 66(8): 1815-1820.

Thomas BE, Shanmugam P, Malaisamy M, et al. 2016. Psycho-socio-economic issues challenging multidrug resistant tuberculosis patients: a systematic review. PLoS One, 11(1): e0147397.

Tuberculosis TCOSF. 2011.Clinical use of rifabutin, a rifamycin-class antibiotic, for the treatment of tuberculosis (A supplement to the 2008 revision of "Standards for Tuberculosis Care"). Kekkaku, 86(1):43.

Valerie A, Quinn DM, et al. 2013. Concealable stigmatized identities and psychological well-being. Social & Personality Psychology Compass, 7(1):40-51.

Vashakidze S, Gogishvili S, Nikolaishvili K, et al. 2013. Favorable outcomes for multidrug and extensively drug resistant tuberculosis patients undergoing surgery. Annals of Thoracic Surgery, 95(6): 1892-1898.

Vega P, Sweetland A, Acha J, et al. 2004. Psychiatric issues in the management of patients with multidrug-resistant tuberculosis. International Journal of Tuberculosis & Lung Disease the Official Journal of the International Union Against Tuberculosis & Lung Disease, 8(6):749-759.

Wallis R S, Kyambadde P, Johnson JL, et al. 2004.A study of the safety, immunology, virology, and microbiology of adjunctive etanercept in HIV-1-associated tuberculosis.Aids, 18(2): 257-64.

World Health Organization. 2007. International Statistical Classification of Diseases and Related Health Problems 10th Revision Version for 2007. WHO-FIC Network at the Annual Meeting in Trieste.

World Health Organization. 2013. Guideline: Nutritional Care and Support for Patients with Tuberculosis.

World Health Organization. 2014. Companion Handbook to the WHO Guidelines for the Programmatic Management of Drug-resistant Tuberculosis.

World Health Organization. 2014. Global Tuberculosis Report 2014.

World Health Organization. 2014. Guidance for National Tuberculosis Programmes on the Management of Tuberculosis in Children 2nd.

Yang XY, Chen QF, Li YP, et al. 2011. *Mycobacterium vaccae* as adjuvant therapy to anti-tuberculosis chemotherapy in nevertreated tuberculosis patients: a Meta-analysis. PLoS One, 6(9): e23826.

Yildiz PB, Yazar EE, Gorgun D, et al. 2011. Predictive role of adenosine deaminasefor differential diagnosis of tuberculosis and malignant pleural effusion in Turkey. Asian Pac J Cancer Prev, 12(2): 419-423.

Zhang Y, Chen C, Jiang GN. 2014. Surgery of massive hemoptysis in pulmonary tuberculosis: immediate and long-term outcomes. Journal of Thoracic and Cardiovascular Surgery, 148(2): 651-656.

Zhang Y, Liu J, Wang Y, et al. 2012. Immunotherapy using IL-2 and GMCSF is a potential treatment for multidrug-resistant *Mycobacterium tuberculosis*. Sci China Life Sci, 55(9): 800-806.

第八章 新药的研究进展

经过 50 年抗结核药物研发的近乎搁浅，5 年来我们终于看到了有前途的抗结核药物的出现，10 余种新药候选物处于临床和临床前期研究阶段，见表 8-1。结核病通常对异烟肼、利福平、吡嗪酰胺和乙胺丁醇标准治疗方案敏感，而耐多药和广泛耐药结核病需要更密集与更长时间的治疗方案，需使用包括注射剂在内的多达 6 种二线药物，这些方案通常被认为不那么有效、毒性更大并且更昂贵。近期，一项 Meta 分析表明，在广泛耐药结核病患者身上使用二线药物只有 44%的成功率，而死亡率为 14%～27%，如同时感染 HIV，死亡率更是超过 70%（Elias et al.，2014）。因此，开发新的药物以缩短治疗时间、改善依从性、降低复发风险、降低死亡率和控制 MDR-TB 疫情是非常必要的。

表 8-1　抗结核化疗新药及候选药一览表

类别	名称	化学结构	研究阶段	作用机制	研发机构
二芳基喹啉类	bedaquiline（TMC207）	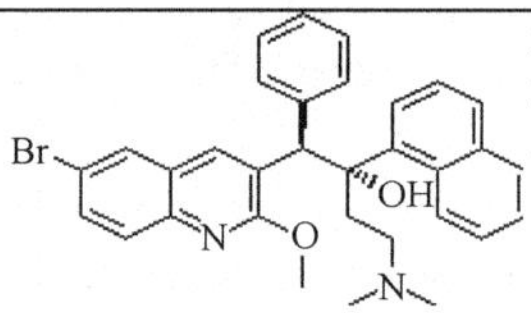	2012 年 12 月 28 日在美国上市	抑制分枝杆菌细胞壁中 ATP 合成酶	强生，Tibotec 制药，TB 联盟
硝基咪唑类	PA-824	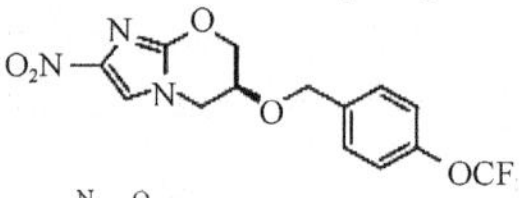	临床Ⅱ期	抑制细胞壁合成	TB 联盟
	OPC-67683	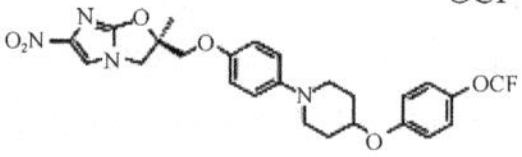	临床Ⅲ期	抑制细胞壁合成	大冢制药有限公司
二胺类衍生物	SQ109	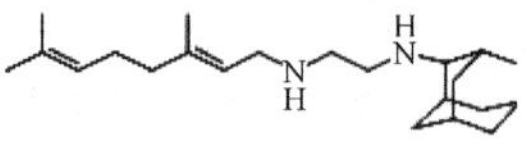	临床Ⅱ期	抑制细胞壁合成	Sequella 制药，NIH
噁唑烷酮类	利奈唑胺	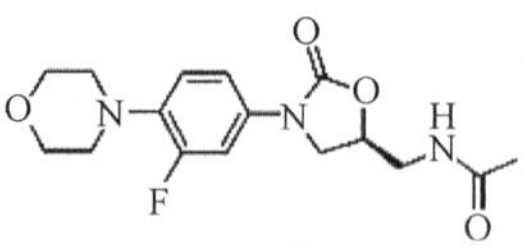	临床Ⅱ期	阻碍细菌蛋白质合成	普强制药
	PNU-100480	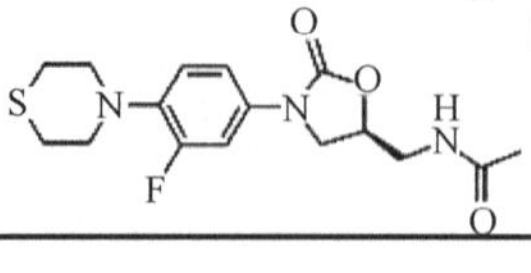	临床Ⅱ期	阻碍细菌蛋白质合成	辉瑞制药

续表

类别	名称	化学结构	研究阶段	作用机制	研发机构
	AZD5847	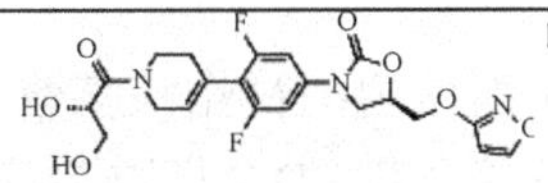	临床Ⅱ期	阻碍细菌蛋白质合成	阿斯利康制药
吡咯衍生物类	BM212	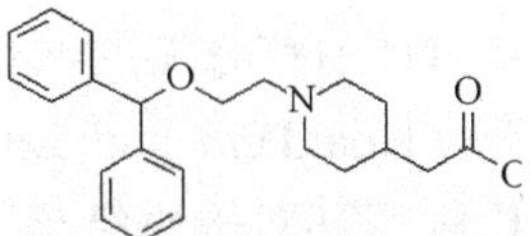	生物研究阶段	抑制细胞壁合成	
	LL3858	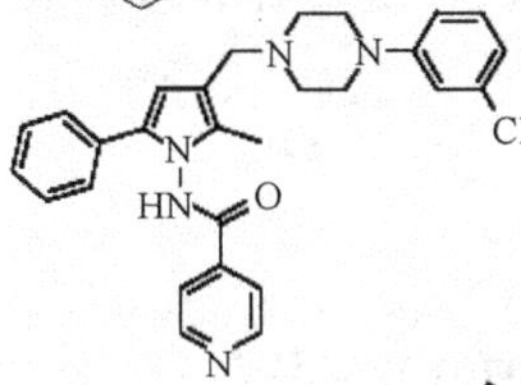	临床Ⅱ期	抑制细胞壁合成	
苯并噻唑酮类	BTZ038	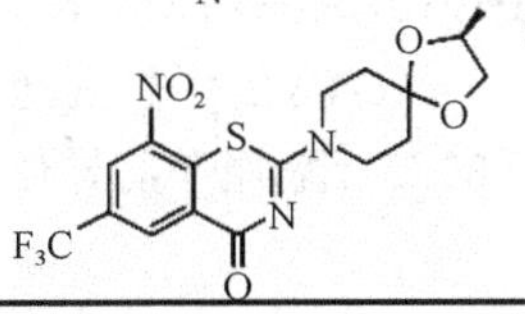	临床前	抑制细胞壁合成	Alere 公司

对于开发新的抗结核药有明确的界定标准，除了要充分验证安全性外，一个新的抗结核药还应满足一些其他因素：比现有药物更有效以减少治疗的持续时间；抑制新的目标以使 MDR-TB 和广泛耐药结核病得以治疗；与 ART 兼容，因为许多患者同时感染 HIV；对其他抗结核药物或候选药物不表现拮抗作用，以使一个由至少 3 个活性药物组成的治疗方案可以形成（Zumla et al.，2014）。这些新的药物与现有的抗结核药物的联合，有望使治疗方案具有：更好的耐受性、更短的疗程和较少的药物之间相互作用。

抗结核新药研发领域重点集中在二芳基喹啉类、硝基咪唑类、苯并噻嗪酮类、唑烷酮类、乙二胺类、氟喹诺酮类、吡咯类、开普拉霉素类、利福霉素类、咪唑并吡啶氨基化合物等方面。其中，最引人注意的是已被批准上市的贝达喹啉（bedaquiline），它是近年来首个被批准的新作用机制抗结核药。硝基咪唑类药中的 PA-824、德拉马尼（delamanid）、TBA-354，苯并噻嗪酮类药中的 BTZ043，唑烷酮类药中的利奈唑胺，氟喹诺酮类药中的 DC-159a，乙二胺类药中的 SQ109，吡咯类药中的 Sudoterb 等均表现出较强的抗结核作用，尤其抗多重耐药或广泛耐药结核分枝杆菌活性的潜力较高。这些药物或候选药物为抗结核治疗开拓了新的前景，使多重耐药、广泛耐药结核可以得到有效治疗，使疗程缩短成为可能。本章就这些新型药物的作用机制、试验结果、临床疗效进行总结，尤其对 bedaquiline、PA-824、delamanid 进行重点介绍，期望为临床医师治疗结核病提供参考。

第一节 bedaquiline

bedaquiline 是近 50 年来第一个新发现的抗结核药物，II 期临床试验结束就被 FDA 及欧盟（EU）批准为新药，是首个获 FDA 批准治疗 MDR-TB 的药物，同时获孤儿药认证。鉴于目前现有的 MDR-TB 治疗方案的次优疗效和毒性，bedaquiline 是对现有抗结核药物的一个伟大补充（Hoagland and Liu，2016），在世界上疾病流行地区尤其如此。其独特的作用机制使其对敏感结核病及耐药结核病均具有较好的疗效（彭蔚等，2015）。

一、分子结构

bedaquiline（又名 TMC207 或 R207910，商品名 Sirturo）的分子式为 $C_{32}H_{31}BrN_2O_2$，CAS 登录号[654653-81-3]，化学名为 1-（6-溴-2-甲氧基喹啉-3-基）-4-二甲氨基-1-苯基-2-（1-萘基）-2-丁醇，是活性最强的二芳基喹啉前导化合物。

二、作用机制

该药作用靶点为人体内结核分枝杆菌复制和传播所需的 ATP 合成酶的质子泵寡聚亚单位 c（AtpE），通过抑制细胞壁中 ATP 合成酶而发挥作用，具有独特的和选择性的体外抗分枝杆菌活性。bedaquiline 可高度选择性地作用于结核分枝杆菌（选择性系数大于 20 000），几乎不对宿主细胞产生毒性（Haagsma et al.，2009）。在治疗初期，结核分枝杆菌的 ATP 浓度尚维持在正常水平，通常治疗开始后几天 ATP 浓度才逐渐下降，故该药以时间依赖性杀菌方式发挥作用（Rustomjee et al.，2008）。

三、药物研究

I 期临床研究发现，人体内 bedaquiline 主要由肝细胞色素 P4503A4 同工酶代谢，故在与利福霉素类（利福平、利福喷丁及利福布汀）强力细胞色素 P4503A4 同工酶诱导剂联合使用时，血药浓度将降低 50%，应避免两种药物同时使用（马培奇，2008）。

II 期临床试验共纳入 441 例 MDR-TB 患者。在第一个试验中，第一阶段是来自南非的 47 例新诊断患者；第二阶段是来自 7 个国家的 161 例新诊断患者。另一项研究是开放性多中心评估研究，对 233 例非新诊断患者进行评估及 2 年随访。Diacon 等（2012）将 47 例 MDR-TB 患者分为试验组和对照组，抗结核治疗开始后分别加 bedaquiline 或安慰剂口服 8 周，疗程均为 2 年，以患者痰培养结核分枝杆菌转阴时间长度（SCC）为评估指标，结果显示 bedaquiline 与其他抗结核药物联用组实现 SCC 的中位时间为 83 天（第二项试验显示为 57 天），而安慰剂联合治疗组为 125 天，试验组痰培养阴转时间明显缩短（*P*=0.031）。另外，Churchyard 等（2010）进行了双盲随机对照试验，证实了单药 bedaquiline 对 MDR-TB 和广泛耐药结核病（XDR-TB）密切接触者预防 MDR-TB 和 XDR-TB 发生的有效性及可行性。Leibert 等（2010）的研究提示 bedaquiline 能有效缩短活动性结核病及潜伏结核分枝杆菌感染的疗程。目前Ⅱ期临床试验已证实患者对 bedaquiline 有良好的耐受性，bedaquiline 有助于痰菌阴转，防止耐药产生，可用于治疗 MDR-TB（Diacon et al.，2012）。Skrahina 等（2016）对 197 例患者使用 bedaquiline 进行治疗，186 例患者接受治疗，2 例死亡，9 例失访，结果 186 例患者中痰培养转阴 94%，仅有 6 例（3%）仍痰培养阳性。

四、临床疗效

bedaquiline 可有效对抗休眠期菌株，有效治疗多重耐药菌株及广泛耐药菌株（Dhillon et al.，2010），几乎对所有分枝杆菌，包括结核分枝杆菌、鸟结核分枝杆菌复合体、堪萨斯分枝杆菌、脓肿分枝杆菌及溃疡分枝杆菌（中位 MIC 值为 0.25～0.5μg/ml）等都具有非常强的活性（马培奇，2008）。其对耐抗结核分枝杆菌药物（异烟肼、利福平、链霉素、乙胺丁醇、吡嗪酰胺和莫西沙星等）的结核分枝杆菌临床分离株也呈良好的体外活性（中位 MIC 值为 0.01～0.09μg/ml）。bedaquiline 对耐药的结核分枝杆菌十分有效，活性比现有抗结核药物好，且体内持续时间更长，并可将治疗时间缩短一半，且这种新药与其他药物无交叉耐药性，其半衰期长，与组织结合力强（Schraufnagel，2013）。bedaquiline 单独用药具有与利福平、异烟肼和吡嗪酰胺联合用药相同甚至更好的效果，目前已进入Ⅲ期临床试验第二阶段（童叶青等，2013）。但是 bedaquiline 也存在一定的局限性，如对结核分枝杆菌潜伏感染的治疗及对药物敏感 TB 的治疗的安全性和疗效尚未确定，现正处于评估阶段，与目前 WHO 推荐的标准治疗进行比较，预计到 2020 年年底将会取得初步成果（World Health Organization，2016）。此外，目前没有用 bedaquiline 治疗肺外 TB 的数据（如中枢神经系统），因此，建议在这些情况下不使用 bedaquiline。

WHO 在 2013 年 6 月发布使用 bedaquiline 治疗 MDR-TB 的临时政策指南，指南指出在 MDR-TB 的成人治疗方案中列入 bedaquiline 应满足以下 5 个条件：①治疗方法在密切的监测条件下使用，坚持最佳的治疗方法以确保药物的有效性和安全性；②正确的患者纳入；③取得患者的知情同意书；④坚持设计 WHO 推荐的 MDR-TB 治疗方案的原则；⑤药物警戒、药物不良反应的妥善管理及药物-药物相互作用的预防（Centers for Disease Control and Prevention，2013）。

五、不良反应

目前临床治疗报道 bedaquiline 常见的不良反应包括胃肠道不适、关节痛、头痛、咯血等，严重的不良反应主要表现为 Q-T 间期延长、肝毒性风险增加及更高的死亡率等（Centers for Disease Control and Prevention，2013）。在Ⅱ期临床试验中，与安慰剂组相比 bedaquiline 组的 Q-T 间期延长、肝毒性风险增加，7 例接受 bedaquiline 治疗的患者出现肝胆疾病及转氨酶升高，而安慰剂组仅有 1 例（8.9%：1.2%）；更严重的是 bedaquiline 组有 10 例死亡（12.7%），而安慰剂组仅有 2 例（2.5%）死亡（Centers for Disease Control and Prevention，2013）。

六、发展进程

2012 年 12 月 bedaquiline 被 FDA 批准上市用于治疗 MDR-TB，2014 年 3 月又被欧洲药品管理局（EMA）批准用于治疗 MDR-TB。一般一个药物要通过Ⅰ期、Ⅱ期、Ⅲ期试验才能批准上市，而 bedaquiline 只经过了Ⅱ期就被美国和欧盟批准上市了。2015 年开始在全球进行 bedaquiline Ⅲ期临床试验，需要Ⅲ期研究以进一步评估 bedaquiline 的安全性、有效性和结核病患者的耐受性。如果被证明安全有效，即使 bedaquilin 的成本可能成为资源有限国家的负担，其也会在以下地区特别有用：会仔细监测不良反应和药物相互作用的 MDR-TB 流行地区（Elias et al.，2014）。早在 2013 年就出台了有关 bedaquiline 的技术指南，遗憾的是，bedaquiline 在我国还处于注册阶段，我国结核病患者使用该新药尚需较长时间。

第二节　delamanid

OPC-67683，又名 delamanid，由日本大冢制药有限公司研制，于 2014 年 4 月获得欧盟有条件的批准上市，在因耐药性或耐受性原因而无法组成有效抗结核治疗方案的情况下，该药可作为适当联合治疗方案的一部分，用于成人耐多药肺结核患者的治疗（World Health Organization，2016）。delamanid 是成功完成Ⅱ期临床试验的仅有的两个新型药剂中的一个，另外一个药剂是上文提及的 bedaquiline（Crunkhorn，2012；Schaberg，2016）。

一、分子结构

delamanid 是在对二环硝基咪唑类衍生物进行结构优化后得到的一个性质获得极大改善的硝基咪唑并噁唑类化合物。分子式为 $C_{25}H_{25}F_3N_4O_6$，CAS 登录号[681492-22-8]，化学名为（2*R*）-2, 3-二氢-2-甲基-6-硝基-2-[[4-[4-[4-（三氟甲氧基）苯氧基]-1-哌啶基]苯氧基]甲基]咪唑并[2, 1-b]噁唑。

二、作用机制

delamanid 的作用机制是通过抑制分枝菌酸的合成而抑制细胞壁的生物合成，对耐药结核病具有一定疗效。delamanid 和异烟肼虽均抑制分枝菌酸合成，但前者仅抑制甲氧基和酮基分枝菌酸合成，对 A-分枝菌酸合成没有影响，而异烟肼则能抑制所有分枝菌酸的合成。所以，delamanid 在结核分枝杆菌中的靶向应是分枝菌酸的生物合成途径。delamanid 与 PA-824 相似，也需在一种由 *Rv3547* 基因编码的酶的催化下被结核分枝杆菌代谢性地激活，进而才能发挥抗结核分枝杆菌活性。PA-824 的中间代谢产物迄今不明，而 delamanid 的中间代谢产物已鉴定为去硝基咪唑噁唑，可与某些受细胞色素酶诱导或代谢的药物（如抗病毒药物）联合使用，从而具有治疗 HIV 相关结核的独特前景（Lee et al.，2010）。

三、药物研究

在 Gler 等（2012）进行的一项比较 delamanid、安慰剂治疗多重耐药肺结核患者的试验中，161 例患者应用 delamanid 100mg bid 治疗、160 例患者应用安慰剂对照治疗，均持续治疗 2 个月。结果显示，delamanid 组患者痰培养转阴率为 45.4%，而安慰剂组患者痰培养转阴率为 29.6%，delamanid 组比安慰剂组提高了 53%的痰培养转阴率，二者的差异有统计学意义（95% CI 为 11%～112%，$P=0.008$）。

Skripconoka 等（2013）通过比较应用 delamanid 不同时间对多重耐药肺结核患者的影响，发现纳入的多重耐药肺结核患者中应用 delamanid 至少 6 个月的患者其痰培养转阴率为 74.5%（95% CI 为 67.7%～80.5%），而应用 delamanid 2 个月的患者其痰培养转阴率为 55.0%（95% CI 为 48.3%～61.6%），应用至少 6 个月组患者较仅应用 2 个月组患者在痰培养转阴率上具有明显的优势（RR 为 1.35，95% CI 为 1.17%～1.56%，$P<0.001$）。

四、临床疗效

delamanid 具有高度的体外抗结核分枝杆菌活性，其最低抑菌浓度（MIC）为

0.006～0.024μg/ml，其在 5mg/kg 剂量下在体内的活性与利福平相当，具有较 PA-824 更强的抗结核活性与更低的致突变性。与目前一线抗结核药物相比，delamanid 的血浆药物浓度低而半衰期长，与现有抗结核药物异烟肼、利福平、乙胺丁醇及链霉素联用无交叉耐药性，可用于耐药结核病的治疗，呈剂量依赖型，与一线抗结核药物联用呈协同作用，未见拮抗作用，提示可用于目前一线治疗方案并改善疗效（赵恒敏和王卫华，2012）。

WHO 在 2014 年发布使用 delamanid 治疗 MDR-TB 的临时政策指南，指南指出在 MDR-TB 的治疗方案中列入 delamanid 应遵循以下 5 个条件：①正确的患者纳入；②坚持设计 WHO 推荐的 MDR-TB 治疗方案的原则；③密切监测治疗效果；④积极的药物警戒、药物不良反应的妥善管理及药物相互作用的预防；⑤取得患者的知情同意书（World Health Organization，2014）。

五、不良反应

12 项在健康受试者身上进行的试验已经开展，由生产厂家提供的汇总数据表明，接受 delamanid 治疗的受试者在治疗后出现的不良反应主要是头痛（20.9%，88/422）、恶心（11.6%，49/422）和头晕（8.8%，37/422）（World Health Organization，2014）。

六、发展进程

delamanid 是另一个被寄予希望的新的抗结核药物，具有相当大的潜力，最近完成了有关 delamanid 安全性及有效性的Ⅲ期试验的后续研究，将其作为治疗成人 MDR-TB 的优化方案（OBR）的补充，预计 2018 年提交结果。delamanid 作为 OBR 补充治疗儿童 MDR-TB 目前正处于Ⅰ期、Ⅱ期研究阶段，部分成果已在 2015 年提交（World Health Organization，2016）。该药现已在中国申请注册。

第三节　pretomanid（PA-824）

在全球横行了几十年的结核病现在遇到了真正的对手。一种新的药物组合第一次显著缩短了结核病的治疗时间，并且对普通结核病及耐药结核病都有效。不仅如此，它还比现有的所有疗法毒性都更小、疗效更快、价格更低。这种新药的名称为 PaMZ，它由 3 种药物组合而成：①标准抗结核药物吡嗪酰胺（异烟酰胺）；②未曾用于结核病治疗的抗生素莫西沙星（moxifloxacin）；③PA-824，即 2001 年在《新科学家》上发表的潜在抗结核药物。PaMZ 是结核病的一大突破，是比尔 • 盖茨投资支持研究的新方案，2012 年 7 月，发表在世界权威医学杂志《柳叶刀》上的研究表明，PaMZ 可在 2 周之内消灭患者体内 99%的结核分枝杆菌。下面介绍抗结核新药 PA-824（pretomanid）。

一、分子结构

PA-824 的分子式为 $C_{14}H_{12}F_3N_3O_5$，相对分子质量为 359.26，CAS 登录号[187235-37-6]，化学名为（*S*）-6, 7-二氢-2-硝基-6-[[4-（三氟甲氧基）苯基]甲氧基]-5H-咪唑并[2, 1-b][1, 3]噁嗪。

二、作用机制

PA-824 属硝基咪唑类化合物的前体药物，须在其结构中的硝基经低氧化还原电位的氢化物转移辅酶 F420 的作用下还原性地激活才会呈现抗结核分枝杆菌效应，而此过程是由 *Rv3547* 基因编码的 F420 依赖性硝基还原酶催化的。在低氧非复制状态下，PA-824 作为氧化亚氮供体而发挥杀菌作用，这一过程伴随一氧化氮的释放及细胞色素 c 氧化酶的抑制（Singh et al.，2008）。此外，PA-824 还能降低细菌 ATP 水平而导致细菌无法获得维持细胞膜完整性所必需的最低能量而致死。PA-824 具有双重作用机制，可抑制结核分枝杆菌的蛋白质及霉菌酸的合成，其抗菌谱窄，同 CYP 酶系无明显的相互作用。

三、药物研究

在对结核分枝杆菌感染小鼠和天竺鼠中进行的试验显示 PA-824 对活动期和休眠期结核分枝杆菌均有杀菌活性，其作用强度与用于治疗厌氧菌感染、结构与其相关的抗生素甲硝唑相当。在 Somasundaram 等（2013）进行的一项比较 PA-824 同利福平、异烟肼在厌氧条件下对潜伏期结核分枝杆菌作用的体外试验中发现，PA-824 在厌氧条件下，其杀菌活性高于利福平、异烟肼：第 4 天时，PA-824 组的菌落数为（4.69±0.12）CFU/ml，利福平组为（6.62±0.05）CFU/ml；在第 21 天时，PA-824 组为 0 CFU/ml，而利福平组为（4.59±0.48）CFU/ml，异烟肼组为（6.49±0.06）CFU/ml。

一项研究也已指出，PA-824 对结核分枝杆菌感染小鼠的杀菌活性与莫西沙星联用异烟肼相当，而它联用异烟肼尚能预防耐异烟肼选择性突变的发生。因此，PA-824 似具有通过对休眠性结核分枝杆菌的强力杀菌活性而缩短肺结核化疗疗程的潜力。

PA-824 的 II 期临床试验在痰菌阳性且对药物敏感的结核病患者中进行，结果显示，PA-824 在每日 100～200mg 剂量时是安全有效的。

四、临床疗效

PA-824对鸟型结核分枝杆菌和耐多药结核分枝杆菌有高度活性，且对休眠性结核分枝杆菌具有杀灭作用。体外试验显示，PA-824 对药物敏感菌与耐单药及广泛耐药的结核分枝杆菌菌株的MIC相近，其中对药物敏感结核分枝杆菌的MIC为0.06～0.25μg/ml，对耐单药及广泛耐药的结核分枝杆菌菌株的 MIC 为 0.015～0.531μg/ml（周林，2013；许寅等，2013）。动物实验表明，PA-824 具有药物活性的时间依赖性特点（Dover and Coxon，2011）。在初期治疗中具有与异烟肼相当的杀菌活性，在后续治疗阶段杀菌活性优于莫西沙星或异烟肼，与异烟肼和利福平联用的疗效相当。临床试验结果表明，PA-824 的达峰时间（t_{max}）为 4～5h，$t_{1/2}$ 为18h，将PA-824加入联合用药方案将有望缩短结核治疗的疗程。此外，PA-824早期杀菌活性与剂量相关，血清中药物浓度水平与剂量及曲线下面积呈正相关（Diacon et al.，2012）。

五、不良反应

目前研究显示，患者对此药耐受性良好，未出现严重不良反应。

六、发展进程

PA-824已完成各项临床前安全性试验，2005年起进入了抗肺结核治疗的II期临床研究（马培奇，2008）。2007 年 8 月已在入院患者中进行多剂量试验研究。目前正在进行更深入的药动学、药物相互作用及疗效研究（Diacon et al.，2010；张志鹏等 2016）。

在第20届国际艾滋病大会上，一项新研究显示，称为“PaMZ”的每日一次口服方案，在治疗药物敏感结核分枝杆菌和耐药结核分枝杆菌感染方面都表现出很好的效果。新方案起效更快、价格更低，具有很大的市场前景。现在需要开展进一步的临床研究来证实其疗效，如果成功，将对结核病的控制产生巨大影响。无论是从患者角度还是从卫生系统角度，疗程更短的方案将是最受欢迎的。

第四节　其他新药的研究进展

一、含哌嗪苯并噻唑酮类药物（PBTZ169）

含哌嗪苯并噻唑酮（piperazine-containing benzothiazinones，BTZ）是新的一

系列含哌嗪的苯并噻唑酮类药物，显示出对敏感及耐药结核病的高效活性。PBTZ169 与所有抗结核药物相容，似乎与贝达喹啉和氯法齐明具有协同作用。2016 年 7 月，该药已在俄罗斯完成了 I 期试验第一阶段，2017 年在瑞士进行第二阶段研究。

二、咪唑并吡啶氨基化合物（Q203）

Q203 是咪唑并吡啶氨基化合物，作用于呼吸细胞色素 bc_1 复合体，可高效抑制多重耐药、广泛耐药结核分枝杆菌（Hoagland and Liu，2016）。在鼠模型中抗菌活性潜力高，可达到纳摩尔级别的 MIC。当以小于 1mg/kg 剂量浓度给药时，可显著降低菌落数。同时，与现有的很多抗结核药物相比，细菌更难以对其产生耐药性。如果临床试验证明其对人类安全、有效，将有望挽救更多人的生命，有望发展成为极具潜力的抗结核药。目前 Q203 处于 I 期临床试验阶段。

三、噁唑烷酮类（利奈唑胺、PNU-100480 与 AZD5847）

利奈唑胺是第一个被批准用于临床的噁唑烷酮类药物，对耐药结核分枝杆菌抗菌作用良好（其 MIC＜1μg/ml），对快速增殖期、静止期菌群均有效，能有效治疗多重耐药肺结核患者（孙小璐等，2016）。对于氟喹诺酮或氨基糖苷类耐药的多重耐药肺结核患者，在治疗方案中添加利奈唑胺可快速降低结核分枝杆菌的承载量（Condos et al.，2008）。临床应用结果表明，利奈唑胺不仅对革兰阳性菌效果明显，而且具有良好的抗结核分枝杆菌作用，对 MDR-TB 显示有强力的抗菌活性。该药对结核分枝杆菌的 MIC 为 0.125～1mg/L，对 MDR-TB 的结核分枝杆菌其 MIC 为 0.125～8mg/L（许寅等，2013）。有文献报道，利奈唑胺用于治疗 40 例 XDR-TB 患者，结果显示 90%的患者痰菌阴转，仅 4 例患者治疗失败，出现利奈唑胺耐药（Lee et al.，2012）。王爱民等（2016）等报道了对 94 例 XDR-TB 患者进行利奈唑胺联合常规化疗，治疗有效率达 85.19%。国外学者对 11 篇应用利奈唑胺治疗耐药结核病患者的研究进行分析，在接受了含利奈唑胺的治疗方案的 148 例患者中，治疗成功率达 67.99%，但不良反应发生率为 61.48%，有 36.23%的患者因为不良反应而中断治疗（Lee et al.，2012）。因此，由于其严重的骨髓抑制、神经毒性和血小板减少等不良反应，目前仅作为抗结核三线药物用于联合疗法中。

PNU-100480（sutezolid）是利奈唑胺的结构类似物。体外研究显示，PNU-100480 对结核分枝杆菌菌株的 MIC 为 0.03～0.50mg/L，抗菌活性是利奈唑胺的 3.2 倍。PNU-100480 已完成 I 期试验，试验结果表明其具有良好的可耐受性，抗结核活性较利奈唑胺更强，与异烟肼相当。PNU-100480 与利奈唑胺相比较具有优越的安全性，并且在一个体外全血培养试验中显示更好的时间依赖性杀菌作用（Katherine et al.，2012）。此外，研究显示 PNU-100480 与吡嗪酰胺具有协同作用，与 bedaquiline 联合使用具有很强的抗结核作用，并有可能缩短疗程（Cox and Ford，2012）。然而，2016 年 8 月，WHO 没有进一步提供有关其后续发展情况的资料。

AZD5847（posizolid）是阿斯利康公司研发的新的噁唑烷酮类衍生物，Ⅰ期临床试验已经完成。在 Balasubramanian 等（2014）进行的鼠模型实验中，当 AZD5847 以 16μg/ml 连续给药 10 天时，可降低细胞内 1.5 个 log 单位的分枝杆菌数量，而利奈唑胺仅降低不到 0.5 个 log 单位的分枝杆菌数量，提示 AZD5847 的抗菌活性高于利奈唑胺，且 AZD5847 同其他传统抗结核药联用的 ΣFIC 值为 0.8～1.2，说明它们之间不存在拮抗作用，而具有很好的药物作用效果累计效应。Ⅱ期临床试验已在 2012 年开始，目前正在进行中。

四、二胺类衍生物

SQ109 为二胺类衍生物药物代表，是细胞壁合成抑制剂。它是一种具有新的作用机制的新型抗结核药物候选物，在Ⅰ期和Ⅱ期临床研究中表现出安全性和良好的耐受性（Katherine et al.，2012）。其对多重耐药及广泛耐药结核分枝杆菌、牛型分枝杆菌等抗菌活性较高（Tandon and Nath，2016），但对鸟型分枝杆菌、海洋分枝杆菌、龟分枝杆菌、脓肿分枝杆菌等抗菌活性较低。SQ109 的 MIC 值为 0.2～0.78μg/ml，当其治疗浓度为 0.64μg/ml 时（此浓度在 MIC 范畴）即可发挥杀菌效应，可降低 99%的巨噬细胞内分枝杆菌；而乙胺丁醇在其 MIC 值时仅发挥抑菌作用，无杀菌作用。SQ109 在体外试验中的自发突变率为 2.55×10^{-11}，为其他抗结核药或候选药物的 1/1000～1/100，如果在体内也能保持这种低突变率，这将成为 SQ109 极其重要的新亮点（Yendapally and Lee，2008）。SQ109 在动物模型中展示了良好的抗菌活性，体内药效与异烟肼相当。体外试验及小鼠试验证实，该药对 EMB 耐药株的 MIC 为 0.9μg/ml，对异烟肼耐药株的 MIC 为 1.4μg/ml，对利福平耐药株的 MIC 不超过 0.7μg/ml（许寅等，2013）。并且有报道表明，SQ109 与异烟肼、利福平和 bedaquiline 均具有协同作用，能使 bedaquiline 的抗结核分枝杆菌活性提高 4～8 倍（Reddy et al.，2010）。2009 年已完成的Ⅰ期临床试验显示：SQ109 具有口服分布快速广泛、半衰期长、用药频次低等特点，且未发现严重副作用（张长生，2012）。SQ109 的半衰期长，这可促进 SQ109 与其他抗结核候选药物，如 bedaquiline 或 PNU-100480 结合，在体外 SQ109 与它们很好地相互作用，从而能够减少治疗方案的用药次数及改善患者依从性（Katherine et al.，2012）。当用 SQ109 代替乙胺丁醇同异烟肼、利福平、吡嗪酰胺合用时，在大鼠模型试验第 8 周，SQ109 组一半鼠模型肺内无分枝杆菌生长，另一半平均菌数为 18CFU；而乙胺丁醇组的平均菌数为 568CFU，是 SQ109 组的 32 倍。所以，SQ109 比乙胺丁醇同其他抗结核药联用更能缩短治疗时间，发挥更高的疗效。目前 SQ109 处于Ⅱ期临床试验阶段。

五、吡咯衍生物类（BM 212 与 LL 3858）

BM 212：该药结构新颖，在吡咯衍生物类药物中抗分枝杆菌活性最强，是本类药物中最具代表性的化合物（Williams et al.，2012）。其对敏感和耐药的结核分枝杆菌的 MIC 为 0.7～1.5μg/ml，与异烟肼和 SM 相仿，与一线抗结核药物无交叉耐药性（崔玉彬等，2010）。该化合物还对鸟分枝杆菌表现出较好的杀菌活性。此外，在巨噬细胞组织培养模型中，发现 BM 212 对细胞内的结核分枝杆菌也具有杀菌活性。目前 BM 212 处于生物研究阶段。

LL 3858（Sudoterb）：LL 3858 是以 BM 212 为基础合成的一个新型有潜力的吡咯衍生物类药物，对细胞内外的敏感菌株、耐药菌株及非分枝杆菌株均具有杀菌作用。其 MIC 为 0.025～0.12μg/ml，同利福平有协同增效作用。在鼠体内以 12.5mg/kg LL 3858 给药 12 周，可彻底清除肺及脾中病原菌，并且在给药后的 2 个月内未见反弹。LL 3858 的Ⅰ期临床试验已完成，现正处于Ⅱ期临床研究阶段。

六、氟喹诺酮类抗结核药（DC-159a）

DC-159a 是一种新型 8-甲氧基氟喹诺酮化合物，抗结核分枝杆菌活性比莫西沙星、左氧氟沙星高，其抗结核分枝杆菌的 MIC 为 0.06μg/ml，分别比莫西沙星、左氧氟沙星低 1/4、1/8。DC-159a 对喹诺酮类多重耐药菌株或广泛耐药菌株也有效，其抗多重耐药菌的 MIC 为 0.5μg/ml，而莫西沙星、左氧氟沙星则分别为 4μg/ml、16μg/ml（Disratthakit and Doi，2010）。在应用于分枝杆菌及其他常见细菌感染中，DC-159a 比其他喹诺酮类药筛选出耐药菌的概率更小。DC-159a 表现出剂量依赖性杀菌活性（Hoshino et al.，2008）。在 Ahmad 等（2011）的鼠模型试验中显示，起始的 2 个月内，100mg/kg DC-159a 同异烟肼作用相当，优于莫西沙星所有剂量（$P<0.001$）。DC-159a 抗菌活性强（Disratthakit et al.，2016），可达到同莫西沙星一样的抗菌活性，但仅用莫西沙星的一半剂量。2006 年 DC-159a 进入Ⅰ期临床试验，目前处于结核病治疗的临床前研究阶段。

七、开普拉霉素类药（SQ641）

开普拉霉素为核苷类天然抗生素，SQ641 为其化学衍生物，是移位酶 1（TL-1）

抑制剂，TL-1 是所有细菌（包括分枝杆菌）细胞壁合成必需的酶。SQ641 抗结核分枝杆菌的活性高于目前应用的抗结核药，包括异烟肼、利福平，对目前临床分离的所有多重耐药菌起作用（Daddio et al.，2015）。SQ641 同乙胺丁醇、链霉素、SQ109 联用显示出协同增效作用，可高效预防结核分枝杆菌突变耐药菌株的产生（Reddy et al.，2008）。开发的 SQ641 磷脂纳米乳剂型，对鼠巨噬细胞的细胞外结核分枝杆菌有效，而 SQ641 本身对其无效。静脉注射 SQ641 磷脂纳米乳剂型，可于 1h 从循环系统中清除，并在肺、脾达到浓度峰值（Nikonenko et al.，2014）。目前 SQ641 处于临床前研究阶段。

八、TBA-354

TBA-354 是在 PA-824 的基础上进行结构优化的第二代具有抗结核作用的硝基咪唑类药物。同 PA-824 相比，TBA-354 是一种窄谱、高效抗复制型及非复制型结核分枝杆菌药物，对敏感、耐药菌株均具有优良的抗菌活性（Tandon and Nath，2016）。TBA-354 抗复制型结核分枝杆菌的 MIC 为 0.006μmol/L，PA-824 的 MIC 为 0.04μmol/L。TBA-354 抗非复制型结核分枝杆菌的 MIC 为 3.4μmol/L，PA-824 抗非复制型结核分枝杆菌的 MIC 为 17.4μmol/L。TBA-354 能杀死非复制状态下潜伏期的结核分枝杆菌，对缩短治疗疗程有一定的意义。Franzblau 等（2014）进行的鼠模型肺结核急性期和慢性期试验显示：TBA-354 在鼠体内的杀菌活性均优于 PA-824。TBA-354 具有良好的生物利用度、适中的吸收率和较长的半衰期，其最终半衰期为 8～12h，适合每日一次的给药方式，这表明其将来可能用于一天一次给药。TBA-354 具有良好的穿透力，食物对 TBA-354 的影响较小，而作为同类的 delamanid 则会受食物的影响（Yang et al.，2012）。目前正在进行 TBA-354 的临床前研究。

九、恩他卡朋、甲硫哒嗪、肽脱甲酰酶等新药

根据结核分枝杆菌的特性，可从现有治疗其他疾病的药物中寻找抗结核药，以控制广泛耐药结核病。目前发现治疗帕金森病的药物具有潜在治疗耐多药及广泛耐药结核病的潜力，如恩他卡朋和托卡朋，可通过结合 InhA 酶直接抑制底物结合从而抑制结核分枝杆菌；甲硫哒嗪（TZ）是一种抗神经病药物化合物，具有抑制细菌外排泵的作用，随着结核病患者的逐渐增多，该药逐渐被认识到可能对结核病有效（中国防痨协会临床专业委员会，2015）。肽脱甲酰酶（PDF）是新一代抗菌药物靶标，其抑制剂将是新型抗菌药物，有可能成为新型广谱抗结核药物，主要有 BB3497、PDF709 和 PDF611，其中 BB3497 目前处于临床前研究阶段

（Colangeli et al.，2007）。另外还有 capuramycin（CM）类似物 RS-118641，其对结核分枝杆菌、MDR-TB、MA、胞内分枝杆菌（MI）具有强大杀菌活性（Disratthakit et al.，2016），有望用于人体结核分枝杆菌和 MAC 感染的治疗（Sharma et al.，2009）。

参 考 文 献

崔玉彬, 曹胜华, 蒋晓磊. 2010. 抗结核药物的研究新进展. 中国抗生素杂志, (5): 321-333.

马培奇. 2008. 抗结核病新药研发进展. 上海医药, 29(11): 514-516.

母连军. 2007. 结核病的现行疗法和新药开发进展. 国外医药: 抗生素分册, 28(2): 74-83.

彭蔚, 黎友伦, 彭丽, 等. 2015. 贝达喹啉治疗结核病的研究进展.中国人兽共患病学报, 31(2): 174-178.

孙小璐, 张天华, 刘凯. 2016. 利奈唑胺治疗耐药性肺结核病的临床疗效及安全性分析.中国医药导刊, 18(8): 800-804.

童叶青, 侯双翼, 叶建君, 等. 2013. 抗结核药物研究新进展. 中国药师, 16(8): 1236-1239.

王爱民, 王小军, 董雪松. 2016. 利奈唑胺联合常规化疗治疗广泛耐药肺结核的疗效观察。现代药物与临床, 31(10): 1652-1655.

许寅, 孟现民, 张永信. 2013. 耐药结核病流行现状及抗结核药物研究进展. 上海医药, 34(13): 3-7.

张长生. 2012. 耐药结核病治疗药物的研究进展. 医学临床研究, 29(010): 2035-2037.

张志鹏, 段茹, 王润卿, 等. 2016. PA-824 的合成方法改进. 当代化工研究, (5): 84-85.

赵恒敏, 王卫华. 2012. 抗耐多药结核病新药的研究进展. 中国防痨杂志, 5: 19.

中国防痨协会临床专业委员会. 2015. 结核病临床诊治进展年度报告(2013 年)(第二部分结核病临床治疗). 中国防痨杂志, 7(37): 673-721.

周林. 2013. 抗结核药物研究进展. 中国临床医生, 14(3): 14-17.

Ahmad Z, Minkowski A, Peloquin CA, et al. 2011. Activity of the fluoroquinolone DC-159a in the initial and continuation phases of treatment of murine tuberculosis. Antimicrob Agents Chemother, 55(4): 1781.

Balasubramanian V, Solapure S, Iyer H, et al. 2014. Bactericidal activity and mechanism of action of AZD5847, a novel oxazolidinone for treatment of tuberculosis. Antimicrob Agents Chemother, . 58(1): 495.

Centers for Disease Control and Prevention. 2013. Provisional CDC guidelines for the use and safety monitoring of bedaquiline fumarate (sirturo) for the treatment of multidrug-resistant tuberculosis. MMWR Recomm Rep, 62(RR-09): 1-12.

Churchyard GJ, Friedland G, Fielding K, et al. 2010. Opportunities afforded by new drugs for tuberculosis. The Lancet Infectious Diseases, 10(6): 368-369.

Colangeli R, Helb D, Vilcheze C, et al. 2007. Transcript ional regulat ion of multi-drug tolerance and antibiot ic-induced responses by the hist one- like prot ein Lsr2 in M1 tuberculosis. PLoS Pathog, 3(6): 780-793.

Condos R, Hadgiangelis N, Leibert E, et al. 2008. Case series report of a linezolid-containing regimen for extensively drug-resistant TB. Chest, 134(1): 187.

Cox H, Ford N. 2012. Linezolid for the treatment of complicated drug-resistant tuberculosis: a systematic review and meta-analysis (Review article). The International Journal of Tuberculosis and Lung Disease, 16(4): 447-454.

Crunkhorn S. 2012. Trial watch: Novel antimicrobial fights TB resistance. Nat Rev Drug Discov, 11(8): 590.

Daddio SM, Reddy VM, Liu Y, et al. 2015. Antitubercular nanocarrier combination therapy: formulation strategies and *in vitro* efficacy for rifampicin and SQ641 Mol Pharm, 12(5): 1554-1563.

Dhillon J, Andries K, Phillips PP, et al. 2010. Bactericidal activity of the diarylquinoline TMC207 against *Mycobacterium tuberculosis* outside and within cells. Tuberculosis: Edinb, 90(5): 301.

Diacon AH, Dawson R, Bois JD, et al. 2012. Phase II dose-ranging trial of the early bactericidal activity of PA-824. Antimicrobial Agents & Chemotherapy, 56(6): 3027.

Diacon AH, Dawson R, Hanekom M, et al. 2010. Early bactericidal activity and pharmacokinetics of PA-824 in smear-positive tuberculosis patients. Antimicrob Agents Chemother, 54(8): 3402-3407.

Diacon AH, Donald PR, Pym A, et al. 2012. Randomized pilot trial of eight weeks of bedaquiline (TMC207) treatment for multidrug-resistant tuberculosis: long-term outcome, tolerability, and effect on emergence of drug resistance.Antimicrobial Agents and Chemotherapy, 56(6): 3271-3276.

Disratthakit A, Doi N. 2010. *In vitro* activities of DC-159a, a novel fluoroquinolone, against mycobacterium species. Antimicrob Agents Chemother, 54(6): 2684.

Disratthakit A, Prammananan T, Tribuddharat C, et al. 2016. Role of *gyrB* mutations in pre-extensively and extensively drug-resistant tuberculosis in thai clinical isolates. Antimicrob Agent Chemother, 60(9): 5189-5197.

Dover LG, Coxon GD. 2011. Current status and research strategies in tuberculosis drug development. J Med Chem, 54(18): 6157-6165.

Elias B, Chahine, PharmD, et al. 2014. Bedaquiline: a novel diarylquinoline for multidrug-resistant tuberculosis. Review Article-New Drug Approvals, 48(1): 107-115.

Franzblau SG, Upton AM, Cho S, et al. 2014. *In vitro* and *in vivo* activity against *M. tuberculosis* of the nitroimidazole TBA-354. Antimicrob Agents Chemother, 58(8): 3823.

Gler MT, Skripconoka V, Sanchez-Garavito E, et al. 2012. Delamanid for multidrug-resistant pulmonary tuberculosis. N Engl J Med, 366(23): 2151.

Haagsma AC, Abdillahi-Ibrahim R, Wagner MJ, et al. 2009. Selectivity of TMC207 towards mycobacterial ATP synthase compared with that towards the eukaryotic homologue. Antimicrob Agents Chemother, 53(3): 1 290-1292.

Hoagland DT, Liu J. 2016. New agents for the treatment of drug-resistant *Mycobacterium tuberculosis*, Adv Drug Deliv Rev, 1(102): 55-72.

Hoshino K, Inoue K, Murakami Y, et al. 2008. *In vitro* and *in vivo* antibacterial activities of DC-159a, a new fluoroquinolone. Antimicrob Agents Chemother, 52(1): 65.

Katherine AS, Marina P, Carol AN, et al. 2012. Discovery and development of SQ109: a new antitubercular drug with a novel mechanism of action. Future Microbiol, 7(7), 823-837.

Lechartier B, Hartkoorn RC, Cole ST. 2012. *In vitro* combination studies of benzothiazinone lead compound BTZ043 against *Mycobacterium tuberculosis*. Antimicrob Agents Chemother, 56(11): 5790.

Lee M, Lee J, Carroll MW, et al. 2010. Linezolid for treatment of chronic extensively drug-resistant tuberculosis. New England Journal of Medicine, 367(16): 1508-1518.

Lee M, Lee J, Carroll MW, et al. 2012.Linezolid for treatment of chronic extensively drug-resistant tuberculosis. New England Journal of Medicine, 367(16): 1508.

Leibert E, Rom WN. 2010. New drugs and regimens for treatment of TB. Expert Review of Anti-infective Therapy, 8(7): 801-813.

Makarov V, Manina G, Mikusova K, et al. 2009. Benzothiazinones kill *Mycobacterium tuberculosis* by blocking arabinan synthesis, Science, 324(5928): 801.

Nikonenko B, Reddv VM, Bogatcheva E, et al. 2014. Therapeutic efficacy of SQ641-NE against *Mycobacterium tuberculosis*. Antimicrob Agents Chemother, 58(8): 587.

Reddy VM, Einck L, Andries K, et al. 2010. *In vitro* interactions between new antitubercular drug candidates SQ109 and TMC 207. Antimicrob Agents Chemother, 54(7): 2840-2846.

Reddy VM, Einck L, Nacy CA. 2008. *In vitro* antimycobacterial activity of capuramycin analogues. Antimicrob Agents Chemother, 52(2): 719.

Rustomjee R, Diacon AH, Allen J, et al. 2008. Early bactericidal activity and pharmacokinetics of the diarylquinoline TMC207 in treatment of pulmonary tuberculosis. Antimicrob Agents Chemother, 52(8): 2831-2835.

Schaberg T. 2016. New drugs for treatment of tuberculosis. Internist (Berl), 57(2): 136-141.

Schraufnagel DE. 2013. New drugs for tuberculosis.Tanaffos, 12(3): 9-10.

Sharma A, Khuller GK, Sharma S. 2009. Peptide deformylase-a promising therapeutic target for tuberculosis and antibacterial drug discovery. Expert Opin Ther Targets, 13(7): 753-765.

Singh R, Manjunatha U, Boshoff HI, et al. 2008. PA-824 kills nonreplicating *Mycobacterium tuberculosis* by intracellular NO release.Science, 322(5906): 1392-1395.

Skrahina A, Hurevich H, Falzon D, et al. 2016. Bedaquiline in the multidrug-resistant tuberculosis treatment: Belarus experience.Int J Mycobacteriol, 5(1): S62-S63.

Skripconoka V, Danilovits M, Pehme L, et al. 2013. Delamanid improves outcomes and reduces mortality in multidrug-resistant tuberculosis. Eur Respir, 41(6): 1393.

Somasundaram S, Anand RS, Venkatesan P, et al. 2013. Bactericidal activity of PA-824 against *Mycobacterium tuberculosis* under anaerobic conditions and computational analysis of its novel analogues against mutant ddn receptor. BMC Microbiol, 13(1): 1-13.

Tandon R, Nath M1. 2016. Tackling drug-resistant tuberculosis: Current trends and approaches.Mini Rev Med Chem, 16(6): 999.

Williams K, Minkowski A, Amoabeng O, et al. 2012. Sterilizing activities of novel combinations lacking first-and second-line drugs in a murine model of tuberculosis. Antimicrobial Agents and Chemotherapy, 56(6): 3114-3120.

World Health Organization. 2014.Global Tuberculosis Report 2014.

World Health Organization. 2016. Global Tuberculosis Report 2016.

Yang T, Pauli E, Upton AM, et al. 2012. Preclinical pharmacokinetic studies of the nitroimidazole TBA-354 in mice, rats and dogs. ICAAC, 840.

Yendapally R, Lee RE. 2008. Design, synthesis and evaluation of novel ethambutol analogues. Bioorg Med Chem Lett, 18(5): 1607.

Zumla AI, Gillespie SH, Hoelscher M, et al. 2014. New antituberculosis drugs, regimens, and adjunct therapies: needs, advances, and future prospects. Lancet Infectious Diseases, 14(4): 327-340.

第九章 抗结核药物的不良反应及处理

第一节 药品不良反应分类

按照WHO国际药物监察合作中心的规定，药物不良反应（adverse drug reaction，ADR）是指人在正常用法、用量服用药物，用于预防、诊断、治疗疾病或改变人体的生理功能时出现的有害的或与用药目的无关并且不期望产生的反应（肖东楼等，2009）。

根据药品不同特性、机体对药品的反应及药品对人体所造成的影响或损害程度，在临床和药理上有多种药品不良反应的分类方法。目前 WHO 药品不良反应分为 A、B、C 三种类型。

A 型药物不良反应（type A adverse drug reaction）：又称为剂量相关的不良反应（dose-related adverse reaction），是由于药品的药理作用增强所致，常和剂量有关，停药或减量后症状很快减轻或消失，可以预测不良反应的结局，发生率高（超过 1%），死亡率相对较低，主要表现包括过度作用、副作用、毒性反应、首剂效应、继发反应、停药综合征、后遗效应等，如大剂量的质子泵抑制剂导致的低镁血症、非甾体抗炎类药物（NSAID）在治疗类风湿性关节炎中引起的骨密度（BMD）和体质量的变化（刘凤芹和周毅，2014）。

B 型药物不良反应（type B adverse drug reaction）：又称为剂量不相关的不良反应（non-dose-related adverse reaction），是一种与正常药理作用无关的异常反应，一般和剂量无关联，难以预测，常规毒理学筛选不能发现，发生率低（低于 1%），而死亡率高，如氟烷引致的高热、红细胞 6-磷酸葡萄糖脱氢酶缺乏所致的溶血性贫血等。“三致”（致畸、致癌、致突）作用也属 B 型不良反应，进一步还可分为遗传药理学不良反应和变态反应。

C 型药物不良反应（type C adverse drug reaction）：其发生机制尚在讨论中，发生率较高，常因用药史复杂、不全或用药不规律导致，特异性极低，没有明确的时间相关性，潜伏期较长，难以预测结局。例如，妊娠期用乙稀雌酚、子代女婴在青春期后发生阴道腺癌。

依据新的药物不良反应分类方法，药物不良反应分为 A、B、C、D、E、F、G、H、U 共 9 类。

A 类（扩大反应）：药物对人体呈剂量相关的反应，其结果可根据药物或赋形剂的药理学和作用模式来预知，通过改变用药剂量，如停药或减量可以部分或完全改善。

B 类（bugs 反应）：是由促进某些微生物生长而引起的药物不良反应。这类反应可以预测，它与 A 类反应的区别在于 B 类反应主要针对微生物。例如，长期使用广谱抗生素引起真菌生长。

C 类（化学反应）：该类反应取决于药物或赋形物的化学性质，其基本形式是化学刺激，其严重程度主要取决于药物浓度，可随已了解药物的化学特性进行预测，如静脉炎、药物刺激引起的胃黏膜损伤等。

D 类（给药反应）：该反应由给药方式引起，它不依赖于药物成分的化学或物理性质。因给药方式不同可能出现不同的药物不良反应，该反应可通过改变给药方式减轻或消失。例如，阿米卡星肌肉注射会引起注射部位局部疼痛，若改用静脉滴注此反应即可消失。

E 类（撤药反应）：它是生理依赖的表现，只发生在停药或剂量减少后，再次用药症状改善。常见的引起撤药反应的药物有苯二氮卓类、阿片类、二环类抗抑郁药等。

F 类（家族性反应）：仅发生在由遗传因子决定的代谢障碍敏感个体中的药物不良反应，此类反应必须与人体对某种药物代谢能力的正常差异而引起的药物不良反应相鉴别。例如，葡萄糖-6-磷酸脱氢酶缺陷引起的镰状细胞性贫血，而细胞色素 P2D6 缺乏引起的反应则为 A 类反应。

G 类（基因毒性反应）：能引起人类基因损伤的药物不良反应，如致畸、致癌、致突等。

H 类（过敏反应）：该反应无法预测，且与剂量无明显相关性，必须及时停药，如光敏反应等。

U 类（未分类反应）：该类反应目前发生机制不明确，如药源性味觉障碍等。

此外，药物不良反应按发生的程度可分为轻度、中度、重度药物不良反应；按发生的急缓可分为急性、慢性药物不良反应；按药物所致病理变化可分为炎症型、充血和水肿型、浸润型药物不良反应。

第二节　抗结核药物的不良反应

耐药结核病的治疗通常需要联合使用多种药物，这种药物引起的不良反应难以预测，且因抗结核疗程较长，不宜因不良反应而中途停药。一般情况下，年老或病情较重者难以耐受这些药物，而另一些患者即使相对简单的治疗方案也会出现严重的耐受问题。常见抗结核药物引起的不良反应有胃肠反应、电解质紊乱、肝脏毒性等，见表 9-1 和表 9-2（肖桂荣等，2014；黄维维，2016）。

表 9-1　常见抗结核药物的不良反应

不良反应	可疑药品
胃肠反应	丙硫异烟胺、对氨基水杨酸钠、吡嗪酰胺、乙胺丁醇、利福平
电解质紊乱	卷曲霉素、丁胺卡那霉素、链霉素
肝脏毒性	丙硫异烟胺、吡嗪酰胺、对氨基水杨酸钠、利福平、异烟肼、乙胺丁醇、氟喹诺酮类
耳毒性和前庭功能障碍	链霉素、卡那霉素、丁胺卡那霉素、卷曲霉素
肾脏毒性	链霉素、丁胺卡那霉素、卷曲霉素、利福平
关节痛或肌肉痛	吡嗪酰胺、氟喹诺酮类
血液系统损害	利福平、氟喹诺酮类
惊厥	环丝氨酸、异烟肼、氟喹诺酮类
外周神经炎	环丝氨酸、异烟肼、氟喹诺酮类
视神经炎	乙胺丁醇
精神症状	环丝氨酸、异烟肼、氟喹诺酮类、丙硫异烟胺
甲状腺功能紊乱	对氨基水杨酸钠，丙硫异烟胺
循环系统损害	氟喹诺酮类、卷曲霉素
过敏反应	链霉素、对氨基水杨酸钠、利福平等药品均有可能发生

表 9-2　抗结核药物的主要不良反应

抗痨药物	不良反应									
	胃肠反应	肝损害	皮疹/过敏反应	视神经炎	周围神经毒性	中枢神经毒性	血液系统损害	高尿酸血症	耳毒性	肾损害
异烟肼	+	+	+		+	+	+			
利福平	+	+	+				+			
乙胺丁醇	+		+	+						
吡嗪酰胺	+	+	+					+		
链霉素	+		+						+	+
氟喹诺酮类	+		+			+				
阿米卡星	+		+						+	+
丙硫异烟胺	+	+	+		+	+				
对氨基水杨酸	+	+	+							
卷曲霉素	+		+						+	+
环丝氨酸	+		+			+				
氯法齐明	+	+	+							
利奈唑胺	+		+				+			

注：“+”表示该药品的主要不良反应。

药物不良反应是干扰结核病治疗策略的重要因素。它可加重抗结核治疗患者的经济负担，使其治疗时间延长，影响治疗效果等（刘晶，2014）。据 WHO 统计资料表明，抗结核药物不良反应发生率为 5%～20%，各研究报道的 MDR-TB 患者治疗过程中不良反应发生率不尽相同。俄罗斯的 Shin 等(2007)报道为 73.3%，我国徐彩红等（2013）报道为 48.1%。诱发药物不良反应的因素大体可分为药物方面因素与患者方面因素。药物因素包括药物本身的作用（如毒性作用等），以及药物制剂中主药以外的其他成分的作用（药物分解产物、副产物、附加剂、溶剂、稳定剂、色素、赋型剂），其次还与用药剂量、疗程、给药途径有关。患者因素包括患者的年龄、性别、体质、种族、病情变化因素、遗传、感应性、疾病等内在因素，以及环境、医师等外在因素（王丽彩，2013）。

抗结核药品所引发的药物不良反应一直困扰着结核病的治疗过程，随着新型抗结核药物的问世，联合用药已成为抗结核化疗的首选方法，耐药菌株的出现使抗结核方案更复杂、疗程更长，所以抗结核药物引起不良反应的发生率升高是必然趋势，在临床上的常见表现包括超敏反应、毒性反应（胃肠道、肝脏、肾脏、神经精神、血液、循环、内分泌、运动、胎儿、局部）、副作用、特异质反应、继发反应（二重感染、赫氏反应）、后遗效应、药物依赖性等。

一、超敏反应

超敏反应是指机体对某些抗原初次应答后，再次接受同种抗原刺激时，发生的一种特异性免疫应答，主要以机体生理功能紊乱或组织细胞损伤为主。抗结核药物大多数可作为半抗原与体内的蛋白质结合而生成全抗原，从而使机体产生致敏淋巴细胞和特异性抗体，当再次接受同一药物即可发生超敏反应。

Ⅰ型超敏反应（速发型）。主要表现为过敏性休克、支气管哮喘、咳嗽、发热、恶心、呕吐、腹泻、瘙痒等。当药物进入机体后，选择性诱导变应原特异性 B 细胞，使其产生 IgE 抗体应答，促使机体处于对该药物的致敏状态。通过与致敏肥大细胞或致敏嗜碱性粒细胞（与特异性 IgE 结合的肥大细胞或嗜碱性粒细胞）表面的 IgE 抗体特异性结合后，使其脱颗粒，释放并合成组胺、白三烯等生物活性介质，它们可作用于靶细胞，使毛细血管扩张，通透性增加，平滑肌痉挛，腺体分泌增加，血压下降，多核白细胞从血管迁移并集聚在组织内，嗜酸性粒细胞集聚。引起这种反应的药物主要有利福平、链霉素、氟喹诺酮类，异烟肼可抑制单胺氧化酶活性，也属于Ⅰ型超敏反应。

Ⅱ型超敏反应（细胞毒型）。药物作为半抗原与循环中 IgA、IgM 或 IgG 的抗体结合后，再与细胞膜蛋白形成抗原-抗体复合物，通过补体作用溶解细胞，主要表现为用药后白细胞数量和（或）血小板数量减少，严重者则表现为溶血性贫血。

一次较大剂量使用利福平可使血中药物浓度骤然升高，而利福平抗体相对较少，则可引起此类反应。此外对氨基水杨酸也是引起此反应的抗结核药物。

Ⅲ型超敏反应（免疫复合物型）。药物作为半抗原与循环中 IgG 抗体结合后形成可溶性免疫复合物。单核-巨噬细胞吞噬清除大分子免疫复合物后，剩余的小分子经血液循环从肾脏排出，余留的中分子可溶性免疫复合物随血液沉积于各器官的毛细血管基底膜，激活补体，吸引中性粒细胞集聚，中性粒细胞吞噬复合物后，释放溶酶体酶、胶原酶、蛋白水解酶等，从而导致血管及邻近组织受损。常见的临床表现是血清病样反应，有发热、淋巴结肿大、关节痛、荨麻疹等；有人也把药物热归于此类反应，常见引起此类反应的抗结核药物有对氨基水杨酸、利福平。

Ⅳ型超敏反应（细胞介导或迟发型）。抗结核药物作为抗原性物质经抗原提呈细胞（APC）加工处理后，能于 APC 表面以抗原肽 MHC-Ⅱ/Ⅰ类分子复合物的形式表达，使具有相应抗原受体的 $CD4^+$Th 细胞和 $CD8^+$CTL 细胞活化。这些活化 T 细胞在 IL-2 和 IFN-γ 等细胞因子作用下，有些增殖分化为效应 T 细胞（$CD4^+$Th1 细胞、$CD8^+$效应 CTL 细胞），有些成为静止的记忆 T 细胞。当抗原特异性记忆 T 细胞再次与相应抗原接触时，可迅速增殖分化为效应 T 细胞。体内抗原特异性效应 T 细胞与抗原提呈细胞或靶细胞表面相应抗原作用后，可通过释放趋化因子、IFN-γ、TNF-β、IL-2、IN-3 和 GM-CSF 等细胞因子，产生以单核细胞及淋巴细胞浸润为主的免疫损伤效应。主要表现为以皮肤瘙痒、红色丘疹、湿疹为主要症状的接触性皮炎，以手臂、面颈部为重，各种抗结核药物均可引起。

超敏反应综合征（DIHS）是一种急性、广泛性的皮肤损伤，多伴发热（首发症状）、淋巴结肿大、多脏器受累、嗜酸性粒细胞增多等，是抗结核药物引起的全身性不良反应。抗结核药物引起的 DIHS 较为少见，主要表现为斑丘疹或多形性红斑，严重者表现为伴颜面部水中的剥脱性皮炎、Stevens-Johnson 综合征（SJS）或中毒性表皮坏死松解症（TEN）（吴小梅等，2015）。该综合征总死亡率为 10%，合并肝炎后，死亡率增至 40%。

（一）抗结核药物过敏临床表现

所有抗结核药物均可引起过敏反应，过敏反应占抗结核药物不良反应的 60%。抗结核药引起的过敏反应大致分为以下 8 种类型。

（1）皮肤综合征　皮肤潮红、散在性红色小丘疹、荨麻疹样皮疹、猩红热样皮疹、口腔黏膜糜烂、固定红斑、疱疹、大疱性表皮松解萎缩型药疹、剥脱性皮炎等，可伴有发热、痒感。剥脱性皮炎多于第一次连续用药 20 天左右出现皮疹，再次药物攻击多在 3h 左右出现皮疹、药热，2 天内达高峰，高峰期持续 3 天左右。可伴有白细胞升高，肝、肾功能异常等多系统损害。

（2）腹部综合征　链霉素可引起过敏性肠炎，表现为腹痛、腹泻、伴嗜酸性粒细胞增高。异烟肼所致胃肠道过敏反应可引起腹痛并进行性加剧，伴肛门不排气、四肢麻木，误诊为急腹症。也有人认为是异烟肼使植物神经功能紊乱、迷走神经兴奋，造成内脏平滑肌痉挛引起。利福平引起阵发性上腹痛，可为绞痛，以夜间仰卧时加重，对症治疗无效，疼痛进行性加重，可波及全腹及腰背部。腹部可有压痛，但不固定。可误诊为外科急腹症及妇科急症、胃复安所致椎体外系副作用等。其机制是利福平诱发血卟啉病。确诊的方法：①取鲜尿在阳光下晒 0.5h 后尿变成红色（服利福平 10h 之后可用此法）；②尿卟胆原试验阳性；③再次服用利福平，24h 内出现更剧烈的腹痛、双下肢麻木、感觉迟钝、血压升高等表现。

（3）流感样综合征　主要由利福平引起，也可由链霉素、乙胺丁醇或异烟肼引起，多见于间歇使用高剂量利福平的病例。患者多于服药后 1～3h 出现寒战，随后出现高热，体温 39.0～42.0℃，持续 4～8h 后逐渐下降，8～24h 内体温恢复正常。发热时伴头痛及肢体或全身疼痛，其中有的可伴有心慌、恶心、呕吐、流泪等。也可只表现为鼻塞、流涕、打喷嚏等过敏性鼻炎的表现。

（4）呼吸综合征　大多属于药物引起的Ⅰ型变态反应，少数属于Ⅲ型变态反应。主要表现为呼吸困难、哮喘，有时伴有休克，也可表现为喘憋伴喉头水肿，可于用药后数分钟出现，或 14h 后出现。肺部听诊可有双肺哮鸣音，可伴四肢红色斑丘疹，继而发展至全身，伴瘙痒，发热，体温升高可达 39.0℃。既往可能有青霉素及磺胺等药物过敏史而无支气管哮喘史，可有外周血白细胞和中性粒细胞或嗜酸性粒细胞升高。X 线检查胸片上可无特殊改变，也可显示双肺散在性分布的结节、片状浸润影。经再次药物攻击可证实。

（5）血液学的异常　过敏反应导致的血液学异常通常有血小板减少性紫癜、溶血性贫血、血白细胞减少及再生障碍性贫血 4 种情况。血小板减少性紫癜和溶血性贫血多发生于继往有使用利福平史，再次应用利福平时，肢体出现出血点或瘀斑，月经量多，其他出血倾向，血小板可有明显减少，但也可不明显减少，可伴有休克。溶血性贫血者可于服药后 10～30min 出现畏寒，发热或不发热，可伴有剧烈腰痛及下肢痛、恶心、呕吐等，服药后 4～5h 皮肤黏膜可明显黄染，尿色深褐，黄疸指数、胆红素可明显升高，其他肝功能指标可正常，尿可见大量褐色不规则团絮样物，尿胆原及尿胆素阳性，尿胆红质阴性，伴有肝损害则可有转氨酶升高，伴肝细胞损害时尿胆红质亦会阳性，可出现严重贫血和网织红细胞升高；异烟肼、链霉素、氨硫脲也可引起此种情况。利福平、异烟肼、对氨基水杨酸均可引起过敏性白细胞减少，可于用药后 2 周至 1 个月左右发生，临床上可表现为发热、乏力、胸闷、白细胞数降至 3.0×10^9 个/L 以下，甚至 1.0×10^9 个/L 左右，中性粒细胞可降至 20%。氨硫脲可引起再生障碍性贫血，发生于服药 1 个月左右，感乏力、食欲不振，至 50 天左右出现发热、极度衰弱、卧床不起，骨髓象示再生障碍现象。

（6）过敏性休克　利福平和其他利福霉素类药、链霉素等抗结核药物可引起过敏性休克。利福平引起者，多在原有使用利福平史基础上，于再次使用时发生，在服药 10min 至 2h 出现流感样综合征、Stevens-Johson 综合征、呼吸综合征，继之出现休克；也可于服药后即发生休克；注射利福霉素或链霉素引起过敏性休克多在注射后 30min 内，甚至即刻出现。力克肺疾引起过敏性休克者有对异烟肼或氨基水杨酸过敏史。

（7）急性肾功能损害和肝功能损害　抗结核药物过敏引起的急性肾功能损害和肝功能损害常为重症皮肤综合征或 Stevens-Johson 综合征的伴发症或流感样综合征的继发症。抗结核药过敏单独引起急性肾功能损害者少见，多为利福平引起，也可为吡嗪酰胺、乙胺丁醇及其他抗结核药引起。出现肾病或肾功能损害者，可有头晕、少尿、眼睑浮肿、头面及四肢水肿、血压升高、低热、白细胞数升高、伊红细胞数升高、血尿素氮及血肌酐升高、尿蛋白“+”以上阳性，伴透明管型。肝功能损害者，可有相应的肝功能损害表现。一旦出现急性肝细胞坏死，往往死亡率较高。

（8）少见类型的过敏反应　有报道对氨基水杨酸可引起类腮腺炎反应、痉挛性呛咳反应，氟嗪酸可引起过敏性血管炎，链霉素可引起结膜充血，对氨基水杨酸与磷霉素合用引起类热原反应，口服利福平致急性喉水肿。

（二）抗结核药物过敏反应总的防治原则

1. 药物过敏史的询问和收集

对既往有其他药物过敏史或过敏性体质者，用药要特别谨慎。注意既往抗结核药物使用反应情况的收集，尽量避免使用可疑的过敏药物。

2. 注意给药剂量和方法

只要结核分枝杆菌对药物敏感，目前临床使用的常规剂量适合各种病情严重程度的结核病的治疗，加大剂量并不能提高治疗效果而只能增加不良反应的概率。

3. 轻微Ⅰ型变态反应

轻微Ⅰ型变态反应，如一般的药物热、皮肤反应，尤其发生在治疗早期者，继续用药可自行消退，一般不需要脱敏治疗，注意警惕发生Ⅱ、Ⅲ型变态反应的可能性。

4. 出现Ⅱ、Ⅲ、Ⅳ型变态反应及时停用过敏药物，并对症处理

5. 过敏反应所致发热

不宜使用常规退热药（尤其是含乙酰氨基酚的药物），首选物理降温，必要时

可酌情使用消炎痛。

针对各种综合征的特点，应采取的相应防治措施如下所述。

（1）皮肤综合征　对有皮肤瘙痒、轻度皮疹等症状不明显者，予对症、抗过敏治疗，密切观察病情变化。使用喹诺酮类药物应注意减少光的接触或避光；重症皮肤反应者需及时停药并给予抗过敏治疗。

（2）腹部综合征　一般停用相应药物后症状可缓解和消失。利福平所致者，除停用利福平外，可给予高渗葡萄糖液静脉滴注及对症处理。一般在停用利福平1周内缓解。尿卟胆原试验转阴性。

（3）流感样综合征　一般可在观察下继续用药，也可把间歇用药改为连续用药；再次使用利福平，一旦发现溶血、出血、紫癜或黄疸，应立即停药并进行相应处理。

（4）呼吸综合征　停用过敏药物；可服用扑尔敏或非那根、静脉滴注氨茶碱；重症者可给予吸氧、肾上腺皮质激素及对症处理。

（5）血液学异常　血小板减少性紫癜或溶血性贫血者，立即停药并给予糖皮质激素等抗过敏治疗，不要轻易输血制品；有条件的情况下，可试用人工肝或人工肾治疗，但效果有待研究；血白细胞减少者，及时停药及抗过敏治疗；再生障碍性贫血者，停药并给予骨髓造血刺激剂；可酌情使用大剂量丙种球蛋白。

（6）过敏性休克　立即停药，给予肾上腺素、糖皮质激素、补液等积极抗过敏、抗休克治疗。

（7）急性肾功能损害和肝功能损害　立即停用过敏的药物，及时给予抗过敏、利尿、抗炎等治疗。

（8）少见类型的过敏反应　大多数停药及抗过敏治疗可恢复正常。利福平致急性喉水肿一旦发生，应立即停药并紧急处理，尽快使用肾上腺素、肾上腺糖皮质激素及其他抗过敏药物治疗，并密切观察病情变化，必要时作气管切开行机械通气，以保证呼吸道通畅。

有时同一种药物在不同条件下可引起两种或两种以上的超敏反应，临床症状因人而异，错综复杂，在临床实际中很难判断患者为何种类型超敏反应。一旦发生过敏反应，如果再次使用这种药物，很有可能会再次发生反应，但凡引起Ⅱ、Ⅲ、Ⅳ型变态反应的药物，或引起过敏性休克、呼吸道血管神经性水肿的Ⅰ型超敏反应，则不应继续使用该药物，否则很有可能危及生命。即使是轻度的过敏反应，再次使用相应药物也会使症状一次比一次严重。所以医生和患者在使用药物时应格外小心，尤其是过敏体质者，以减少不良事件的发生。

二、毒性反应

抗结核药物的毒性反应是药物对器官及组织的直接损害或化学刺激，可因蛋白质和酶系受抑制，也可能与宿主原有的遗传缺陷或病理状态有关而引起。常因药剂量过大、用药时间过长，或机体对药物过于敏感导致，一般较严重，大多是可以预知的。控制用药剂量或给药间隔时间及剂量的个体化是防止毒性反应的主要措施，必要时可停药或更换其他药。

（一）消化系统毒性反应

一些对胃肠黏膜或迷走神经感受器有刺激作用的药物均可引起胃肠道的毒性反应，如硫酸亚铁、制酸药、氨茶碱可致消化道黏膜损害。抗结核药物中主要为丙硫异烟胺、对氨基水杨酸钠、吡嗪酰胺、乙胺丁醇、利福平、氟喹诺酮类等，常引起口干、腹痛、消化不良、便血、恶心、呕吐等临床表现；合并肝功能损害者常表现为黄疸（详见本章第三节）。

高危因素：既往有胃炎、胃溃疡和其他胃肠疾病史，如胃肠功能紊乱、胃肠手术史等，以及可能引起胃肠道反应的多种药物联合使用、超剂量服用药物等。

临床表现：恶心、呕吐、腹泻多发于治疗初期，轻者无需特殊治疗，几周后症状可自行减轻或消失，严重者可致呕血、电解质紊乱。

处理原则：

（1）治疗前排除患者基础疾病（如消化道溃疡、慢性胃炎、肠易激综合征等）。

（2）对可疑药物减少剂量，观察低剂量是否耐受，然后将药物剂量于 2 周内逐渐加至患者能够耐受的剂量。如果可疑对氨基水杨酸引起，减少剂量为 2～4g，密切观测患者病情变化，每天给药 2 次或 3 次，2 周内逐渐增加剂量，增加至目标量至少为 6～8g/d。如果怀疑腹泻由菌群失调所引起，可选用乳酸菌、地衣芽孢杆菌制剂以减轻症状。

（3）药物应用（成人剂量）：

异丙嗪：12.5～25mg，服药前 30min 口服或静注。每 6h 给药一次。

甲氧氯普胺：10～20mg，口服或静脉注射，按需要可 4～6h 一次。

昂丹司琼：8mg，服药前 30min 口服，服药后 8h 再次给药（剧烈恶心者，可尝试用药前 30min 口服 24mg）。

洛哌丁胺：成人首剂 4mg，以后每腹泻一次再服 2mg，直到腹泻停止。成人最高用量 16mg/d。

特殊处理：把可疑有消化道反应的药物与其他药物分开服用，或睡前服用。服药前进少许食物。

（二）泌尿系统毒性反应

肾脏是多种抗结核药物的主要排泄器官，如异烟肼、对氨基水杨酸钠、利福平、乙胺丁醇、环丝氨酸等都经肾脏排泄。这些药物本身不具肾脏毒性，但在肾功能不全时易引起蓄积中毒。还有一小部分患者发生肾脏损害的机制主要是过敏性引起的免疫反应所致。另外也可能直接与抗原抗体复合物结合，致肾间质发生细胞浸润。炎症细胞可产生针对靶抗原的迟发性变态反应，对肾小管上皮细胞产生细胞毒作用，使小管上皮细胞脱落、萎缩。另外可释放出许多有害物质，如酶类可降解基底膜，破坏基底膜的完整性，影响小管再生；释放活性氧化物质，可导致上皮氧化损害，致肾小管间质急性病变，部分可进展成急、慢性肾功能衰竭。如果为急性肾功能衰竭，多呈无尿型（详见本章第四节）。

处理原则：①注意液体出入量平衡，适当应用利尿剂，伴急性肾功能不全者首选透析治疗；②出现大量蛋白尿而致低蛋白血症时，及时补充血浆白蛋白，改善营养状态。

（三）神经系统毒性反应

1. 颅神经损害

常见引起颅神经损害的抗结核药物主要有链霉素、阿米卡星（丁胺卡那霉素）、卷曲霉素等，主要是引起听觉和前庭功能障碍，主要侵犯耳蜗系统，向心性受损，也可影响前庭神经节细胞。

高危因素：长期处于高强度噪声环境中或曾有听力异常者，超剂量应用或与其他耳毒性药物联用，肾功能不全使药物在体内积聚，或发热、脱水使血药浓度增高。有耳毒性药物反应家族史者，据研究表明，其听力损伤与母系遗传的12S rRNA 基因 1555 位点突变有关。

临床表现：①听力损害早期为双耳或单耳高频（4000～8000Hz）听力损失，晚期影响低频（500～2500Hz），严重者可发展为全频听力丧失；②听力损失有明显的延迟作用，可在停药后出现症状，呈不可逆性发展；③前庭损害，显示前庭功能低下或丧失，表现为眩晕、恶心、呕吐、平衡失调、步态不稳等。

处理原则：“早发现”——及时停用有关药物；“早治疗”——对症支持治疗，使用多种维生素、氨基酸、三磷酸腺苷、辅酶 A、细胞色素 c 等，防止进一步发展。耳毒性往往是不可逆的，耳聋患者可使用助听器。

2. 视神经损害

代表药物：乙胺丁醇。乙硫异烟胺/丙硫异烟胺、异烟肼等药物也可导致视神经损害，但较少发生。乙胺丁醇可引起中毒性视神经炎，病理上可分为周围性视神经炎和轴性视神经炎，发病部位分为球内的视盘病变和球后视神经炎，主要是损害神经鞘膜及周围神经纤维束，严重者可继发神经萎缩。

高危因素：糖尿病、肾功能不全、营养不良或 B 族维生素缺乏；超剂量使用或年龄较大；存在青光眼、动脉硬化等眼部基础疾病。

临床表现：①早期表现视物模糊、眼部不适、异物感、畏光、流泪等，常不伴视力下降。②轴型视神经炎。周围纤维受损，表现为视力下降，红、绿色盲。③轴旁型视神经炎。周围纤维受损，常表现为视野缺损。④视网膜炎。表现视力下降，黄斑病变，视网膜下出血。心暗点，绿色视觉丧失，红色视觉略受影响。⑤视盘病变。表现为视力、视野、色觉及瞳孔反射异常。眼底检查可见视盘充血，边缘模糊不清。视力损坏常是可逆性的，但辨色能力需几个月才能恢复（Chin，2013）。

处理原则：一经发现视觉异常与乙胺丁醇使用有关，应及时停药，加用大剂量的维生素 B 类，予烟酸、复方丹参、硫酸锌等辅助治疗，经相关处理后即使视觉恢复正常或有所改善，通常也不再重新使用乙胺丁醇。

3. 外周神经炎

常见药物：异烟肼、环丝氨酸、乙硫异烟胺/丙硫异烟胺，乙胺丁醇和氟喹诺酮类等较为少见，异烟肼与维生素 B_6 结构相似，通过竞争同一酶系统造成维生素 B_6 缺乏而导致周围神经炎。高危因素：超剂量使用异烟肼，营养不良，维生素 B_6 缺乏、糖尿病、慢性肝炎、HIV 感染和甲状腺功能减退等。

临床表现：肢体远端皮肤感觉异常、麻木，严重时可有刺痛、灼烧感，以对称性多发性神经病变为特征，严重者可发展为感觉消失。

处理原则：口服维生素 B_6，100～200mg/d，加用多种维生素对症处理。在不影响治疗效果的前提下，可适当减少相关药物剂量。

4. 中枢神经损害

主要药物：环丝氨酸、异烟肼、氟喹诺酮类、丙硫异烟胺等。

高危因素：有精神异常史和癫痫发作史或心理因素；酗酒、甲状腺功能减退、肾功能不全等；超剂量使用有关药物。

临床表现：有 1%～5%的使用氟喹诺酮类药患者可出现头痛、头晕、焦虑、烦躁、失眠等；发生惊厥、癫痫者约 0.5%以下，轻者引起一些脑膜刺激症如头痛、颈轻度强直、呕吐、感觉过敏、尿频、发热、背部和下肢疼痛等，严重者可致截瘫。记忆力下降、头晕、头痛、亢奋、抑郁症状较少见。个别患者可出现精神异常、幻视等。

处理原则：症状较轻者无需处理，或可用镇痛剂或非甾体抗炎类药物缓解头痛，用地西泮等改善睡眠。对抑郁患者提供心理咨询和评估，确定是否停用或减量相关药物，对有自杀倾向的患者加强监测和管理，最好住院治疗。精神异常或癫痫发作的患者应及时停用有关药物，给予维生素 B_6 治疗，并请神经、精神科会诊，考虑是否抗精神病或抗癫痫治疗。

5. 前庭神经损害

代表药物：氨基糖苷类。

临床表现：①眩晕和运动失调、头痛；②动作急剧时可发生恶心、呕吐，伴眼球震颤；③严重者可致平衡失调、步态不稳，大多为暂时性，少数可持续较长时间。

处理原则：对症处理予维生素 B_6、安定等治疗，在不影响药效情况下，根据患者的具体情况对可疑药品酌情减量。观察 3～5 天，无好转，则需停用可疑药品。观察期限为直至症状缓解。

（四）精神系统毒性反应

代表药物：异烟肼、丙硫异烟胺、环丝氨酸等。

临床表现：常可引起各种各样的神经、精神症状，如嗜睡、抑郁、狂躁、亢奋、癫痫、失眠，严重者可有自杀倾向，可致精神分裂症。

处理原则：①通过对患者和家属咨询，提供特别的心理治疗，重点是消除产生心理压力的因素；②在精神科医生的指导下，停用相关药品，住院治疗，并给予抗抑郁药干预性治疗；③排除引起抑郁症其他病因，即甲状腺功能异常等；④密切观察，保证安全。

（五）造血系统毒性反应

引起血液系统毒性反应的常见抗结核药物有利福类、氟喹诺酮类药物，以及异烟肼、乙胺丁醇、氨基糖苷类、丙硫异烟胺、对氨基水杨酸钠等，以利福平和氟喹诺酮类常见。抗结核药物产生的抗体形成复合物吸附在血小板、白细胞或红细胞上，可破坏血小板、裂解白细胞和溶血，还可抑制骨髓造血功能致粒细胞减少。高危因素：过敏反应史、间歇应用利福平及患有血液系统疾病。

临床表现：导致的造血系统损害主要表现为红细胞减少、白细胞减少（粒细胞为主）、血小板减少，多以红系白系减少为主，严重可致全血细胞减少、溶血性贫血或再生障碍性贫血，甚至死亡。大多数症状较轻，进行有快有慢，停药后即可恢复。外周血粒细胞或血小板显著减少时，可表现为周身乏力、恶心呕吐，伴皮肤局部瘀点、瘀斑，极个别严重者可因皮下和内脏大出血而致死。

处理原则：

（1）白细胞数大于 3.0×10^9 个/L、血小板正常，可选用口服药物（如利血生）及继续原方案治疗。定期监测血常规的变化；白细胞数在 2.0～3.0×10^9 个/L、血小板较前明显降低，应谨慎用药，应立即停用利福类、氟喹诺酮类药物，给予升白细胞药物、维生素等辅助治疗。密切动态观察血常规，必要时调整治疗方案；白细胞数小于 2.0×10^9 个/L，或血小板数持续降低小于 30×10^9 个/L，则病情严重，必须暂停所有抗结核药物，必要时输用少量新鲜血或成分血、重组人粒细胞集落刺激因子、糖皮质激素等治疗。出现血红蛋白尿时需大量补液并注意电解质平衡。

（2）根据具体情况给予短期糖皮质激素治疗；予鲨肝醇、利血生、铁剂、维生素 B_{12}、叶酸、维生素 C 等辅助治疗；卧床休息、防止内脏出血；给予静脉注射或皮下注射升白细胞药物，如重组人粒细胞集落刺激因子等治疗，必要时作骨髓穿刺检查，排除有无合并血液系统疾病。

（六）肌肉、骨骼毒性反应

吡嗪酰胺、氟喹诺酮类等药物常引起关节痛、肌肉痛，氨基糖苷类和卷曲霉素导致的电解质紊乱也会引发该症状。氟喹诺酮类主要影响儿童的软骨发育，引起骨关节损害，也可发生肌腱或腱鞘炎症，严重者可致肌腱断裂。吡嗪酰胺影响尿酸排出，造成高尿酸血症，出现痛风。

高危因素：儿童和老年人，糖尿病、肾功能不全、高尿酸血症、痛风等。

临床表现：氟喹诺酮类药物损害儿童软骨表现为关节痛，活动受限，停药后可自行恢复，无需治疗。当发生肌腱炎时，可表现为肌腱疼痛、肿胀，严重时可致肌腱断裂。吡嗪酰胺使尿酸增高，部分患者出现痛风样关节炎，表现为关节肿胀、疼痛、僵直和活动受限，可耐受患者也可无症状。

处理原则：当血尿酸升高不明显或症状较轻时，可先调节饮食，避免食用高蛋白质食物、动物内脏、海鲜、啤酒等高嘌呤食物，低嘌呤饮食，多饮水。例如，关节疼痛较重可考虑停用吡嗪酰胺，并加用药物治疗（如苯溴马隆、别嘌呤醇等）。当发生肌腱炎时，需停用相关药物并给予非甾体抗炎类药物，减轻关节负荷，避免重体力活动。儿童应慎用氟喹诺酮类药物，在出现关节痛时应及时停药。

（七）循环系统毒性反应

常见药物有氟喹诺酮类（加替沙星、司帕沙星、莫西沙星等）、卷曲霉素等。

高危因素：儿童及老年人，既往有心脏病病史。

临床表现：血管红、肿、痛炎性表现。

处理原则：①对有心脏病的患者，特别在应用抗心律失常药物，要密切观察心电图 Q-T 间期的变化；②无心脏病的患者，特别是高龄老年患者，观察心律和心电图的 Q-T 间期的变化；③对血管有影响，减慢输液速度。

（八）其他毒性反应

在抗结核治疗过程中异烟肼在肝内快乙酰化易引起肝毒性，使肝脏灭活雌激素功能减退，从而引起男性乳房发育，甚至发生溢乳；丙硫异烟胺及对氨基水杨酸两种药物可抑制甲状腺过氧化酶，影响碘的活化，导致甲状腺激素 T3、T4 合成障碍，分泌减少，从而导致甲状腺功能减退（肖东楼等，2009）。吡嗪酰胺的代谢产物 5-羟吡嗪酸能抑制肾小管对尿酸的清除作用，从而导致血清尿酸浓度增高（夏愔愔和詹思延，2007）。另外，异烟肼和乙硫异烟胺还可引起脱发，氟喹诺酮类可引起阴道或阴茎念珠菌感染，丙硫异烟胺、氟喹诺酮类、吡嗪酰胺可影响血糖水平，丙硫异烟胺还引起唾液增多，等等。

在临床上，抗结核药物引起的不良反应，很难区别是超敏反应还是毒性反应，有时二者可同时存在，如果是超敏反应，那么在之后的疗程中则不再选用该药物；因抗结核化疗疗程较长，如果是毒性反应，则应对症治疗，尽量避变更替或停用药物，可以通过减少剂量、改变剂型或改变给药途径继续保留该药物。一般认为抗结核治疗 2 个月内考虑超敏反应可能性大，疗程大于 2 个月则更侧重于毒性反应，当毒性反应很严重，引起脏器实质的不可逆性损害时，在今后的疗程中也应放弃该药物。

三、副作用

副作用并不等于不良反应，药物在常规治疗剂量时出现的与治疗目的无关的作用，称为副作用。有些患者可以耐受，无明显症状，有些患者可有明显不适甚至痛苦，一般情况下症状相对较轻微，在停药后即可很快消退，是可以完全恢复的功能性变化。副作用并不是一成不变的，它随着用药目的的不同而改变，如阿托品作为麻醉前给药抑制腺体分泌时，其引起的肠胀气、尿潴留则为副作用；当用于解除胃肠道痉挛时，其引起的心悸、口干则为副作用。产生副作用的原因主要由于药物作用的选择性低，作用范围广，当其中某一作用被用来作为治疗目的时，其他作用就可能成为副作用。由于副作用是药物本身所固有的，所以可以预料到，也可以通过合并用药避免或减轻。例如，异烟肼与维生素 B_6 结构相似，二者竞争同一酶系或结合成腙，从尿中排泄，降低了维生素 B_6 的利用，引起氨基酸代谢障碍，从而产生周围神经炎。在异烟肼抗结核疗程中可同时服用维生素 B_6，缓解患者肢体远端感觉异常（如麻木、疼痛等）、肌张力低下、视力下降等周围神经炎症状。

四、特异质反应

特异质反应主要与患者特异性遗传素质有关，属遗传性病理反应。特异质反应是由个体单基因遗传所决定，表现有少数遗传缺陷的人在特定生物化学（蛋白酶）功能方面的缺损造成对药物的反应异常。例如，红细胞 6-磷酸葡萄糖脱氢酶缺乏是一种遗传性生物化学缺陷，这种患者服用有氧化作用的药物如磺胺等就可能引起溶血。

五、继发反应

继发反应是继药物治疗作用之后出现的一种反应，也称为治疗矛盾。例如，长期应用广谱抗菌药后，由于改变了肠道内正常存在的菌群，敏感细菌被消灭，不敏感的细菌或真菌则大量繁殖，外来细菌也乘虚而入，从而引起二重感染，导致肠炎或继发性感染，尤其常见于老年体弱久病卧床患者；并发肺炎而用大剂量广谱抗菌药后，可发生假膜性肠炎。

六、后遗效应

后遗效应是指停药以后血浆药物浓度已降至最低有效浓度以下时残存的药理效应。后遗效应时间的长短因药物不同而异。少数药物可引起永久性器质性损害，如大剂量呋喃苯胺酸、链霉素等可引起永久性耳聋。

七、药物依赖性

药物依赖性是由药物与机体相互作用造成的一种精神状态，有时也包括身体状态，表现出一种强迫性地要连续或定期用该药的行为和其他反应，目的是要去感受它的精神效应，有时也是为了避免停药引起的不适，可以发生或不发生耐受。用药者可以对一种以上的药物产生依赖性。药物依赖性一旦形成，将迫使患者继续使用该药，以满足药物带来的精神欣快和避免停药出现的机体不适感。

第三节　毒性反应-肝脏损害

抗结核药物的应用是治疗肺结核的最有效途径，抗结核药物的主要代谢脏器为肝脏，因而也是药物损伤的主要靶器官，尤其是联合用药时会产生不同程度的肝功能损伤，用药时间越长肝功能损伤越严重（肖东楼等，2010）。有文献报道称应用抗结核药物引起的不良反应发生率平均为12.62%（夏愔愔和詹思延，2007），因此，预防并治疗抗结核药物所致的肝损伤势在必行。根据损伤程度，肝功能损伤分为五级，见表9-3。

一、肝脏损伤的概念及分级

抗结核药物最常见的不良反应为药物性肝损伤（DILI），也称为药物性肝病。

表 9-3　肝功能损伤程度分级

分级	标准	症状和体征	临床处理
肝功能异常	ALT/AST/TBIL/DBIL 任何一项超过 ULN，但未达到 ATDH 诊断标准	无	密切监测肝功能，不予特殊处理
轻度肝损伤	2×ULN＜ALT≤3×ULN 或（和）2×ULN＜TBIL≤3×ULN	无黄疸或仅有轻微胃肠道反应	密切观察病情，给予保肝治疗、无需停药抗结核药物
中度肝损伤	3×ULN＜ALT≤5×ULN 或（和）3×ULN＜TBIL≤5×ULN；或 2×ULN＜ALT≤3×ULN 和 TBIL＞2×ULN（或伴有肝损害症状和体征）	临床症状很轻，伴或不伴有轻度黄疸	停用可疑药物、给予保肝治疗、密切观察
重度肝损伤	肝酶明显增高，或/和 TBIL＞5×ULN	临床症状较重，如疲乏、无力、肝区隐痛、恶心、厌油、巩膜或皮肤黄染等	立即停用所有相关药物，给予保肝、适当予以支持治疗
肝衰竭	以下①②③及临床表现④⑤⑥⑦⑧具备两条：①ALT＞5×ULN；②胆红素平均每日上升≥17.1μmol/L；③凝血酶原活动度≤40%；④患者极度乏力、厌食、呕吐；⑤肝脏进行性缩小，黄疸进行性加深；⑥出现腹水、浮肿、出血倾向；⑦发病 14 天内出现精神症状；⑧肝性脑病、肝肾功能衰竭	可有乏力、厌食、呕吐、黄疸、腹水、水肿、嗜睡、昏迷、消化道出血等	立即停用所有相关药物，同时保肝、维持体液平衡、预防高钾血症。必要时透析治疗

在使用抗结核药过程中，药物或其代谢产物引起的肝细胞毒性损伤或肝脏对药物及其代谢产物的变态反应所致病理过程，称为抗结核药物所致肝损伤（antituberculosis drug-induced hepatotoxicity，ATDH）。ATDH 的机制非常复杂，多数认为其肝损伤机制如下：①通过改变肝细胞的物理和化学性质，从而抑制细胞膜上 Na^+-K^+-ATP 酶活性，干扰细胞的摄取过程，破坏细胞骨架功能，在胆汁中形成不可溶性的复合物等途径导致肝损伤；②药物及其代谢产物可以损伤肝细胞甚至使其坏死；③药物及其代谢产物阻断胆汁的排泄及代谢途径，对肝活细胞造成间接性的损坏；④在原有肝脏疾病时，药物代谢异常对药物代谢和清除的影响；⑤抗结核治疗多为多种药物联合应用，它们可相互作用，从而竞争肝微粒体酶的作用点对药物的代谢过程（杨华，2015）。相同药物可以不同机制引发肝损伤，而不同的药物则可以通过相同机制引起肝损伤，尤其是抗结核药物的联合治疗，容易导致药物肝毒性反应的加重，严重时还会导致急性肝衰竭（王常芳和郑翠霞，2012）。

在我国吡嗪酰胺与利福平是导致肝损伤最常见的抗结核药物。其次包括异烟肼、丙硫异烟胺、乙硫异烟胺、对氨基水杨酸钠、乙胺丁醇、氟喹诺酮类药物等。这些药物进入人体后需通过肝脏进行代谢，包括氧化、还原、水解、羟化、脱巯或脱羧基等化学反应，再由胆道系统排泄。在联用时虽能取得较好的治疗效果，但比单一用药时更易产生肝损伤，使患者难以完成完整的疗程，从而影响治疗效果及增加患者的痛苦（李峰和卢水华，2014）。

药物性肝损伤分为两类，药物与肝损伤有量效关系者为中毒性肝损伤，无量效关系者为过敏性肝损伤。中毒性肝损伤为抗结核药物在肝内经过细胞色素 P450 的作用，其代谢产物与蛋白质、核酸和脂质等分子结合，对肝胆细胞产生毒性作用，导致细胞受损甚至死亡（Rangnekar and Fontana，2011）。过敏性肝损伤为抗结核药物本身或代谢产物作为半抗原与肝的特异蛋白质结合成为抗原，经巨噬细胞加工后，被免疫活性细胞识别，导致变态反应。主要受机体的致敏状态、个体遗传差异等影响，并且常伴有全身或局部的超敏表现（Rangnekar and Fontana，2011）。

二、常见保肝药物在治疗由抗结核药物引起肝损伤中的应用

常见保肝药有水飞蓟宾胶囊、当飞利肝宁胶囊、还原型谷胱甘肽、双环醇片、五酯胶囊等，其作用机制不一，见表 9-4（黎规丰等，2012）。

表 9-4　常见保肝药的作用机制

作用机制	药物
抗氧化作用	水飞蓟宾胶囊、还原型谷胱甘肽等
降酶	双环醇片、五酯胶囊、联苯双酯等
促肝细胞再生药物	促肝细胞生长素和多烯磷脂酰胆碱等
解毒	葡醛内酯、谷胱甘肽、硫普罗宁、青霉胺等
促进能量代谢类药物	维生素类、辅酶类和门冬氨酸钾镁等
利胆类保肝药物	熊去氧胆酸、茴三硫和腺苷甲硫氨酸等

（一）水飞蓟宾

水飞蓟素（silymarin）为一种中药制剂，是从菊科药用植物水飞蓟种子的种皮中提取所得的一种黄酮木脂素类化合物，呈黄色粉末，味苦。主要的活性成分有水飞蓟宾（silybin）、异水飞蓟宾（isosilybin）、水飞蓟亭（silychristin）和水飞蓟宁（silydianin）4 种同分异构体，其中水飞蓟宾的含量为 50%～70%（董岩和孔春燕，2010；张淑丽等，2012）。

水飞蓟宾可以有效地保护肝细胞免受毒性物质侵害，促进蛋白质的合成，加快制造新的肝细胞，或令已受损的肝细胞自行修复。水飞蓟宾同时具有强力的抗氧化作用，能保护肝细胞免受自由基破坏，通过清除肝细胞内的活性氧自由基、稳定肝细胞膜从而达到保护肝细胞的作用，提高肝脏的解毒能力，有效避免因在长期接触毒物、服用肝损伤药物、饮酒等情况下引起的肝细胞损伤，因此被称为“天然的保肝药”（刘小銮等，2013；王小记和郎美琦，2014）。高裕等（2014）表明，水飞蓟宾在预防和治疗抗结核药物所致肝损伤中有明显的功效，能够有效降低患者肝功能指标 ALT、AST 和 TBIL 水平，同时缓解相关临床症状。

据相关学者研究表明，在抗结核治疗开始时，同时规律服用水飞蓟宾胶囊，可以显著减少患者出现肝功能异常的发生率。即使出现肝功能异常，合用水飞蓟宾胶囊的患者肝功能（ALT、AST、TBIL 等指标）异常的严重程度也明显轻于对照组，且出现肝功能异常的时间明显推迟。证明抗结核治疗的同时，加用水飞蓟宾胶囊可以起到预防和减轻药物性肝损伤的作用，且没有出现不良反应石清红等（2016）系统评价提示水飞蓟宾对抗结核药物所致的药物性肝损伤有一定的预防作用。

（二）当飞利肝宁胶囊

当飞利肝宁胶囊是以天然植物当药提取物和水飞蓟总黄酮配伍而成，具有清热解毒和化湿利胆的作用。据相关药理研究证明，当飞利肝宁胶囊可以有效地维持肝细胞膜的稳定性，并能提高人体中谷胱甘肽的含量，从而抑制肝细胞脂质的过氧化反应，保护肝细胞结构和功能、抑制炎性反应、延缓肝纤维化，能有效促进肝再生，同时还可以稳定溶酶体膜，减少炎性介质的释放、减轻肝细胞变性、线粒体肿胀与内质网囊泡变、促进肝细胞再生，有较好的降酶退黄功效。对照组发生轻中度肝损伤的患者服用当飞利肝宁胶囊后，完全有效，且在较短时间内肝功能复常率达 72.73%。由此可见，在结核患者服用抗结核药物过程中，加服当飞利肝宁胶囊不仅可以有效地预防抗结核药物对肝脏的损伤，还能很好地治疗抗结核药物引起的肝损伤，有较高的临床推广应用价值（宋毅和刘培曦，2011）。据相关实验研究分析，对于抗结核药物所致的肝损伤，服用当飞利肝宁胶囊后，肝损伤治愈率达 80.00%，总有效率达 100%。因此，当飞利肝宁胶囊能有效预防和治疗抗结核药物所致肝损伤（程玲和武正菊，2015）。

（三）还原型谷胱甘肽

谷胱甘肽（glutathione，GSH）是人类细胞中自然合成的一种三肽，由谷氨酸、半胱氨酸和甘氨酸组成，谷胱甘肽在人体许多生命活动中起着直接或间接的作用，它可充当天然抗氧化剂，抵抗人体衰老、感染、中毒、外源性毒素、基因表达、调控、氧化应激、酵活性和代谢调节，对细胞的保护、氨基酸转运、免疫功能调节、促进糖类、脂肪及蛋白质代谢等作用，也能影响细胞的代谢过程（卢佃华，2013）。GSH 的主要活性成分为还原型谷胱甘肽，占 95%左右，主要有护肝细胞膜、抗氧化、清除氧自由基、解毒等功能（谢雅清等，2013）。其结构中含有活性的—HS 基团，广泛分布于机体各器官内，在体内 γ-谷氨酰循环中提供谷氨酰基以维持细胞的正常代谢和膜的完整性，肝细胞受损时为谷胱甘肽过氧化酶提供还原剂，从而抑制或减少自由基的产生，保护肝细胞免受损伤（Yuan and Kaplowitz，2009）。因该药具有明显的抗氧化作用，故还原型谷胱甘肽被临床上作为治疗肝损伤的常用药物，患者服药后，谷胱甘肽在人体内参与生物转化，有效减轻脂质过氧化，提高患者的抗氧化酶含量，将机体内有害的毒物转化为无害的物质后排出体外，从而迅速将患者的肝功能指标正常化（卢佃华，2013）。

杨华（2015）报道对 82 例抗结核药物所致肝损害采用还原型谷胱甘肽治疗发现，通过对研究组患者采用还原型谷胱甘肽治疗，治疗的总有效率高达 97.56%，显著高于对照组的 75.61%（$P<0.05$），且研究组的 ALT、AST 等肝功能指标与不良反应（乏力、恶心、呕吐、肝区不适）发生率均明显优于对照组（$P<0.05$）。由此可见，对抗结核药所致肝损伤患者采用还原型谷胱甘肽治疗，可以明显改善患者肝功能指标。

（四）双环醇片

双环醇片［化学名：4, 4′-二甲氧基-5, 6, 5′, 6′-双（亚甲二氧基）-2-羟甲基-2′-甲氧羰基联苯］是国家一类化学新药。近年研究证实，该药可以影响 T 淋巴细胞亚群，用药后显著增加 $CD4^+$细胞，降低 $CD8^+$细胞，从而有助于预防抗结核药物所致的肝损伤。此外，双环醇片具有减轻线粒体损伤及保护细胞核的作用，通过抗氧化作用抑制自由基与膜分子的共价结合，从而维持肝细胞膜的稳定性。促使蛋白质合成，抵抗正常肝细胞的凋亡，显著减轻肝损伤时的 ALT、AST 升高，减轻肝细胞炎症坏死，从而保护肝细胞（陈墨洋等，2015）。对双环醇降酶作用机制，相关学者有以下见解：①双环醇可抑制变态反应产生的炎性因子，对抗免疫性肝损伤，从而保护肝细胞，同时可清除药物性肝损害产生的亲电子集团和自由基，抵制变态反应产生的炎症因子，对抗药物性肝损伤；②双环醇可通过抵制肝细胞脂肪堆积，诱导还原型谷光甘肽-*S*-转移酶（GST）、谷光甘肽还原酶（GR），提高机体的抗氧化能力，调控参与乙醇代谢的药物代谢酶，促进毒性代谢产物的清除作用，有效地降低抗结核药物引起的肝损伤（姚宗珍，2015）。

据相关学者研究表明，在抗结核治疗的同时，给予双环醇片预防性保肝 3 个月后，观察组（抗结核治疗+双环醇保肝）ALT、AST 与 TBIL 浓度水平基本维持正常，而对照组（仅进行抗结核药物治疗，不加用双环醇）肝功能指标均异常上升，差异显著（$P<0.05$）。由此可见，双环醇可显著降低肺结核患者抗结核药物所致肝功能损伤的发生率，同时降低不良反应发生率（应会领，2013）。

第四节　毒性反应——肾脏损害

抗结核药物主要的代谢方式即经肾脏排泄，药物在排泄过程中可能对肾脏造成继发性损害而中毒，常用药物有链霉素、卡那霉素、丁胺卡那霉素、卷曲霉素与紫霉素等。氨基糖苷类是目前已知肾损害药物中最常见且发生率最高的一类抗结核药物。所有的氨基糖苷类药物和卷曲霉素都能导致肾小管的钾、镁、钙丢失，从而引起电解质紊乱，表现为低钾、低镁或低钙血症。此类药物引起肾脏损害的发生机制：其一是过敏反应，可伴发急性溶血、血红蛋白尿、急性肾功能衰竭及肾性高血压等，即此类药物作为抗原，与相应抗体结合形成抗原抗体复合物，激活补体旁路系统并沉积在肾小球毛细血管壁和小动脉壁上，引起肾小球滤过率下降，导致肾功能衰竭；其二是通过直接干扰肾小管细胞酶的功能或破坏细胞膜的完整性，引起急性肾小管坏死，导致急性肾功能衰竭，此类药物为有机多聚阳离子，经肾小球滤过后与肾小管腔内膜上带阴离子电荷的磷酰肌醇脂结合，药物在溶酶体浓缩，半衰期达数天，当溶酶体内药物和磷脂积聚量超过阈值时，溶酶体破裂，释放大量酸性水解酶和高浓度药物，可破坏线粒体呼吸功能并干扰细胞内信号传递，导致细胞死亡。

吡嗪酰胺对肾脏的损害主要是肾毒性。其发生机制是吡嗪酰胺的代谢产物吡嗪酸能抑制肾小管对尿酸的清除作用而导致尿酸浓度增加，形成高尿酸血症。尿酸盐沉积在肾小管内，引起肾小管腔阻塞，致使肾脏肿胀，肾小球滤过滤下降，间质水肿，肾实质损害，最终可引起急性肾功能衰竭。

喹诺酮类药物对肾脏损害的报道并不多见。据文献资料显示，其对肾的损害主要是血尿、间质性肾炎、少尿、急性肾功能衰竭。其发生机制有可能与该类药物经肾脏排泄，高浓度药物对肾小管细胞的直接毒害有关。抑或是该类药物为合成的化学物质，直接对肾小管损害，引起急性间质性肾炎，进而导致肾功能衰竭。

高危因素：糖尿病、肾脏疾病史、药物过敏史、老年人。

临床表现：抗结核药物的肾毒性最早表现为消化系统症状，常表现为恶心、呕吐、厌食等，可伴乏力、全身水肿，少尿甚至肾衰竭。实验室检查表现为蛋白尿、管型尿和血尿。早期尿量可无明显改变，无明显症状和体征；中晚期尿中可出现红细胞，并发生尿量改变（增多或减少）、尿 pH 改变（大多自酸性转为碱性），也可出现氮质血症、肾功能减退等，晚期肾功能不全时尿素氮和肌酐可明显升高。一般于给药 3～6 天后发生，停药后 5 天内消失或逐渐恢复；也可出现药物性肾病，常表现为药物中毒和药物变态反应。极少数患者可出现急性肾功衰竭、尿毒症等。

预防护理措施：①在用药之前，将患者分成多个年龄组，确定患者的肾功能损害程度，完善肾功能、尿常规等检查，更有效地评估患者病情；②对于肾功能不全者，应相应减少可能导致肾损害药物剂量或延长用药间歇，并定期进行尿液检查或肾功能测定，监测血清药物浓度，及时调整药物剂量及给药间隔时间；③根据患者病情变化及相关辅助检查结果，及时调整治疗方案，制定最适合的个体化护理方案，减少抗结核药物所造成的损害，将肾功能损害降到最低（张福成等，2012；陈燕梅等，2013）；④根据患者的年龄段，科学选择药物，严禁药物的滥用，在保证抗结核效果的同时，采用及时准确的低肾损害药物，对肾功能损害严重者及时进行血液透析，从而减轻患者的肾功能损害（刘蕾和张晓岚，2012）。

处理原则：①立即停用引起肾损害的可疑抗结核药物，如氨基糖苷类、CM、RFP 或 PZA，同时排除其他引起肾损害的原因［如糖尿病、脱水、充血性心衰、尿道梗阻、泌尿系感染、其他药物（如磺胺类、利尿剂等）］。②要注意出入量的平衡，补液支持治疗，适当使用利尿剂，加速体内残余药品的排泄。③在随后的抗结核治疗中，要密切监测血中尿素氮、肌酐水平，对尿常规及尿沉渣进行分析，并采取相应对症治疗措施。当出现急性肾功能不全时应选用透析疗法。因大量蛋白尿导致低蛋白血症时，要及时补充血浆白蛋白。④定期检测钾、钙、镁，如血钾低于 3.3mmol/L 时，应立即静脉补钾并住院观察。⑤饮食上注意每日适量进食优质（动物）蛋白，尽可能不食植物蛋白。

第五节　再用药原则及步骤

经过相应对症治疗，待不良反应基本消除后，根据病情需要，绝大多数患者需要继续抗结核治疗，因此，再次应用抗结核药物时应遵循以下原则。

（1）在抗结核疗程中，多为多种抗结核药物联合使用，在再次用药之前，应仔细分析病史，辨别服药与发生药物不良反应的先后顺序，尽可能确定引起不良反应的药物。

（2）仔细分析病史，结合患者各项实验室检查，区分不良反应为超敏反应还是毒性反应，辨别不良反应的发生程度。

（3）在再治疗方案中，尽量排除引起不良反应的可疑药物，新方案的制定应结合结核病病变的程度、不良反应的轻重综合考虑。

（4）避免选用同类已经确定引起严重不良反应的药物，如利福平过敏则不应该再选用利福喷丁、利福布汀；应用异烟肼引起严重的精神症状，则不再选用丙硫异烟胺。

（5）对于出现严重肝脏毒性的患者，在肝功能指标恢复正常后，对于新的抗结核方案，应考虑选用对氨基水杨酸异烟肼取代异烟肼、利福喷丁取代利福布汀、喹诺酮取代吡嗪酰胺，根据患者年龄及肾功能情况选取乙胺丁醇、氨基糖苷类药物。

（6）发生超敏反应后的加药顺序从引起超敏反应可能性最小的药物开始，逐一加起，以免首次加药即发生超敏反应后难以判断其他药物是否过敏。每种药物之间应间隔 3～5 天，在试药期间避免进食易过敏食物。

（7）患者应以住院观察为宜，密切观察患者病情变化，督导用药，每周监测血常规、尿常规、肝功能、肾功能。

第六节　药物脱敏疗法

对于发生变态反应或毒性反应的患者，进行反复给以小剂量特异性的抗原后，过敏状态及病理状态即可减轻或不发生。此方法主要用于病情需要而没有替代药品的情况下。具体方法为从采用非常小量的致敏药品开始，后逐渐增加剂量直至达到治疗剂量为止。此方法需在备有监护与急救设备的病房中进行，脱敏成功后继续应用。

抗结核药物治疗结核病时，需要多种药物联合使用。这些药物导致的不良反应不容忽视，尤其是耐药结核病患者，相当一部分人可能会因为不能耐受不良反应而停止治疗，这就会直接影响治疗的效果，导致抗结核治疗失败、复发、耐药率上升等不良后果。常见的耐药结核病治疗过程中出现的不良反应或毒性反应有皮肤病变和超敏反应、胃肠道反应、血液系统异常、神经毒性、耳毒性、视觉毒性、肾毒性、肌肉骨骼毒性等。

其中皮肤病变和超敏反应是抗结核治疗过程中常见的不良反应之一，包括皮肤潮红、斑丘疹、瘙痒、风疹、荨麻疹、苔藓样变、光过敏等。相关研究表明，*NAT2*、*CYP2C9*、*CYP2C19* 及 *CYP2E1* 等基因的多态性在斑丘疹等的发生、发展过程中起着重要作用。皮肤病变和超敏反应有轻有重、因人而异，一部分患者仅在治疗早期出现，治疗几周后就会消失，或者加用抗组胺药物、10%葡萄糖酸钙、地塞米松、氢化可的松乳膏等之后，患者可以耐受这些副作用，继续抗结核治疗。但是严重者服药几分钟后就可出现严重的过敏反应——典型的呼吸损伤综合征（喘鸣、舌肿胀、声音嘶哑、咽喉阻塞感）、Stevens-Johnson 综合征（SJS）、中毒性表皮坏死松解症（TEN）等，同时伴有发热和各种皮肤病变。

对于耐药结核病患者来说，可用药物相对较少，副作用相对较大，但是抗结核治疗却不能随便停止。发生上述副反应时应及时停止使用抗结核药物，同时积极对症处理，直到反应消失。下一步若没有证据显示是某种药物所致过敏反应，同时不良反应不严重、无血管性水肿或呼吸道损害，则可以依次重新使用方案药物来确定抗结核药是否就是病因，或是某种药物导致的过敏现象，可在具备检测、处理过敏反应的医院内，从治疗方案中最重要的药物开始给予患者脱敏治疗。

耐药结核病患者抗结核治疗过程中任何药物都可能引起过敏反应，较常见的药物有异烟肼、利福平、吡嗪酰胺、乙胺丁醇等。脱敏治疗中各种药物的使用剂量不同，详见表 9-5。

脱敏治疗的方法并不完全统一，有几种比较常见的脱敏治疗方法，其中我国经常使用的是七日脱敏法，见表 9-6。

表 9-5　费城结核病控制策略推荐非过敏变态反应下药物使用的剂量

药物	第 1 天剂量	第 2 天剂量	第 3 天剂量
异烟肼	50mg	300mg	300mg
利福平	75mg	300mg	600mg
吡嗪酰胺	250mg	1g	全剂量
乙硫异烟胺	125mg	375mg	500～750mg
环丝氨酸	125mg	250mg	500～750mg
乙胺丁醇	100mg	500mg	全剂量
对氨基水杨酸	1g	4g	68g
链霉素	125mg	500mg	全剂量
丁胺卡那霉素	125mg	500mg	全剂量
卷曲霉素	125mg	500mg	全剂量
喹诺酮类药物	50mg	200～250mg	全剂量

表 9-6　七日脱敏法　（单位：g）

药物	第 1 天剂量	第 2 天剂量	第 3 天剂量	第 4 天剂量	第 5 天剂量	第 6 天剂量	第 7 天剂量
异烟肼	0.05	0.05	0.1	0.2	0.3	全剂量	
利福平	0.075	0.075	0.15	0.15	0.30	0.45	全剂量
吡嗪酰胺	0.125	0.125	0.25	0.25	0.50	0.75	全剂量
乙胺丁醇	0.125	0.125	0.25	0.50	0.75	全剂量	

脱敏治疗成功后，要在剩余的疗程内每天服用全剂量，避免停药，同时密切观察患者的病情，并避免其他可能的不良反应。

需要强调的是，如果已明确导致过敏反应的药物，或是出现了系统症状、SJS、TEN 伴发的黏膜病变时，应避免再次使用导致过敏的结核药，也不建议对这些药物尝试脱敏治疗。

第七节　应用抗结核药物的注意事项及不良反应的预防

一、注意事项

1. 治疗方案的有效性

医生会根据患者的痰及其他病灶分泌物中结核分枝杆菌的情况，病变性质、范围，临床结核病的类型，结核分枝杆菌对药物的敏感性和抗结核药物的作用机制、强度等因素选择药物。

2. 治疗方案的安全性

多数抗结核药物均有一定的毒副作用，尤其对肝肾功能的影响，因此医生选择用药时必须了解下列情况：

（1）既往患者的健康状况，如肝、肾疾病史及其功能状态等。

（2）慎重考虑具有相同毒副反应的药物联用。

3. 治疗方案的可接受性

药物副作用小，使用方便，价格低廉，患者易接受。

这些原则是国内外学者在多年治疗结核病的过程中不断总结出的经验，是行之有效的治疗措施，是结核病患者在结核化疗中应采取的方法。只有这样，才有可能治愈结核病，减少复发。如果偏离了这些原则，将会造成结核病的延误治疗、病情恶化、结核分枝杆菌的耐药，甚至成为MDR-TB或难治性结核病，以至于终身难愈。偏离这些原则的原因主要有患者自身、医源性和药物三个方面。

（1）有些患者不遵医嘱用药，只重视症状的有无，有症状时服药，没有症状时自行停药，造成间断不规律用药。有些患者看说明书或道听途说抗结核药物副作用多而不敢用药，或用用停停，或症状稍有好转后即自行停药，造成间断不规律用药或疗程不足。

（2）医源性方面主要表现在制定的化疗方案不合理，药物联合不恰当，药物剂量及疗程不合适。

（3）药源不足也会产生一定的影响。

4. 定期复查

在结核病的化疗过程中，要遵医嘱定期复查。复查的目的一方面了解病情的变化，如胸部X线变化、痰及其他病灶分泌物中结核分枝杆菌的检查等；另一方面因抗结核药物均具有一定的毒副反应，尤其是对肝、肾功能的影响，需定期检查肝、肾功能、血常规、尿常规等。如果发现问题，可及时予以处理。

总之，化学治疗是当前治疗结核病的主要手段，科学、合理地应用抗结核药物是治愈结核病的基础，如果我们不失时机地把握好这个有力武器，相信大部分结核病会彻底治愈。

二、预防原则

（1）患者在接受抗结核治疗前，医生应详细介绍所用抗结核药物可能发生的不良反应及表现，将不良反应及时告诉医务人员并等待处理。培训基层医务工作者，特别是督导患者化疗的人员，需了解抗结核药物不良反应及简单处理常识。在治疗前，了解患者及其家族的药物过敏史，避免使用已知引起严重不良反应的同类药物。同时了解患者有关病史及肝肾功能、血常规、尿常规状况。

（2）掌握抗结核药物各自的不良反应高危因素，在不影响疗效的前提下，适当调整有关药物的剂量和药品。

（3）对有关药物的不良反应高发对象合理使用预防性措施，如大剂量的使用异烟肼或有周围神经炎病史者可用维生素 B_6 预防（50 mg/d），肝损伤的高危对象可同时加用保肝药。

（4）避免与其他增加不良反应药物联用。

（5）在经停药、不良反应恢复正常、重新开始化疗时，应从产生该不良反应可能性小的药物开始，密切观察患者病情变化，逐一增加下一种药物，新方案中应去除可能引起严重不良反应的药物。

（6）对于某些隐匿的不良反应，早期往往缺乏明显临床表现，应定期监测肝肾功能，以及早发现病情变化。

（7）医生及患者、家属应详细阅读各药品说明书，在院内抗结核治疗前，要签署抗结核药物使用知情同意书。

参 考 文 献

陈墨洋, 赵勇华, 李晶媛, 等. 2015. 双环醇片预防抗结核治疗药物性肝损害 25 例临床观察. 首都食品与医药, 22(10): 72-73.

陈燕梅, 钟球, 周琳, 等. 2013. 1699 例结核分枝杆菌对利福平和异烟肼药物耐药性分析. 现代医院, 13(6): 74-76.

程玲, 武正菊. 2015. 当飞利肝宁胶囊防治抗结核药物性肝损伤临床分析. 北方药学, (3): 173-173.

董岩, 孔春燕. 2010. 水飞蓟有效成分的提取研究. 中成药, 32(7): 1225-1228.

高裕, 郑定容, 林少玲. 2014. 水飞蓟宾防治抗结核药物致肝损害的临床分析. 黑龙江医学, 38(5): 524-526.

黄维维. 2016. 抗结核药物的不良反应及其处理. 西部医学, 28(1): 137-140.

黎规丰, 张周英, 杨成密, 等. 2012. 常见保肝药的分类及作用. 中国实用医药, 07(26): 236-238.

李锋, 卢水华. 2014. 抗结核药所致药物性肝损害. 中华临床医师杂志: 电子版, 8(23): 4173-4176.

刘凤芹, 周毅. 2014. 大剂量糖皮质激素治疗早期类风湿性关节炎的不良反应. 中国校医, 28(4): 295-297.

刘晶. 2014. 抗肺结核药物不良反应发生率的分析. 中国医药指南, 12(9): 73.

刘蕾, 张晓岚. 2012. 药物性肝损伤诊断与防治进展. 临床肝胆病杂志, 28(6): 477-481.

刘小銮, 卢万向, 肖火炎, 等. 2013. 促肝细胞生长素联合水飞蓟宾治疗抗结核药物致肝损害疗效观察. 吉林医学, 34(16): 3086-3088.

卢佃华. 2013. 谷胱甘肽的药理作用及研究新进展. 中国医药指南, 11(29): 40-41.

卢佃华. 2013. 谷胱甘肽的药理作用及研究新进展. 中国医药指南, 11(29): 40-41.

石清红, 周本刚, 郭鹏, 等. 2016. 水飞蓟宾预防抗结核药所致肝损伤效果的 Meta 分析. 山东医药, 56(8): 44-46.

宋毅, 刘培曦. 2011. 当飞利肝宁防治抗结核药致肝损害的效果观察. 中国现代药物应用, 5(3):

13-14.
王常芳, 郑翠霞. 2012. 谷胱甘肽治疗抗结核药物性肝损害的临床效果观察. 中国保健营养, 22(7): 2164-2165.
王丽彩. 2013. 诱发药物不良反应的常见因素. 中外健康文摘, 10(19): 27-28.
王小记, 郎美琦. 2014. 水飞蓟宾的作用机制及临床应用. 山西中医, 30(7): 58-59.
吴小梅, 蔡颖, 张敬东. 2015. 抗结核药致药物超敏反应综合征 2 例报道. 重庆医学, 44(13): 1869-1870.
夏愔愔, 詹思延. 2007. 国内抗结核药物不良反应发生率的综合分析. 中华结核和呼吸杂志, 30(6): 419-423.
肖东楼, 马玙, 朱莉贞. 2009. 抗结核药品不良反应诊疗手册. 北京: 人民卫生出版社, 14-62.
肖东楼, 马玙, 朱莉贞. 2009. 抗结核药品不良反应诊疗手册. 北京: 人民卫生出版社.
肖桂荣, 吴逢波, 龙霞, 等. 2014. 抗结核药物不良反应管理的国内外指南综述分析. 药物流行病学杂志, 23(7): 444-449.
谢雅清, 梁晓美, 叶伟霞. 2013. 还原型谷胱甘肽的药理作用与临床应用研究进展. 中国药业, 22(7): 124-127.
徐彩红, 李仁忠, 阮云洲, 等. 2013. 耐多药肺结核治疗不良反应发生情况分析. 中华疾病控制杂志, 17(3): 243-245.
杨华. 2015. 还原型谷胱甘肽对抗结核药肝损害的临床疗效观察. 当代医学, 21(10): 156-157.
杨华. 2015. 还原型谷胱甘肽对抗结核药肝损害的临床疗效观察. 当代医学, 21(10): 156-157.
姚宗珍. 2015. 双环醇治疗抗痨药物引起转氨酶增高疗效观察. 世界最新医学信息文摘, 15(26): 129-130.
应会领. 2013. 双环醇预防抗结核药所致肝损害近期疗效观察. 医药论坛杂志, 34(7): 14-15.
张福成, 岑文昌, 温文沛, 等. 2012. 抗结核药物性肝损害 265 例临床分析. 现代医院, 12(8): 50-51.
张淑丽, 杨世海, 张海弢, 等. 2012. 水飞蓟有效成分及其提取方法研究进展. 人参研究, 24(4): 51-54.
Canadian Thoracic Society. 2014. Canadian tuberculosis standards 7th edition. Canadian Respiratory Journal, 23(7): 40A-42A .
Rangnekar AS, Fontana RJ. 2011. An update on drug induced liver injury. Minerva Gastroenterologica E Dietologica, 57(2): 213-229.
Shin SS, Pasechnikov AD, Gelmanova IY, et al. 2007. Adverse, reactions, among patients being treated for MDR-TB, in Tomsk, Russia. International Journal of Tuberculosis & Lung Disease the Official Journal of the International Union Against Tuberculosis & Lung Disease, 11(12): 1314-1320.
Yuan L, Kaplowitz N. 2009. Glutathione in liver diseases and hepatotoxicity. Molecular Aspects of Medicine, 30(1-2): 29-41.

第十章　结核病实验室生物安全管理

第一节　实验室生物安全概念

实验室生物安全是指实验人员在操作以感染性微生物为对象的工作中，预防其泄漏，保证操作者和周围环境的安全而采取的一系列的防范措施。要求实验室的生物安全条件和状态不低于容许水平，可避免实验室人员、来访人员、社区及环境受到不可接受的损害，符合相关法规、标准等对实验室生物安全责任的要求（GB19489—2008）。实验室应具有合理的建筑布局和建设要求，实验室有严格的管理制度和标准化的操作程序，工作人员能正确使用生物安全柜，实验室具备实用的个人防护用品。实验室人员通过正确的样本接收、实验操作、废弃物的处理等规范性操作，保证自身及环境不受实验对象的污染。

第二节　结核分枝杆菌的生物学特性

一、结核分枝杆菌的一般生物学特性

结核分枝杆菌形态细长，长 1～4mm、宽 0.4mm 左右，无鞭毛，无芽孢，细胞壁外有一层荚膜，荚膜对菌体有保护作用（胡忠义，2014），细胞壁含有较高脂质，约占干重的 60%，可防止菌体水分丢失，因此其对干燥的抵抗力很强。结核分枝杆菌在陈旧的病灶或培养基上，形态也可呈现颗粒状、短棒状、长丝状、串珠状或 L 形状。

结核分枝杆菌细胞壁含有大量分枝菌酸，其包围在肽聚糖层的外面，可影响染料的穿入。结核分枝杆菌常用萋-钠（ziehl-neelsen）抗酸性染色法染色，用 5%石炭酸复红加温染色后，再用 3%盐酸乙醇脱色，再用美蓝复染，结核分枝杆菌呈红色，而其他细菌和背景中的物质为蓝色。

结核分枝杆菌为革兰氏阳性菌，是专性需氧菌，对培养基的营养要求较高，最适 pH6.5～7.0，最适温度为 37℃，在 5%的二氧化碳环境中促进其生长。结核分枝杆菌细胞壁的脂质含量较高，影响营养物质的吸收，较普通细菌生长更为缓慢。常用的有罗氏（Lowenstein-Jensen）固体培养基，内含蛋黄、甘油、马铃薯、无机盐和孔雀绿等。结核分枝杆菌的生长每分裂 1 代需时 18～24h，营养丰富时只需 5h。一般 2～4 周可见菌落生长。菌落呈颗粒、结节或花菜状，为乳白色或

米黄色（唐神结，2012）。在液体培养基中由于接触营养面积较大，细菌生长较为迅速。

结核分枝杆菌对湿热敏感，在液体中加热 62～63℃15min 或 95℃ 1min 就可杀灭结核分枝杆菌纯菌，121℃高压蒸汽灭菌 30min 可杀灭动物脏器、痰液或培养基中的结核分枝杆菌（胡忠义，2014）。结核分枝杆菌对紫外线敏感，主要指日光内的紫外线和紫外线灭菌灯，用 100μl/cm^2 以上的 30W 紫外灯照射 40min 以上，空气中结核分枝杆菌的杀灭效果可达 99.9%。结核分枝杆菌对 75%的乙醇溶液特别敏感，结核分枝杆菌直接接触 75%的乙醇溶液 5～30min 即可被杀死。

结核分枝杆菌具有变异性，结核分枝杆菌可自发突变，或用药不当经突变产生耐药，发生形态改变，毒力减弱。

二、结核分枝杆菌的致病性

结核分枝杆菌不产生内、外毒素，其致病性可能与菌体成分和代谢物质的毒性及机体对菌体成分产生的免疫损伤有关，其荚膜、脂质和蛋白质是致病关键。

荚膜的主要成分为多糖，有部分脂质和蛋白质，荚膜能与吞噬细胞表面的补体受体 3（CR3）结合，有助于结核分枝杆菌在宿主细胞上的黏附与入侵；荚膜中有多种酶可降解宿主组织中的大分子物质，供入侵的结核分枝杆菌繁殖所需的营养；荚膜能防止宿主的有害物质进入结核分枝杆菌，甚至如小分子 NaOH 也不易进入。故结核病患者标本用 4% NaOH 消化时，一般细菌很快杀死，但结核分枝杆菌可耐受数十分钟。结核分枝杆菌入侵后荚膜还可抑制吞噬体与溶酶体的融合。

脂质与结核分枝杆菌毒力密切相关，其致病性主要与其细胞壁内含大量脂质有关。磷脂可刺激单核细胞增生，与结核结节和干酪样坏死形成有关。索状因子可破坏细胞线粒体膜，它能促使单核细胞增生，并使炎症灶中的巨噬细胞转变为类上皮细胞，从而形成结核结节。硫酸脑苷酯抑制吞噬溶酶体形成，具有抗吞噬作用。蜡质 D 可刺激机体的迟发型超敏反应。

蛋白质有抗原性，与蜡质 D 结合后能使机体发生超敏反应，引起组织坏死和全身中毒症状，并在形成结核结节中发挥一定作用。

结核分枝杆菌可经呼吸道、消化道和破损皮肤感染机体，最常见为经呼吸道感染引起肺结核。部分结核分枝杆菌可进入血液循环引起肺内、外播散，如神经系统结核、肾结核、肠结核、骨结核等。

第三节　常 用 术 语

医疗废弃物：我国“医疗废物管理规定”规定，医疗废物是指各类医疗机构在医疗、预防、保健、教学、科研及其他相关活动中产生的具有直接或间接感染性、毒性及其他危害的废物。有潜在生物危险、易燃和易爆、易腐蚀、对环境有危害的所有丢弃物。

气溶胶：悬浮于气体介质中的固态或液态的直径在 0.001～100mm 的微小粒子形成的相对稳定的分散体系。

缓冲间：设立在清洁区与污染区之间的密闭空间，为半污染区，称为缓冲间，有通风系统。

实验室安全分区：按照生物因子污染的程度对实验室进行合理的分区，目的是避免发生污染。

污染区：可能受到实验病原微生物污染风险最高的区域。

半污染区：生物安全实验室中具有被病原微生物轻微污染的区域，是污染区和清洁区的过渡区，也称为缓冲间。

清洁区：病原微生物实验室中未被病原微生物污染的区域。

一级屏障：操作者与操作对象之间的隔离屏障，如生物安全柜、个体防护装置。

二级屏障：生物安全实验室与外部环境之间的隔离屏障。

生物安全实验室：通过设立防护屏障和配套设施，建立标准操作程序，达到生物安全的实验室。

高效空气过滤器（HEPA 过滤器）：能够过滤 99%的 0.3μm 颗粒物质的过滤装置。

N95 口罩：能够过滤 95%的 0.3μm 以下颗粒的过滤口罩。

个人防护装备：防止实验室人员个体受到生物性、化学性或物理性等危险因子伤害的器材或用品。

第四节　实验室生物危害程度分级

一、生物危害程度分级

根据感染性微生物的相对危害程度制订了危险度等级的划分标准（表 10-1），该危险度等级的划分仅适用于实验室工作。

表 10-1　感染性微生物的危险度等级分类

危险度等级	病原体致病性
危险度 1 级（无或极低的个体和群体危险）	不太可能引起人或动物致病的微生物
危险度 2 级（个体危险中等，群体危险低）	病原体能够对人或动物致病，但对实验室工作人员、社区、牲畜或环境不易导致严重危害。实验室暴露也许会引起严重感染，但对感染有有效的预防和治疗措施，并且疾病传播的危险有限
危险度 3 级（个体危险高，群体危险低）	病原体通常能引起人或动物的严重疾病，但一般不会发生感染个体向其他个体的传播，并且对感染有有效的预防和治疗措施
危险度 4 级（个体和群体的危险均高）	病原体通常能引起人或动物的严重疾病，并且很容易发生个体之间的直接或间接传播，对感染一般没有有效的预防和治疗措施

二、生物安全实验室的分级

生物安全实验室的分级见表 10-2。

表 10-2　生物安全实验室的分级

分级	病原体致病性
BSL-1	对人体、动物、植物或环境危害较低，不具有对健康成人、动物、植物致病的致病因子
BSL-2	对人体、动物、植物或环境具有中等危害或具有潜在危险的致病因子，对健康成人、动物和环境不会造成严重危害。有有效的预防和治疗措施
BSL-3	对人体、动物、植物或环境具有高度危险性，主要通过气溶胶使人传染上严重的甚至是致命的疾病，或对动物、植物和环境具有高度危害的致病因子。通常有预防治疗措施
BSL-4	对人体、动物、植物或环境具有高度危险性，通过气溶胶途径传播或传播途径不明，或未知的、危险的致病因子。没有预防治疗措施

三、结核分枝杆菌检验实验室的分级

结核分枝杆菌是经呼吸道传播的病原体，在实验操作中细菌极易扩散到空气中，实验中存在潜在的向周围环境扩散的风险。根据《病原微生物实验室生物安全管理条例》中病原微生物危害程度的分类，结核分枝杆菌属于第二类高致病性病原微生物，依据《人间传染的病原微生物名录》中要求，实验操作过程中涉及大量结核分枝杆菌活菌操作时，应在 BSL-3 实验室中操作。而对于样本检测，包括样本的病原菌分离纯化、药物敏感性实验、生化鉴定、免疫学实验、PCR 核酸提取、抗酸染色显微观察等初步检测活动，可以在符合 BSL-2 实验室中进行（表 10-3）。

表 10-3　结核分枝杆菌检验实验室的分级（卫生部，2006）

分级	要求
BSL-1	样本经过有效灭活以后，不含活菌的分子生物学、免疫学实验
BSL-2	临床标本的结核分枝杆菌分离培养、药敏、鉴定、生化、免疫学试验、DNA 提取、抗酸染色
BSL-3	大量活菌培养、离心、冻干等容易产生气溶胶试验、活菌感染的动物实验

第五节　实验室生物安全防护

实验室工作人员在处理结核分枝杆菌过程中，会接触到各种潜在的感染性标本，特别是操作过程中产生的气溶胶易导致自身感染或环境污染，因此，实验室工作人员应该严格遵守各种规章制度及标准操作规程，本着严格管理、安全放在首位、预防为主的原则，采取有效隔离、消毒和灭菌、个人防护措施等手段，在实验前对设施、设备进行常规检查，在实验过程中进行安全监测，在实验后对人员实施健康检查和对环境进行泄漏监测，实验室应配备完善的仪器装备及个人防护用品，操作人员应掌握先进的实验操作技术，具备处理意外事故的应急能力。

实验室在设立之初应有明确的实验室生物安全管理的方针，结合本实验室的实际情况制定生物安全管理手册，它阐述了实验室生物安全管理的体系结构，描述了生物安全体系运行的基本准则，是实验室实验活动操作和生物安全管理的纲领性文件，也是实验室全体工作人员从事实验活动和生物安全防护的指南。

其次是要完整、细致地写好标准操作规程，以利于指导今后所有实验活动。其内容包括实验室结构与设施、危险标识、人流和物流、个人防护装备的使用标准操作程序、实验室生物安全通用标准操作程序、消毒与灭菌标准操作程序、消防安全标准操作程序、电气安全标准程序、危险化学品安全标准操作程序、废弃物处理标准操作程序、实验室紧急撤离程序、意外事故处理标准操作程序、高危菌毒种及样品的接收和转运标准操作程序等内容。

实验室所在单位应成立生物安全委员会，设立日常管理办公室，建立生物安全员队伍，明确实验室生物安全管理组织和相关成员的权力、义务、职责。

一、实验室管理制度

（1）实验室入口处必须贴上生物危害标志，注明危险因子为结核分枝杆菌，生物安全级别为二级或三级，同时注明实验室负责人和相关负责人姓名和电话。

（2）禁止在实验室工作区域储存食品和饮料，禁止在实验室进食、饮水、吸烟、化妆、接待访客和喧哗。

（3）在实验室应穿戴整齐，不得在实验室内穿露脚趾的鞋子。

（4）进行结核分枝菌操作时，需有两名工作人员同时进入实验室，尽量避免单独工作。

（5）在进行大批量的痰标本分离培养和菌株药敏试验时要加强预防措施，穿戴好个人防护用品，戴 N95 口罩，穿隔离衣，戴双层手套和帽子，必要时戴护目镜。

（6）工作人员如果有皮肤损伤、发热、感冒和妊娠 6 个月以上者，不能进入实验室。

（7）工作完毕后关好实验室水、电及门窗。

二、实验室建筑结构的保障

实验室应为生物安全 BSL-2 或 BSL-3 级实验室，实验室的环境应清洁、卫生和安静，房间应包括准备室、培养室、高压灭菌室等。

（1）实验室分区应合理和明显，应包括清洁区、缓冲间、污染区，一般分为辅助区及主实验室两个部分，其中辅助区主要具有更衣、存储、出报告等功能，主实验室是操作区，完成主要的实验操作工作。在辅助区与主实验室之间增加一处缓冲间。

（2）操作间应光线明亮，每个区域设有紫外灯，有利于操作前后的空气消毒。

（3）地面、实验台面、门窗、墙壁等应有利于定期清洁及消毒。

（4）实验室的门应保持关闭状态，打开以后应有自动回弹的装置。

（5）应当有以使空气向内单向流动的机械通风系统，如排气扇或抽气系统。同时窗户上应安装防虫纱窗。

三、实验室装备的保障

（1）操作结核分枝杆菌时必须在性能良好的二级生物安全柜内进行，生物安全柜内禁放杂物，操作前后应进行紫外线消毒。

（2）同时应配备恒温培养和药品储存箱，自仪器运行之日起做好温度记录。

（3）在相对清洁的房间放置双目生物显微镜，注意恒温、恒湿。

（4）在污染区域放置高温、高压蒸汽灭菌器，以利于处理实验室废弃物。

（5）实验室应配备性能良好的、品种多样的的个人防护用品，如防护服、口罩（图 10-1）、帽子、鞋套（图 10-2）、手套、护目镜、面罩等，以利于不同身高、不同脸型的工作人员穿戴。

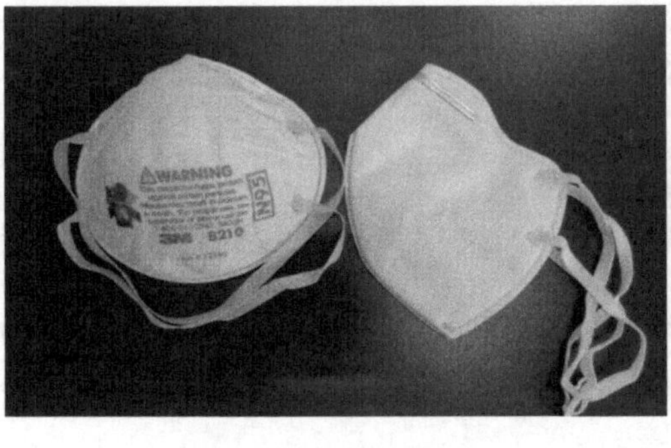

图 10-1　N95 口罩

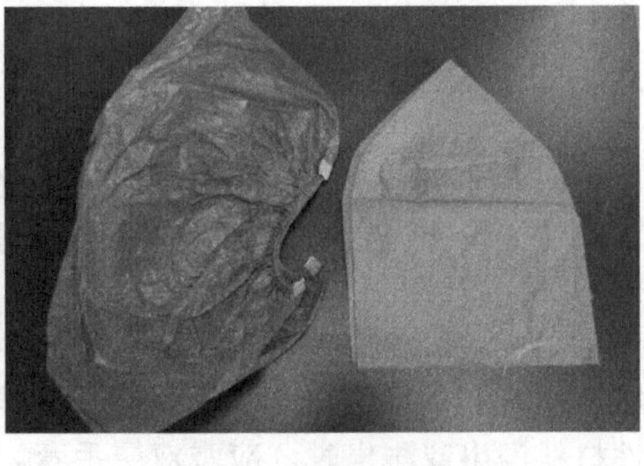

图 10-2　鞋套及帽子

四、技术保障

（1）新上岗的工作人员，必须参加生物安全培训，内容应包括心理素质、实验室意外事故应急处理方法等，必须经考试、考核合格后方能上岗。

（2）实验室要指定一位经验较丰富、水平较高的实验技术人员对新进人员进行实验技术操作指导，直到其能够独立工作。

（3）所有进入实验室的工作人员均应严格按照实验室标准操作程序进行各项实验操作。

（4）建立所有工作人员接受的生物安全培训及实验技术操作的继续教育机制。

五、安全采集和运送标本的要求

采集、运送病原微生物样本应当具备相应的条件，如应具备与生物安全水平相适应的设备、有掌握相关专业知识的工作人员、能有效地防止病原微生物扩散和感染、具有保证病原微生物样本质量的技术方法和手段（国务院，2004）。

（1）痰液　在远离人群的室外开阔环境或单独的痰标本留痰室留取痰液，不得在候诊区或病房等人群聚集区留置痰液，痰液需留在一次性特制的、带有螺旋盖的痰盒内，并放置在专用的痰标本运送箱内，运送过程中切勿倒置，严防痰液外溢。由专用通道运送，放入实验室的传递窗里。

（2）尿液　应装在无菌、洁净尿杯中，不可使用不清洁的器皿，应防止渗漏。

（3）支气管刷检物　用一次性支气管刷检瓶盛装，一端必须弯折固定。

（4）脑脊液　用1～10ml无菌清洁瓶盛装，用螺旋盖盖好，防止溢出。

（5）各种组织　用无菌塑料袋盛装，并密封，及时送检。

（6）浆膜腔积液　用50ml无菌清洁瓶或离心管盛装，用盖子密封。

上述标本必须由经过生物安全培训的人员及时送至实验室，标本送达后运送箱要及时用75%的乙醇消毒。不能及时处理标本时，应将标本放入4℃冰箱保存。

六、安全操作的要求

（1）非实验室工作人员一律禁止进入实验区。

（2）工作人员进入实验室必须填写工作日志，要严格遵守实验室的一切操作规程。

（3）进入实验室的工作人员应佩戴个人防护用品（图10-3、图10-4），如防护服、N95口罩、面罩、手套、帽子、鞋套，必要时佩戴护目镜。有可能发生感染性材料溢出或溅出时，应戴双层手套。

（4）穿戴个人防护用品可以不需要按照顺序，脱卸个人防护用品的顺序是先脱去手套，之后依次除去口罩、眼罩、防护服、鞋套。

（5）严禁穿着实验室防护服离开实验室，如去餐厅、咖啡厅、办公室、图书馆、员工休息室和卫生间等。

（6）出实验室前，应严格按照七步法清洗双手。

（7）洗手后以75%乙醇棉球擦拭面部裸露部位，用3%硼酸水漱口。

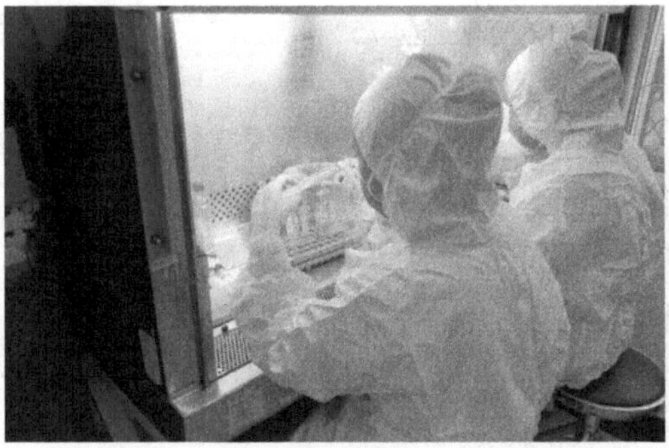

图 10-3　工作人员穿防护服进行操作

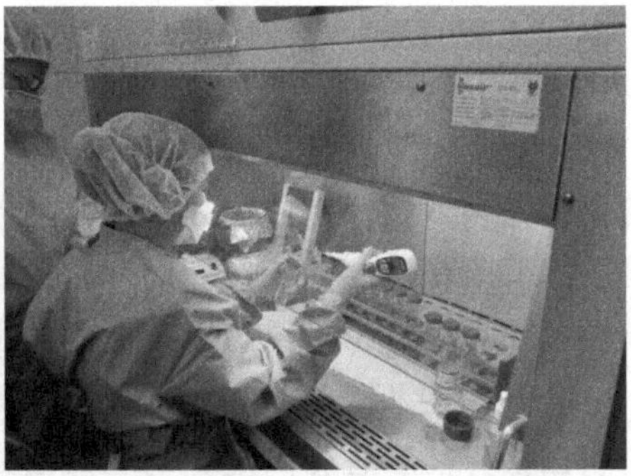

图 10-4　个人防护用品的使用

七、容易出现气溶胶的操作要求

（1）接种时最好使用无弹性的铂丝接种环。

（2）混匀时使用吸管或吸嘴吸、吹菌液时容易产生气泡，应沿着容器壁慢慢排出。

（3）研磨时最好使用组织研磨器，动作宜轻柔，避免产生气溶胶。

（4）离心时尽量使用与离心机配套的离心管、套筒及盖子，以免离心管破裂。

八、意外事故处理要求

（1）菌液外溢　实验过程中，操作台或地面有菌液溢出，实验室人员用纸巾覆盖溢出物，向纸巾倒洒消毒剂，待消毒剂彻底作用 30min 后，从溢出区域的周围向中心处理。如果有玻璃碎片或锐器，应使用锐器盒收集，清理后的废弃物须经高温、高压灭菌后送出实验室。

（2）针刺或切割伤　工作人员应立即用大量自来水冲洗，并挤出伤处血液，伤口以碘酒、乙醇消毒处理，严重的应包扎止血。

（3）皮肤、黏膜污染　用大量清水或生理盐水冲洗污染部位，严重时用消毒剂浸泡。

（4）污染衣物　当有疑似污染物污染衣物时，应立即脱掉污染衣物，用消毒液浸泡处理，必要时经高温、高压灭菌处理。

（5）气溶胶污染　应立即关闭实验室，用 75%乙醇喷洒和紫外线照射污染的区域，24h 后再进行终末消毒。

九、废弃物处理的要求

（1）试验用一次性培养管、吸管、接种环、痰盒和其他装标本的容器需装入可高压灭菌的加盖容器内，从生物安全柜取出之前应喷 75%的乙醇，经高压灭菌后送出实验室。

（2）试验用的废弃标本（图 10-5），如痰液、尿液、各种组织等需装入加盖防漏的容器内，容器内应装入一定量的消毒液，经高压灭菌后拿出实验室。

（3）将使用后的手套、口罩、防护服、帽子、鞋套等个人防护用品装入黄色高温医疗垃圾袋中，经高压灭菌后拿出实验室。

（4）锐器（针头、加样器吸嘴、碎玻璃等）应放入锐器盒中，有潜在感染性材料在丢弃前应进行高温、高压灭菌处理（图 10-6）。

（5）高压灭菌后的物品可以放在运输容器中运送至焚烧炉，这些容器在送回实验室再次使用前，应进行消毒清洁。

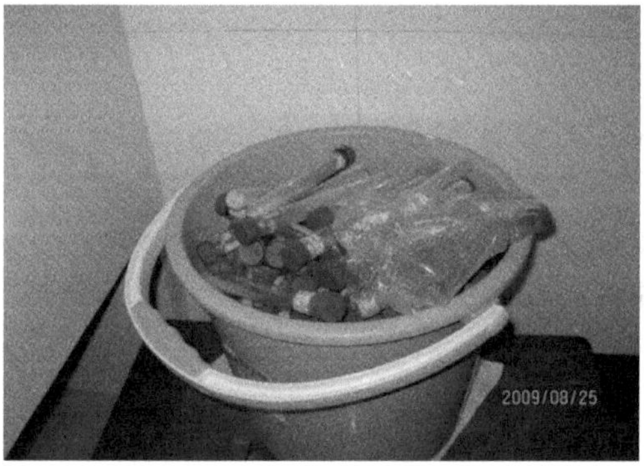

图 10-5　待灭菌的废弃物

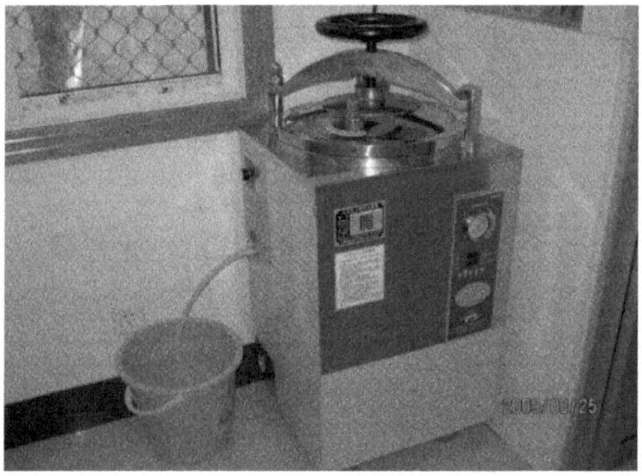

图 10-6　高压灭菌器

十、消毒、灭菌的要求

1. 高温、高压蒸汽灭菌

高温、加高压灭菌不仅可杀死一般的细菌、真菌等微生物，对芽孢、孢子也有杀灭效果，是最可靠、应用最普遍、灭菌效果最好的物理灭菌法。在 121.3℃持续 30min 是结核分枝杆菌及其污染物的最安全、最彻底的灭菌方法。主要用于能耐高温的物品，如培养基、金属器械、玻璃、搪瓷、敷料、橡胶等的灭菌。高压蒸汽灭菌器的类型和样式较多，如内排气式压力蒸汽灭菌器是普遍应用的灭菌设备，压力升至 103.4kPa（1.05kg/cm^2），温度达 121℃，维持 30min，可达到灭菌目的。高温、高压灭菌的优点是能够对实验室内气、固、液态物质同时进行灭菌处理，能够有效的防止二次污染。运行介质主要是高温饱和蒸汽，是比较干净的处理方法。

高压蒸汽灭菌效果监测手段之一是使用化学指示卡（图 10-7），用于灭菌包中心灭菌情况的监测，灭菌前放入每一待灭菌的物品包中央，灭菌结束时即刻观察化学指示卡颜色的变化（图 10-8），以判断灭菌的各项指标是否已达到要求，颜色变至规定的标准色，可认为该包灭菌合格，变色不符合要求应视为灭菌不合格。

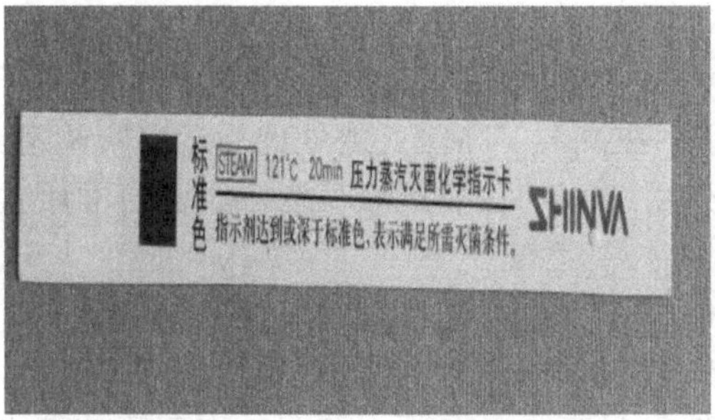

图 10-7　使用前的高压灭菌器化学指示卡

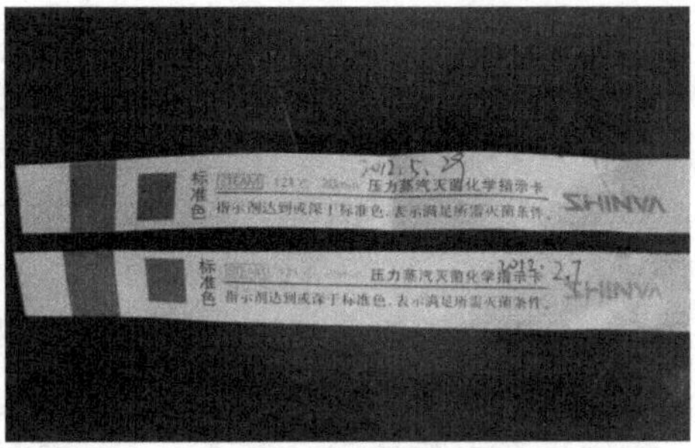

图 10-8　使用后的高压灭菌器化学指示卡

2. 紫外线照射消毒

结核分枝杆菌对紫外线具有敏感性，在直射的太阳光下照射 2～7h 可以杀死结核分枝杆菌，结核病诊疗室、试验室应采取紫外线灯常规消毒。紫外线穿透力弱，通常只应用于空气和物体表面的消毒。应选择紫外线波长在 250～265nm 的灯管，紫外线灯应安装在距桌面 1～2.5m 处比较合理。为了保持紫外线的消毒效果，在进行紫外线消毒的工作室应少灰尘，保持相对湿度不超过 50%。定期测试紫外线灯辐照效果和空气消毒效果，检测结果超标的应定期更换紫外线灯管。使用紫外线强度指示卡（图 10-9）检测紫外线灯辐射照度（90μW/cm^2 和 70μW/cm^2）是否达到使用要求，用于紫外线辐照强度的日常监测，以便了解紫外线灯使用情况，便于及时进行更换。用紫外线强度指示卡检测时，先打开紫外线灯管 5min，待其稳定后将指示卡置于距紫外线灯管下方垂直 1m 中央处，将有图案一面朝向灯管，照射 1 min，紫外线灯照射后，图案中的紫外线光敏纸色块由乳白色变成不同程度的淡紫色，将其与标准色块相比，即可测知紫外线灯辐照强度值是否达到使用要求。指示卡上左右两个标准色块，表示在规定测试条件下灯管的不同辐照强度值，一个为 70μW/cm^2，一个为 90μW/cm^2。若测试的 30W 新紫外线灯管辐射强度值≥90μW/cm^2 为合格，使用中的旧灯管，辐射强度值≤70μW/cm^2 为不合格，紫外线灯的辐照强度值≤70μW/cm^2 时应更换成新灯管。

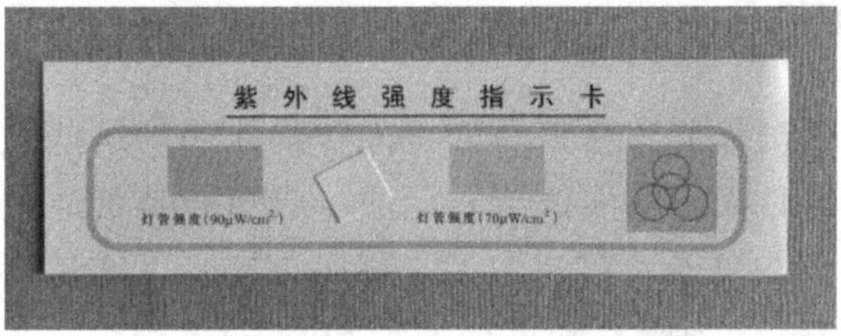

图 10-9　使用前的紫外线强度指示卡

3. 实验室内消毒、灭菌的要求

（1）实验室内使用的设备在运出实验室前必须经严格消毒后方可带出实验室。

（2）工作结束后用75%的乙醇溶液擦拭或喷洒仪器表面进行消毒。

（3）使用后的锐器直接放入锐器盒里，在高温、高压灭菌处理后运出实验室。

（4）工作台面消毒　生物安全柜里外用75%的乙醇溶液喷洒，实验台面用含有效氯2000mg/L的消毒液擦拭消毒。

（5）空气消毒　每次实验前后用紫外线灯照射消毒，每次不得少于1h。

（6）地面消毒　工作结束后用含有效氯2000mg/L的消毒液拖地消毒。

（7）个人防护用品消毒　一次性防护衣、口罩、帽子、鞋套、手套等防护物品经121℃ 30min高温、高压灭菌处理。

（8）门把手消毒　每天用75%的乙醇溶液喷洒实验室所有门把手两次。

（9）各种纸质记录本　在将其拿出实验室之前用75%的乙醇溶液喷洒消毒，作用30min。

（10）手、面部的消毒　实验操作结束后用75%的乙醇溶液涂擦消毒，作用2～10min。

（11）传递窗消毒　每天取出标本后用75%的乙醇溶液喷洒，并立即关闭窗户，使其在密闭状态下消毒，以达到消毒的目的。

第六节　结核病感染的控制

一、潜在的感染源

目前结核病仍然是重要的公共卫生问题。我国不仅肺结核发病人数多，而且在新发的肺结核患者中，近一半为传染性肺结核患者。在人群聚集场所，如医院、门诊、实验室等，结核病患者通过手、器械、衣服、咳嗽、打喷嚏、讲话等传播病原菌，感染性飞沫核直径在1～5μm，可在空中飘浮数天，易感宿主对感染抵抗力较低时吸入感染性飞沫核，病原菌到达肺泡，很容易引起疾病传播并发病。

二、结核病的传播方式

含有细菌的空气颗粒能够在人与人之间传播疾病。这些颗粒通常是感染宿主咳嗽、打喷嚏或谈话时喷出的液体蒸发而成。气溶胶是气体中悬浮的固体或液体颗粒，可能含有传染性粒子，它分为飞沫和飞沫核。飞沫是指在空气中悬浮的时间有限，距离源头1m之内降落的直径大于5μm的大颗粒；飞沫核是指在空气中悬浮一定时间，直径小于或等于 5μm 具有感染性的颗粒。飞沫的传染是局部的和集中的，飞沫核的传染是分散和稀释的。如果呼入颗粒是直径大于 5～10μm 的大飞沫，沉淀在上呼吸道上达不到肺泡。空气传播是指颗粒直径小于 5μm 的飞沫核，人体吸入飞沫核后沉淀在呼吸道上，可以抵达肺泡引发感染。一次咳嗽可以含有 3500 个飞沫核，打喷嚏可以有 4500～1 000 000 个飞沫核，由于它们体积很小，飞沫核可以在空气中停留很长时间。

三、环境控制

结核病是一种传染性很强的疾病，并且肺结核的传播途径难以截断。患者到医疗卫生机构接受诊断、治疗等，容易使防治机构内空气、设施及周围环境受到结核分枝杆菌污染。如果传染性肺结核患者没有得到早期发现、医疗卫生机构感染预防控制措施不到位、人群聚集场所通风消毒效果不佳及工作人员的个人防护较差等，一旦发生传播，容易造成在医疗机构内的交叉感染。

结核分枝杆菌的主要传播途径是呼吸道，因此做好空气消毒、防止污染是切断传播途径的有效方法。如今很多医院的病室、诊室及实验室的换气及气体消毒设备还不完善，基础设施投入少。结核病感染率高的危险性与一些环境通风不良相关，因此增加了人员感染的机会。

感染控制是结核病非常重要的预防措施之一，也是国际上开始在全球推行的一项重要预防措施，包括行政控制、环境控制和个人防护 3 个方面（表 10-4）。因此，加强我国医疗卫生机构的结核病感染控制工作，需要各医疗卫生机构，尤其是结核病防治专业机构成立专门负责结核病感染控制的组织，投入相应的人力、物力和财力资源；加强结核病相关技术设备的应用支持与研究，建立医院结核病感染控制信息平台，及时掌握医院结核病感染控制情况；规范管理，对结核病感染风险进行监测和评估；加强医院环境和建筑工程的控制措施，包括良好的通风和消毒等；加强医务人员个人防护，采取包括佩戴合适的医用防护口罩等在内的有效措施；强化结核病感染预防控制的宣传和健康教育，动员社会公众积极参与到结核病感染控制中，做好结核病感染预防控制工作，从而有效降低结核分枝杆菌感染，减少发病，遏制结核，共享健康。

表 10-4　结核病感染危险因素与控制

因素	描述
结核病患者的传染性	与患者排到空气中的传染性结核分枝杆菌的数量直接相关
环境	影响结核分枝杆菌的浓度
暴露	密切程度、频度和时间
易感性	暴露个体的免疫情况

参 考 文 献

胡忠义. 2014. 实验结核病学. 北京：军事医学科学出版社, 542-543.

陆兵, 陈惠鹏, 郑涛, 等. 2004. 实验室生物安全手册. 第二版. 北京: 人民卫生出版社.

唐神结. 2012. 结核病临床诊治进展年度报告(2011). 北京: 人民卫生出版社.

王建华, 陈玲, 张建勇. 2011. 临床实验室生物安全管理中存在的问题及解决的对策. 遵义医学院学报，3(34): 312-313.

中华人民共和国卫生部. 2006. 人间传染的病原微生物名录.